FIT BLEIBEN
IN DER SCHWANGERSCHAFT

DK

FIT BLEIBEN
IN DER SCHWANGERSCHAFT

Die besten Workouts und Wohlfühltipps
für jedes Trimester

CHARLIE
BARKER

DK | Penguin Random House

DK London

Lektorat Katie Cowan, Stephanie Milner, Dawn Bates
Gestaltung und Bildredaktion Maxine Pedliham, Bess Daily, Karen Constanti
Umschlaggestaltung Amy Cox, Lucy Philpott
Herstellung Tony Phipps, Rebecca Parton
Fotos Claire Pepper, außer Seite 216: Agata Sroka
Make-up Bianca Mitchell

Für die deutsche Ausgabe:
Programmleitung Monika Schlitzer
Redaktionsleitung Dr. Kerstin Schlieker
Projektbetreuung Caren Kinscherf
Herstellungsleitung Dorothee Whittaker
Herstellungskoordination Katharina Schäfer
Herstellung Inga Reinke

Titel der englischen Originalausgabe:
Bumps & Burpees.
Your guide to staying strong, fit and happy throughout pregnancy

Übersetzung Wiebke Krabbe
Lektorat Julia Niehaus

ISBN 978-3-8310-4405-4

Druck und Bindung Livonia Print, Lettland

FSC www.fsc.org MIX Papier aus verantwortungsvollen Quellen FSC® C018179

www.dk-verlag.de

Hinweis
Die Informationen und Ratschläge in diesem Buch sind von den Autoren und vom Verlag sorgfältig erwogen und geprüft, dennoch kann eine Garantie nicht übernommen werden. Eine Haftung der Autoren bzw. des Verlags und seiner Beauftragten für Personen-, Sach- und Vermögensschäden ist ausgeschlossen.

INHALT

EINLEITUNG

Hallo! Kann man schon gratulieren oder bereitest du dich bewusst auf eine Schwangerschaft vor? Beides ist großartig.

Ein paar Worte zu meiner Person. Als Personal Trainerin habe ich mich auf Fitness rund um die Schwangerschaft spezialisiert und Bumps & Burpees gegründet. Ich möchte Frauen helfen, während der Schwangerschaft und nach der Geburt fit und gesund zu bleiben, denn gerade in einer Zeit, in der sich so viel verändert, ist es wichtig, sich körperlich und seelisch stark zu fühlen.

Es geht in diesem Buch zwar hauptsächlich um Fitness vor und nach der Geburt, aber ich möchte auch von meiner Schwangerschaft erzählen. Von den Höhen und Tiefen und von den manchmal höchst merkwürdigen Dingen, die in diesen einschneidenden Monaten mit dem Körper passieren. Ich weiß genau, dass man sich nicht immer großartig fühlt. Es gibt auch richtig harte Tage.

Es ist vollkommen normal, dass während der Schwangerschaft so viele verschiedene Gefühle aufkommen – Aufregung und Freude, aber auch Unsicherheit und Angst. Manchmal ist es schwierig, die Schwangerschaft bis zum ersten Ultraschall geheim zu halten. Vielleicht bist du vor lauter Glück ganz verwirrt. Keine Sorge, diese Wechselbäder der Gefühle sind normal. Auch in dieser Hinsicht möchte dich dieses Buch unterstützen, denn was du erlebst, kennen viele Frauen.

Der Weg zu meiner ersten Schwangerschaft war steinig und gerade in der Zeit habe ich erkannt, wie dringend ich Unterstützung brauche. Oft fand ich es einfacher, Rat bei Personen einzuholen, die mir nicht so nahestanden. In den sozialen Medien habe ich eine fantastische Community werdender Mütter gefunden, in der ich mich gut aufgehoben fühlte. Viele hatten Ähnliches erlebt wie ich und ich hatte das Gefühl, dass sie mir in dieser Zeit beistanden. Dasselbe

EMOTIONALE WECHSELBÄDER IN DER SCHWANGERSCHAFT SIND VÖLLIG NORMAL.

möchte ich mit diesem Buch für dich tun. Es ist für dich da, wenn die Gefühle mal wieder Achterbahn fahren.

WAS KANN DIESES BUCH?

Jede Schwangerschaft ist anders, darum ist dieses Buch kein Leitfaden, sondern ein Begleiter. Die Kapiteleinteilung entspricht den Schwangerschafts-Trimestern. Jedes Kapitel beginnt mit einem Überblick über Dinge, mit denen du in den nächsten Monaten rechnen musst. Ich berichte über Erfahrungen aus meiner Schwangerschaft, gebe Fitnesstipps für die jeweilige Phase und stelle einige Workouts vor. Für jedes Trimester gibt es 12 Workouts, aber mach dir keinen Druck: Du musst nicht alle absolvieren. Genauere Hinweise zur Ausführung der einzelnen Übungen findest du auf den Seiten 36–61.

Wenn du dieses Buch erst in einer späteren Phase der Schwangerschaft zur Hand nimmst, beginne unbedingt mit Übungen für das richtige Trimester, um sicherzugehen, dass sie dir und deinem Bauch guttun. Wenn du dich schlapp

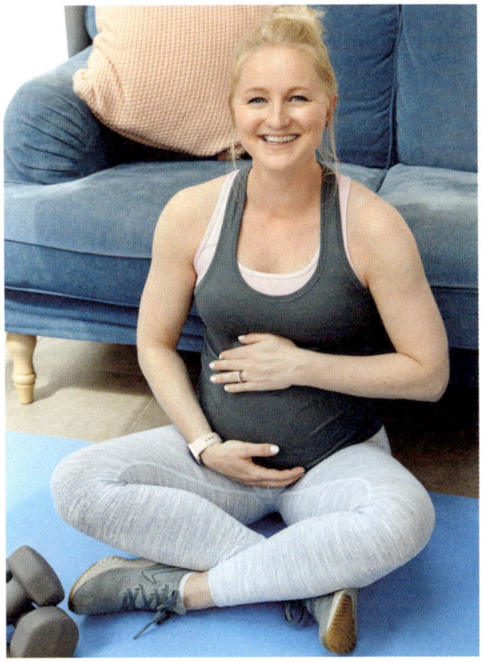

oder erschöpft fühlst, höre auf deinen Körper und gönne dir Ruhe. Ich habe während der Schwangerschaft kein festes Trainingsprogramm eingehalten. In manchen Wochen ging es mir gut und ich habe mehr trainiert, in anderen Wochen dagegen nur wenig. Vielleicht genügen dir an manchen Tagen leichte Dehnübungen (siehe Seite 26–33). Für einige Übungen brauchst du ein Fitnessband und Kurzhanteln. Das Gewicht hängt von deiner Kraft ab. Anfänger sollten mit den leichtesten Hanteln beginnen und sich allmählich steigern. Du kannst dich auch auf eine beschränken. Lies bitte die Sicherheitstipps, bevor du mit dem Training beginnst.

SICHER TRAINIEREN

Viele Frauen fragen sich, ob es nicht gefährlich ist, während der Schwangerschaft zu trainieren. Die Antwort lautet: Nein, sofern der Arzt oder die Ärztin nicht abrät. Tatsächlich ist der Nutzen größer als das Risiko, darum wird auch Schwangeren wöchentlich 150 Minuten mäßige körperliche Aktivität empfohlen. Bewegung bewirkt viel Positives:

- Bessere Herz-Kreislauf-Fitness hilft, das zusätzliche Gewicht des Babys zu tragen, und ist nützlich zur Vorbereitung auf die körperliche Anstrengung bei Wehen und Geburt.
- Kräftige Muskeln stützen den gesamten Körper, wenn der Bauch größer wird und sich die Haltung verändert. In den Monaten nach der Geburt brauchst du sie, um Kindersitz, Buggy und andere Babyutensilien zu tragen.
- Geringeres Risiko für Schwangerschaftsdiabetes.
- Beugt pränatalen Depressionen vor oder lindert sie. An manchen Tagen kann man die Endorphine sehr gut gebrauchen.

»Mäßige« Aktivität ist ein dehnbarer Begriff und seine Interpretation hängt davon ab, wie fit du bereits bist. Versuche am besten, 70 % deiner Leistung anzustreben. Verlange dir niemals 100 % ab. Höre während des Trainings auf deinen Körper. Schmerzen haben etwas zu bedeuten, also ignoriere sie nicht. Wenn eine Übung unangenehm ist, wandle sie ab oder lass sie vorerst weg. Dein Körper sagt dir, wenn etwas nicht gut für ihn ist. Du musst nur zuhören.

Trinke vor, während und nach dem Training ausreichend und iss genug. Entscheide selbst, ob du lieber vor oder nach dem Sport isst. Manchen Frauen wird leicht übel, wenn sie vorher nichts gegessen haben.

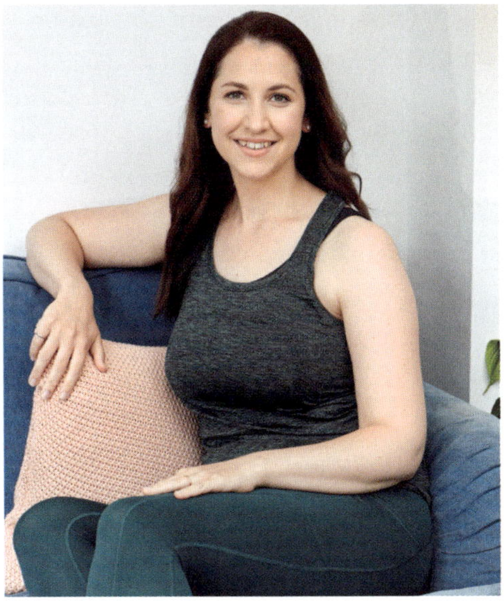

EXPERTEN **WISSEN**

Ich habe lange mit der Physiotherapeutin Clare Bourne zusammengearbeitet, die sich auf die Gesundheit des Beckens spezialisiert hat. Viele ihrer Ratschläge sind in dieses Buch eingeflossen. Clare hat Frauen vor und nach der Geburt behandelt und sie spricht aus Erfahrung, weil sie selbst zwei Kinder hat. Gezielte Beckenübungen können helfen, Beschwerden und Schmerzen während der Schwangerschaft zu lindern, und sie sind sehr empfehlenswert für alle, die mit den wichtigen Beckenbodenübungen Schwierigkeiten haben.

BITTE VERMEIDEN

- Training, bei dem du dich überhitzen kannst. Trainiere bei hohen Temperaturen nur, wenn du daran gewöhnt bist.
- Sport mit hohem Sturzrisiko, wie Reiten oder Turnen.
- Kontaktsportarten, bei denen dein Bauch Stöße abbekommen könnte.
- Fallschirmspringen, Tauchen.
- Training im Gebirge.
- Nach der 16. Woche: Übungen, bei denen du länger als einige Minuten auf dem Rücken liegst. Dabei kann der Bauch auf große Gefäße drücken, was den Blutdruck senkt und Schwindel verursacht. Die Workouts sind darauf abgestimmt.

MEIN STEINIGER WEG **ZUR SCHWANGERSCHAFT**

Mutter werden wollte ich schon immer. Als Teenager war ich Babysitter und am liebsten hatte ich richtig zu tun. Zahnende Säuglinge, Wutausbrüche von Kleinkindern und überlaufende Windeln waren kein Problem für mich. Ich habe drei jüngere Geschwister und eines Tages wollte ich selbst eine große Familie haben. Als ich anfing, mit Schwangeren und jungen Müttern zu arbeiten, machte es mir viel Freude, sie durch diese unglaublich emotionale Zeit zu begleiten. Mir war klar, dass es für manche Frauen schwierig gewesen war, schwanger zu werden, aber ich kam nie auf die Idee, dass das auch mir passieren könnte.

FAMILIENPLANUNG

Meinen Mann George lernte ich am ersten Tag an der Universität kennen. Zehn Jahre später haben wir geheiratet und wollten eine Familie gründen. Wir ahnten nicht, dass damit eine sehr schwierige und emotionale Zeit für uns begann. Im ersten Monat, in dem wir es versuchten, wurde ich schwanger. Wir konnten es kaum fassen. So einfach war das? Wir waren begeistert, beschlossen aber, die Neuigkeit noch einige Zeit für uns zu behalten. Leider bekam ich schon eine Woche später Blutungen. Mein Arzt bestätigte, dass es wohl eine Fehlgeburt sei, und riet mir, zu Hause abzuwarten, sofern die Schmerzen nicht unerträglich wurden. Ich war unglaublich traurig, wusste aber auch, dass solche Fälle häufiger vorkommen. Wir mussten es eben noch weiter versuchen. Für uns stand fest, dass ein Kind unser größter Wunsch und der Zeitpunkt richtig war.

FÜR UNS STAND FEST, DASS EIN KIND UNSER GRÖSSTER WUNSCH UND DER ZEITPUNKT RICHTIG WAR.

Im nächsten Monat war ich wieder schwanger. Diesmal mischte sich bei uns beiden Angst in die Freude und Aufregung. In diesen ersten Wochen war jeder Tag ohne Blutungen wie ein Sieg. Zur Toilette ging ich immer mit angehaltenem Atem, weil ich das Schlimmste befürchtete. Mit der Zeit stellten sich typische Schwangerschaftsbeschwerden ein. Ich wagte wieder zu hoffen und war immer aufgeregter. Dann erfuhr ich beim Ultraschall in der 11. Woche, dass wir wieder eine Fehlgeburt hatten. Mein Körper hatte nur noch nicht reagiert. Das Baby war noch in meinem Bauch, lebte aber nicht mehr. Ich sage bewusst »wir«, denn erst als ich aufhörte, mich allein verantwortlich zu fühlen, konnten wir die Situation gemeinsam durchstehen. Das war das Schlimmste, was wir emotional wohl je erlebt haben.

Seitdem habe ich mit vielen Frauen darüber gesprochen. Ganz gleich, wie weit die Schwangerschaft fortgeschritten ist: Es ist entsetzlich, ein totes Kind zur Welt zu bringen. George und ich haben lange gebraucht, das Ereignis zu verarbeiten, und die Familienplanung vorerst ausgesetzt. Ein Teil von mir wollte es gleich wieder versuchen, aber ich wusste auch, dass ich für die damit verbundenen Emotionen nicht stabil genug war. Also nahmen wir uns Zeit, um wieder zu uns zu finden. Wir besuchten die Familie, tranken Cocktails mit Freunden, fuhren in den Urlaub. Die Trauer verschwand nicht einfach, aber sie verlor an Gewicht und irgendwann waren wir bereit für einen neuen Versuch.

WEITERE VERSUCHE

Schwanger zu werden war nicht das Problem – es passierte schnell. Die beiden Streifen auf dem Test weckten bei uns Freude, aber bei mir setzte sofort auch Angst ein. Ich versuchte, mich körperlich möglichst zu schonen, und hoffte, das Baby würde dann bleiben. Das hat nicht funktioniert. Eine Woche später, kurz bevor ich vor Hunderten schwangerer Frauen einen Vortrag halten sollte, bekam ich wieder Blutungen. Es war wie ein Albtraum. Ich konnte es nicht fassen. Es war schlimm, es George sagen zu müssen und seine Trauer zu erleben. Vorsichtshalber führten wir noch einen Schwangerschaftstest durch und es war eine Qual, als er das Ergebnis »nicht schwanger« anzeigte. Diese Fehlgeburt war körperlich nicht so belastend und ich erholte mich relativ schnell, aber

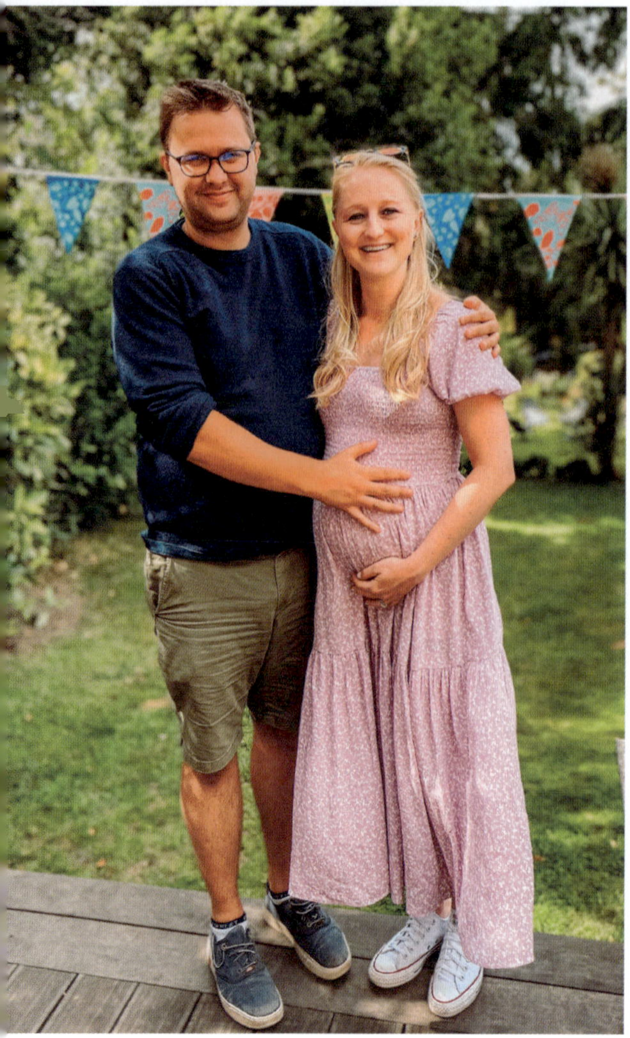

nun fragte ich mich zum ersten Mal, ob wir überhaupt jemals ein Kind haben würden. Zum ersten Mal zweifelte ich an meinem Körper und auch das war ein schreckliches Gefühl. Eine oder zwei Wochen lang weinte ich fast ständig. Überall sah ich schwangere Frauen – in den sozialen Medien und auf der Straße. Es kam mir vor, als wäre die ganze Welt schwanger.

HILFE VOM SPEZIALISTEN

Ich ließ mich gründlich untersuchen und es wurden keine körperlichen Probleme festgestellt. Da beschloss ich, die Sache selbst in die Hand zu nehmen. Man hatte uns empfohlen, es weiter zu versuchen, aber ich hatte dabei kein gutes Gefühl. Mein Bauch sagte mir, dass wir mit weiteren Fehlgeburten rechnen müssten, und noch mehr Kummer wollte ich uns nicht zumuten. Eine gute Freundin und Akupunkteurin empfahl mir einen Arzt, der schon vielen Paaren mit ähnlichen Problemen geholfen hatte. Tagelang recherchierte ich über ihn, bevor ich mich entschloss, einen Termin zu vereinbaren.

EINIGE WOCHEN SPÄTER SAHEN WIR AUF DEM ULTRASCHALL EIN KLEINES HERZ SCHLAGEN. WIR WAREN AUSSER UNS VOR FREUDE UND HÄTTEN AM LIEBSTEN LAUT GEJUBELT.

Er war sehr beliebt, darum mussten wir acht Wochen warten. Bei meinem Anruf ahnte ich nicht, dass ich dann wieder schwanger sein sollte.

Der Arzt führte einige Untersuchungen durch und fand heraus, dass mein Immunsystem offenbar jede befruchtete Eizelle mit einer hohen Zahl von Killerzellen angriff. Also stärkten wir mein Immunsystem mit einem Mix aus Steroiden und Intralipid-Infusionen. Wir strengten uns an, optimistisch zu bleiben. Das war nicht einfach, weil der Arzt uns warnte, dass die Behandlung vielleicht zu spät begonnen wurde und wir wieder mit einer Fehlgeburt rechnen mussten. Also bereitete ich mich innerlich auf eine weitere Enttäuschung vor.

Einige Wochen später sahen wir auf dem Ultraschall ein kleines Herz schlagen. Wir waren außer uns vor Freude und hätten am liebsten laut gejubelt. Ich konnte es kaum fassen, denn ich hatte mich darauf eingestellt, dass alles wieder von vorn beginnen würde.

Da wir nur negative Erfahrungen mit Schwangerschaften und Ultraschalluntersuchungen gemacht hatten, konnte ich aus keinen positiven Erlebnissen schöpfen und war bald wieder außer mir vor Angst. Schon beim Verlassen der Praxis hatte ich Sorge, was die nächste Untersuchung ergeben würde, und so ging es mir nach jedem Arzttermin. Die Angst hörte nicht auf und ich konnte mich kaum auf etwas anderes konzentrieren. An manchen Tagen kann ich immer noch nicht fassen, dass diese Schwangerschaft ein glückliches Ende nahm.

Als mir jemand sagte, all der Kummer sei es wert, habe ich es nicht geglaubt. Aber ohne diese schwierige Phase hätten wir jetzt ein anderes Kind. Und darüber möchte ich gar nicht nachdenken.

SCHWANGERSCHAFT **IN PLANUNG?**

Vielleicht liest du dieses Buch, weil du bald schwanger werden möchtest oder weil du nach traurigen Erfahrungen bereit für einen neuen Versuch bist. Beides sind gute Gründe!

Zuallererst möchte ich dich daran erinnern, dass dein Körper großartig ist. Nach meinen Fehlgeburten war ich manchmal so wütend auf meinen Körper, weil er mich im Stich gelassen hatte. Ich verlor das Vertrauen in mich selbst. Das war ein scheußliches und manchmal furchterregendes Gefühl. Als ich nach einiger Zeit das Zutrauen zu meinem Körper wiederfand und nicht mehr gegen ihn arbeitete, spürte ich enormen Stolz. Mein Körper war nicht nur mehrmals schwanger geworden, sondern hatte sich auch von den Fehlgeburten erholt und jedes Mal meine Hormone wieder ins Gleichgewicht gebracht. Da wurde mir klar, das mein Körper und ich im gleichen Team spielen.

Mein Fachgebiet ist Fitness, aber in der Vorbereitung auf eine Schwangerschaft geht es um viel mehr als um die Frage, wie viel Sport risikolos möglich ist. Wichtig ist, auch die eigenen Lebensgewohnheiten und den psychischen Zustand zu betrachten. Wie viel Schlaf bekommst du? Wie gestresst bist du? Ernährst du dich gut? Wenn in deinem Körper ein Mensch heranwachsen soll, musst du gesund und dazu bereit sein. Vielleicht brauchst du deine Gewohnheiten gar nicht großartig zu verändern. Wichtig ist, dass du gut auf dich achtest und dafür sorgst, dass es deinem Körper gut geht.

WENN IN DEINEM KÖRPER EIN MENSCH HERANWACHSEN SOLL, MUSST DU GESUND UND DAZU BEREIT SEIN.

Viele Frauen fragen mich, ob sie mit dem Sport aufhören müssen, wenn sie schwanger werden wollen. Das ist nicht nötig, solange keine medizinischen Gründe vorliegen. Es ist sogar gut und gesund, in Bewegung zu bleiben – aber ohne sich zu überanstrengen. Die Grenzen sind bei jeder Frau anders gelagert (siehe Kasten gegenüber). Das ist im

Grunde die Standardantwort auf viele Fragen vor, während und nach der Schwangerschaft. Manche empfinden das als frustrierend, weil sie sich eine klare Aussage wünschen, aber gerade in dieser Lebensphase ist es so wichtig, die Individualität des Körpers zu berücksichtigen.

KINDERWUNSCH

Der Versuch, schwanger zu werden, kann mit Ängsten einhergehen. Das liegt auch daran, dass wir – vielleicht zum ersten Mal im Leben – die Dinge nicht so steuern können, wie wir es uns wünschen. Wir wissen nicht genau, wann die Befruchtung stattfindet, und das Warten kann endlos erscheinen. Ich hatte das Gefühl, jeder Monat, in dem ich nicht schwanger wurde, wäre verlorene Zeit. Das ist verrückt, aber manchmal kreisten die Gedanken einfach nur um dieses Thema.

Es ist unglaublich wichtig, sich in dieser Phase mit dem Partner auszutauschen, denn einige dieser Gefühle wird auch er erleben. Die zwei Wochen zwischen Eisprung und Periode (oder deren

ZU VIEL **SPORT?**

Übermäßiges Training kann negative Auswirkungen auf den Körper haben, z. B. Erschöpfung, längere Erholungszeit zwischen den Einheiten oder Verletzungen. Außerdem kann dadurch die Ausschüttung wichtiger Hormone wie Progesteron gehemmt werden, die für eine gesunde Schwangerschaft nötig sind. Progesteron ist eine Vorstufe von Cortisol. Wenn der Cortisolspiegel steigt, kann der Progesteronspiegel sinken. Und genau das ist unerwünscht, wenn man schwanger werden möchte.

Versuche, dir über die Belastung deines Körpers keine allzu großen Sorgen zu machen – das tut ihm auch nicht gut. Schau dir deinen Trainingsplan für die Woche an und überlege, ob dein Körper genug Zeit zur Erholung hat. Plane intensive Einheiten nicht täglich ein, sondern nur ein- oder zweimal pro Woche.

Ausbleiben) können eine schwierige Zeit sein, in der man angespannt auf alle Symptome achtet und alles und jedes hinterfragt. Ob es der erste Versuch ist oder ihr schon eine Weile probiert: Der Stress, den dies für beide Partner mitbringt, ist nicht zu unterschätzen.

Weil frühe Schwangerschaftssymptome den Beschwerden kurz vor der Periode ähneln, kann man in den ersten Tagen nie ganz sicher sein. Beschäftige dich und denke nicht zu viel darüber nach, bis deine Periode fällig ist. Ich

ES IST UNGLAUBLICH WICHTIG, SICH IN DIESER PHASE MIT DEM PARTNER AUSZUTAUSCHEN.

weiß, das ist leichter gesagt als getan. Gib kein unnützes Geld für zig Schwangerschaftstests aus, nur weil deine Periode einmal nicht ganz pünktlich kommt. Warte, bis sie einige Tage überfällig ist. Ich spreche aus Erfahrung, denn ich habe eine Menge Geld für Tests ausgegeben und sie sogar einmal versehentlich abonniert, sodass ich sie frei Haus geliefert bekam. Wenn man wenige Tage nach der vermuteten Empfängnis einen Test durchführt, ist es für ein positives Ergebnis noch zu früh. Ich weiß, im Nachhinein ist das alles leicht gesagt. Auch ich musste meine Lektion lernen, bis ich es geschafft habe, zwei lange Wochen bis zum Test zu warten.

DEIN ZYKLUS

Wenn du schwanger werden möchtest, solltest du deinen Zyklus gut kennen. Es gibt Apps, in die du deine Daten eingeben kannst, um das Zeitfenster deines Eisprungs berechnen zu lassen. Wichtiger ist aber, gleichzeitig auf andere Signale deines Körpers zu achten.

Nicht jede Frau hat einen Zyklus von genau 28 Tagen, außerdem kann er von Monat zu Monat schwanken – was bei mir definitiv der Fall war. Als ich anfing, meinen Zyklus zu protokollieren, fand ich es interessant, die Muster meiner Stimmungen und Hormonschübe zu beobachten. Ich nehme es mit solchen Dingen

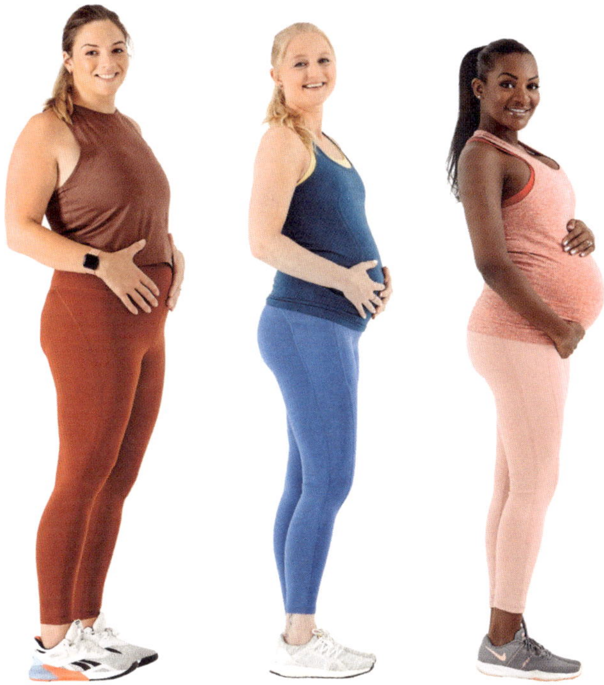

vielleicht zu genau, aber ich fühle mich besser, wenn ich weiß, was in meinem Körper vor sich geht und warum ich mich auf eine bestimmte Weise fühle.

Menschen mit unerfülltem Kinderwunsch neigen dazu, überall Schwangere zu sehen. Das kann sehr belastend sein. Jedes Mal, wenn wir eine Fehlgeburt erlebten oder auch nur ein Test negativ ausfiel, war die Enttäuschung wie ein Schlag in den Magen. Aber ich habe gelernt, mir zu sagen: »Okay, diesmal sollte es nicht sein. Jetzt habe ich zwei Wochen bis zum nächsten Eisprung und werde gut für mich und meinen Körper sorgen.« Dasselbe hat sich auch George gesagt, denn immerhin sind zwei Menschen nötig, damit ein Baby entstehen kann.

Selbst wenn alles perfekt läuft und ihr genau den Zeitpunkt des Eisprungs abpasst, liegt die Chance einer Schwangerschaft nur bei etwa 30 %. Dass sie so gering ist, wusste ich lange nicht.

Also bleibt möglichst gelassen, wenn es in diesem Monat nicht geklappt hat. Das ist wirklich kein Grund zu glauben, unfruchtbar zu sein. Es kann bis zu einem Jahr dauern, bis es zu einer Schwangerschaft kommt. So bitter es ist: Da hilft nur Geduld. Keine Sorge, eure Zeit kommt noch!

SCHWANGER! **UND JETZT?**

Ob du schwanger werden möchtest oder eigentlich verhütest: Zwei Striche auf dem Schwangerschaftstest lösen einen Schwall von Emotionen aus. Für uns war es beim ersten Mal eine riesige Überraschung. Ich war sprachlos, starrte das Ergebnis minutenlang ungläubig an und rannte dann zur Apotheke, um zwei weitere Tests zu kaufen – nur um sicherzugehen. Das Ergebnis ist zwar eindeutig, auch wenn der Strich dünn ist, aber Frauen führen durchschnittlich drei Tests durch, um das Ergebnis zu bestätigen.

Ich verfiel in Aktionismus. Da muss man doch sofort den Hausarzt informieren, oder? Am nächsten Tag ging ich in die Praxis. Er sagte: »Prima, herzlichen Glückwunsch!« und verwies mich an meinen Gynäkologen. Das war alles. Ich hatte mit einem weiteren Test gerechnet oder vielleicht einem Feuerwerk. Aber nein, er vertraute meinem Testergebnis und fertig.

Es war ernüchternd, keinen Schritt weiter zu sein. Bei den nächsten Schwangerschaften war ich klüger. Ich vertraute dem Test und wandte mich gleich an den Gynäkologen.

GEFÜHLSCHAOS

Gemischte Gefühle sind in der ersten Phase normal. Auch in die größte Freude können sich Sorge, Angst und andere negative Gefühle mischen. Ob es die erste oder die fünfte Schwangerschaft ist: Ein Baby verändert das ganze Leben einschneidend und es kann eine Weile dauern, sich auf diese Gedanken einzustellen.

Nach dem positiven Test konnte ich mich eine Weile kaum auf etwas anderes konzentrieren. Ich rechnete schnell nach, in welchem Monat ich bei der Hochzeit meiner Freundin sein würde, denn da sollte ich Brautjungfer sein. Und zu Weihnachten? Innerhalb weniger Stunden entwarf ich eine Vorstellung der nächsten neun Monate. Plötzlich war alles anders. Immer wieder starrte ich auf die drei Schwangerschaftstests, nur zur Kontrolle. Sie sagten immer noch »positiv«.

Vergiss nicht, dass so ein plötzlicher Hormonschub die verschiedensten Gefühle auslösen kann. Es ist wichtig, sich darauf vorzubereiten und gut für sich selbst zu sorgen.

Bei dieser Schwangerschaft habe ich George sofort informiert. Ich habe ihn morgens um sechs geweckt und ihm den positiven Test vor die Nase gehalten. Er war ziemlich erschrocken und wusste nicht, was er sagen sollte, aber ich sah, dass auch ihm die verschiedensten Gefühle durch den Kopf rasten. Wir schauten uns an, als ob wir sagen wollten: »Okay, schauen wir mal!«, aber wir hatten beide Hoffnung. George sagte immer wieder, dass es diesmal bestimmt gut gehen würde. Er fand, wir sollten optimistisch bleiben, und damit hatte er vollkommen recht.

OB ES DIE ERSTE ODER DIE FÜNFTE SCHWANGERSCHAFT IST: EIN BABY VERÄNDERT DAS GANZE LEBEN EINSCHNEIDEND UND ES KANN EINE WEILE DAUERN, SICH AUF DIESE GEDANKEN EINZUSTELLEN.

WEITERSAGEN?

Von den ersten Schwangerschaftsversuchen hatten wir niemandem etwas erzählt. Nach all dem Kummer beschlossen wir diesmal aber, sieben Wochen später die engste Familie und einige wenige gute Freunde einzuweihen, damit sie Bescheid wussten und uns ein bisschen unterstützen konnten. Ich fand es hilfreich, jemandem erzählen zu können, wie ich mich fühlte oder wie Arzttermine gelaufen waren. Von diesen Terminen hatten wir jetzt viele vor dem wichtigen Ultraschall in der 12. Woche und vor jedem war ich enorm nervös.

Selbst wenn du vor dem ersten Ultraschall niemandem von deiner Schwangerschaft erzählen möchtest, solltest du bedenken, dass ein oder zwei Eingeweihte hilfreich sein können. Es tut gut, ab und zu mit jemand anderem als dem Partner über die Schwangerschaft zu sprechen, oder wenn du jemanden brauchst, der dich deckt, wenn du gesellschaftliche Verpflichtungen mit einer Ausrede absagst. Meine Frühschwangerschaft lag kurz vor Weihnachten und ich war heilfroh, jemanden zu haben, der mir den Rücken freihielt, wenn ich alkoholselige Partys mied.

Bei Angst oder Sorgen kann es erleichtern, mit jemandem zu sprechen, der eine ähnliche Situation kürzlich selbst erlebt hat, oder auch mit einem Familienmitglied, dass dich gut kennt und weiß, wie du tickst. Ich hatte beide Möglichkeiten und war für die guten Zuhörer sehr dankbar.

SCHWANGERSCHAFTS-BESCHWERDEN

Manche Frauen behaupten, eine Schwangerschaft schon zu spüren, bevor der Test ein positives Ergebnis zeigt. Bei den meisten stellen sich nicht sofort Symptome ein und auch das kann beunruhigend sein. Dabei ist es völlig normal, dass Symptome erst nach einigen Wochen auftreten und dass jede Frau sie anders erlebt.

Ich nahm zuerst wahr, dass meine Brüste größer und wesentlich empfindlicher wurden. Vielleicht fiel es mir aber nur deshalb auf, weil ich mein Leben lang flachbrüstig gewesen war. Manche Frauen leiden schon bald nach dem Test an Übelkeit oder sie fühlen sich erschöpft, andere haben solche Beschwerden erst in der 6. oder 7. Woche und wieder andere gar nicht. Vergleiche dich möglichst nicht mit anderen, denn in Bezug auf die Schwangerschaft gibt es keine feste Regel, die für alle Frauen gilt.

Wer an Schwangerschaftsübelkeit leidet, wird bald feststellen, dass sie nicht nur morgens auftritt. Am besten hast du immer etwas zum Essen bei dir, weil ein leerer Magen die Beschwerden verstärken kann. Vermutlich musst du ausprobieren, welche Lebensmittel oder Zwischenmahlzeiten dir am besten bekommen.

Oft wird empfohlen, bei Schwangerschaftsübelkeit Ingwerkekse zu essen oder Ingwertee zu trinken, aber das hilft leider nicht allen Frauen. Ich kam zu allen Tageszeiten mit Chips jeder Geschmacksrichtung am besten zurecht, also habe ich mir einen Vorrat zugelegt und immer, wohin ich auch ging, eine Tüte in der Handtasche gehabt. Nur für alle Fälle.

SELBST WENN DU VOR DEM ERSTEN ULTRASCHALL NIEMANDEM VON DEINER SCHWANGERSCHAFT ERZÄHLEN MÖCHTEST: EIN ODER ZWEI EINGE-WEIHTE KÖNNEN HILFREICH SEIN.

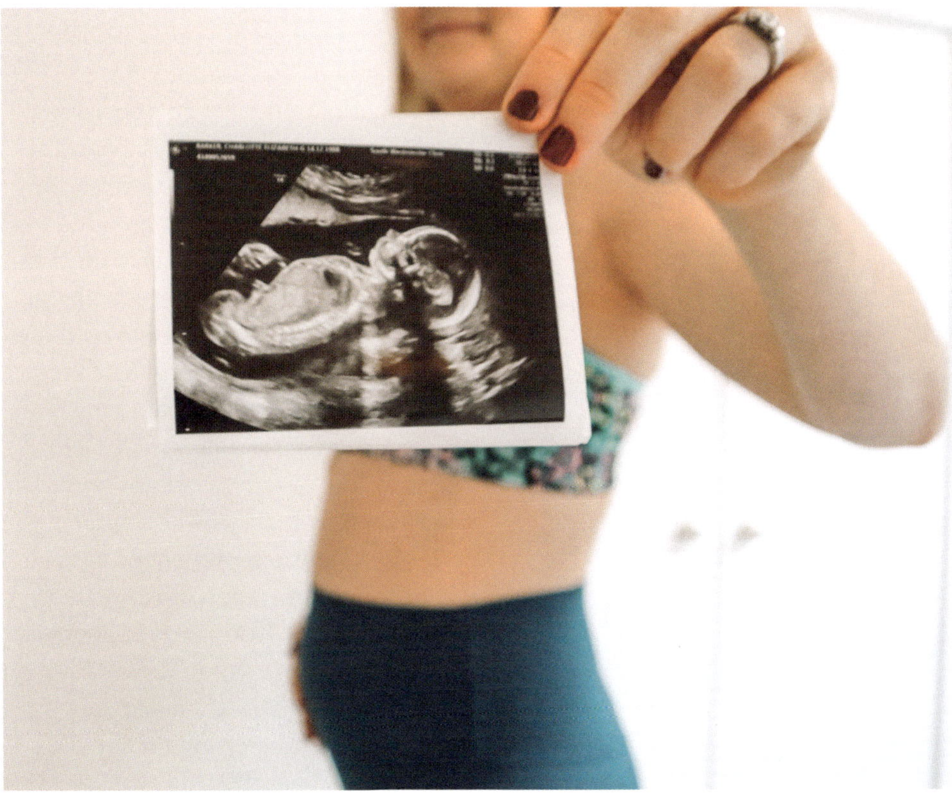

Wenn du vor der Schwangerschaft gern ins Fitnessstudio gegangen bist und plötzlich an Morgenübelkeit leidest, musst du deine Gewohnheiten vermutlich ändern.

GEWOHNHEITEN ANPASSEN

Es ist in Ordnung, wenn du bei Übelkeit oder Erschöpfung dein Sportprogramm reduzierst. Im ersten Trimester kann man zwar meist gefahrlos weitertrainieren, aber es bringt dir keinerlei Gewinn, dich durch dein Workout zu quälen, wenn du dich nicht gut fühlst. Versuche lieber, andere Aktivitäten zu finden, die deine Beschwerden lindern, vielleicht ein Spaziergang an der frischen Luft oder eine Runde ruhiges Schwimmen. Wenn gar nichts hilft, braucht dein Körper vielleicht einfach eine Auszeit. Ruhe dich aus, gönne dir ab und zu einen Mittagsschlaf und genehmige dir alles, was dir hilft, gut durch den Tag zu kommen.

> DU WIRST BALD WIEDER SPORT TREIBEN KÖNNEN. BELASTE DICH ALSO NICHT MIT EINEM SCHLECHTEN GEWISSEN. DU BIST NICHT FAUL. DEIN KÖRPER IST NUR GERADE MIT ETWAS ANDEREM BESCHÄFTIGT.

Wenn du Sport nicht als Form der Entspannung betreibst, ist es manchmal schwierig, sich aufzuraffen. Das kann ich nachfühlen. Vergiss nie, warum du so lethargisch bist: Das Baby zehrt von deiner Energie, wenn es wächst. Da bleibt für dich weniger übrig. Du wirst bald wieder Sport treiben können. Belaste dich also nicht zusätzlich mit einem schlechten Gewissen. Du bist nicht faul. Dein Körper ist nur gerade mit etwas anderem beschäftigt.

Den meisten Frauen geht es nach etwa 12–14 Schwangerschaftswochen besser. Am Anfang des zweiten Trimesters lässt die Übelkeit nach und sie haben wieder mehr Energie. Denke an den schwierigeren Tagen immer daran, dass ein Ende in Sicht ist.

MEINE TIPPS **BEI ÜBELKEIT**

Hier fasse ich einige Dinge zusammen, die mir bei Übelkeit im ersten Trimester geholfen haben. Vielleicht wirken sie bei dir nicht, aber ein Versuch lohnt sich. Wenn die Übelkeit anhält, ist man ohnehin irgendwann bereit, alles auszuprobieren, was sie lindern könnte.

- **Etwas essen (irgendetwas):** Ich habe morgens sofort nach dem Aufstehen etwas gegessen. Ich habe auf die harte Tour gelernt, dass ein leerer Magen Probleme mit sich bringt.
- **Kalte Weintrauben:** Weintrauben hatte ich immer im Kühlschrank oder Tiefkühlfach. Ich fand es angenehm, dass man sie einfach in den Mund stecken kann.
- **Wasser mit Geschmack:** Mir war klar, wie wichtig es ist, viel zu trinken, aber an manchen Tagen brachte mich schon Wasser zum Würgen. Meine Lösung war ein kleiner Schuss Holunderblütensirup. Du kannst auch einen Spritzer Zitrone, etwas Gurke oder Minze probieren.
- **Chips:** Ich mag gern Süßes, aber in der Schwangerschaft konnte ich Übelkeit am besten mit Herzhaftem in Schach halten, vor allem mit Chips. Es klappte auch mit anderen salzigen, knusprigen Kleinigkeiten – Salzstangen, Cracker, Käsestangen. Da war ich nicht wählerisch, solange ich nur genug davon bekam.
- **Schwimmen:** Als ich mich eines Tages im Fitnessstudio gar nicht zum Training überwinden konnte, bin ich stattdessen schwimmen gegangen. Zu meiner Überraschung verschwand die Übelkeit. Vielleicht lag es am kühlen Wasser? Auf jeden Fall hat es funktioniert.
- **Autofenster öffnen:** Obwohl ich im Winter schwanger war, hat mir die frische Luft, die mir direkt ins Gesicht wehte, sehr gut getan.
- **Mittagsschlaf:** Mir ist klar, dass nicht jede sich werktags eine Auszeit für einen Mittagsschlaf nehmen kann. Manchmal hatte ich tatsächlich ein schlechtes Gewissen, dass ich mit meiner Zeit nichts Produktiveres anfing, aber die Ruhepause tat mir gut. Mehr als 30–40 Minuten durften es nicht sein, sonst war ich danach erst recht müde und hatte Mühe, wieder in Schwung zu kommen.

Sei froh, wenn du zu den Glücklichen gehörst, denen die Morgenübelkeit erspart bleibt. Ich habe in den ersten Wochen buchstäblich auf sie gewartet, um sicher zu sein, dass in mir etwas passierte. Aber wenn du dich gut fühlst, heißt das nicht, dass etwas nicht in Ordnung ist. Manche Frauen leiden einfach nicht an Schwangerschaftsübelkeit.

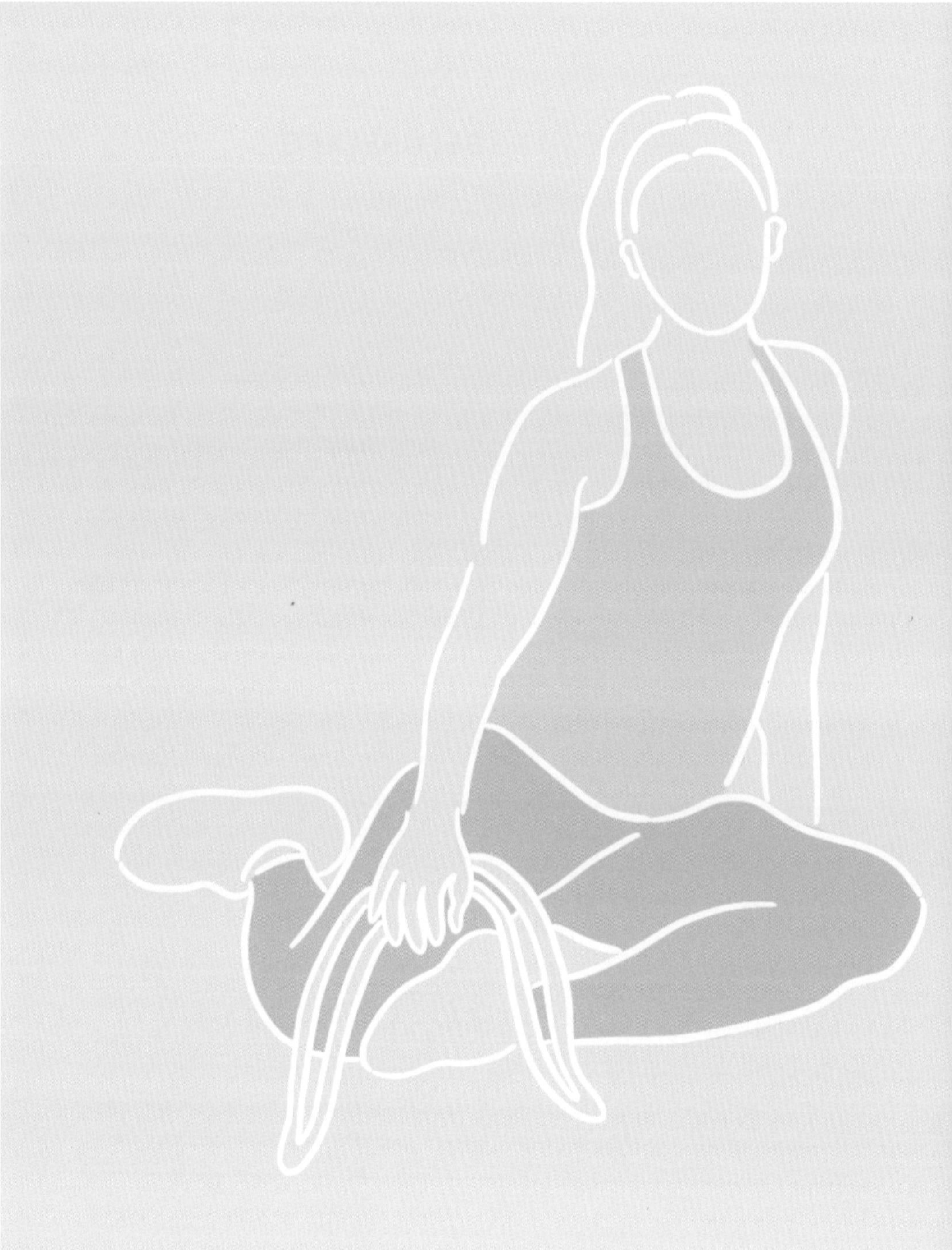

WARM-UP & COOL-DOWN

Sanfte Dehnübungen

In diesem Abschnitt findest du sanfte Übungen, die du vor oder nach dem Workout einplanen solltest. Sie eignen sich für alle Phasen der Schwangerschaft und können an Tagen, an denen du dir kein volles Workout zumuten möchtest, auch zur Entspannung durchgeführt werden.

WARM-UP

Hier sind zehn Übungen zum Aufwärmen. Suche dir vier aus, um gezielt diejenigen Muskeln aufzuwärmen, die du trainieren willst. Lass das Aufwärmen auch bei Zeitmangel nicht aus, denn es bereitet deinen Körper gut auf das Training vor.

3 SÄTZE

1. Armkreisen

Große Kreise mit den Armen beschreiben, 10 vorwärts und 10 rückwärts.

2. Krebsgang

Knie locker, Gewicht über den Fersen. Seitwärts gehen, dabei führen die Knie die Bewegung. Je tiefer die Kniebeuge, desto schwieriger ist es. 10 Wiederholungen.

3. Beckenlift mit Band

Die Fersen fest in den Boden drücken, die Spannung im Band mit den Knien halten. Das Becken 10-mal auf und ab bewegen. Ab dem zweiten Trimester kannst du den oberen Rücken auf dein Bett oder Sofa ablegen.

4. Katze–Kuh

Beim Ausatmen den Rücken runden und das Kinn zur Brust nehmen. Beim Einatmen ins geführte Hohlkreuz kommen. 5–10 Wiederholungen.

5. Marschieren

Auf der Stelle marschieren und bis 10 zählen, dabei Arme und Beine gegenläufig bewegen.

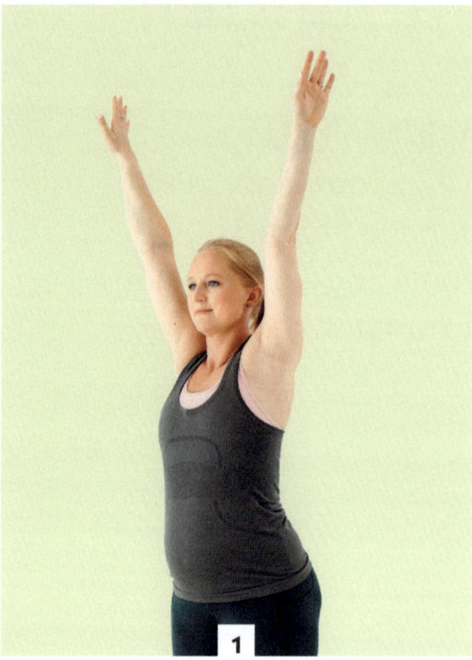

1

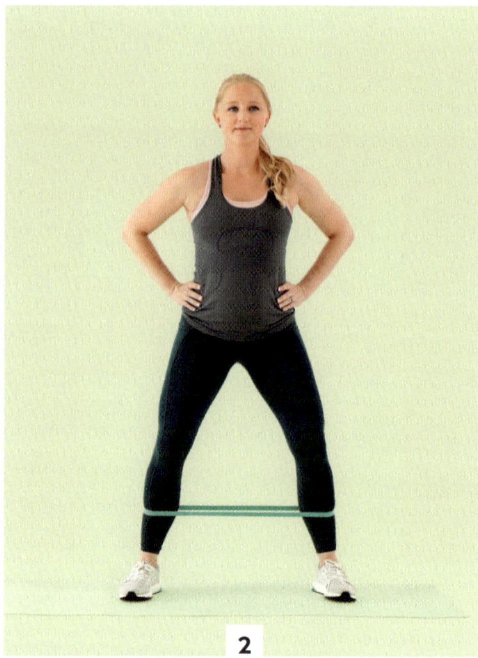

2

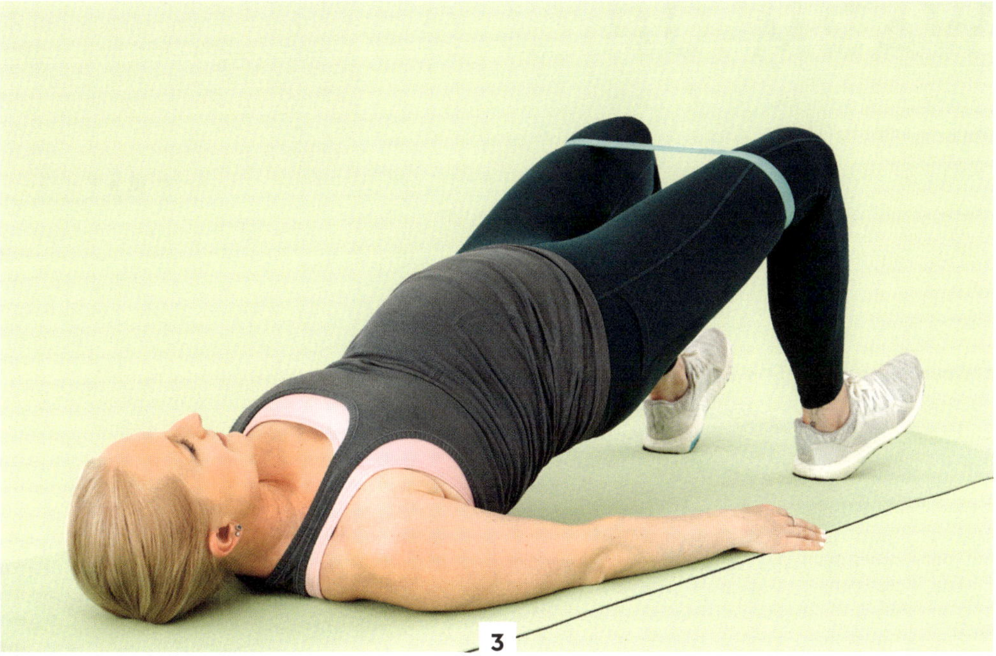

3

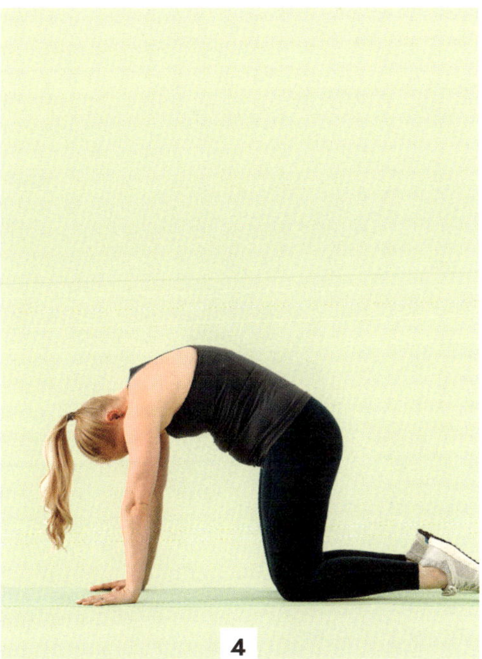

4

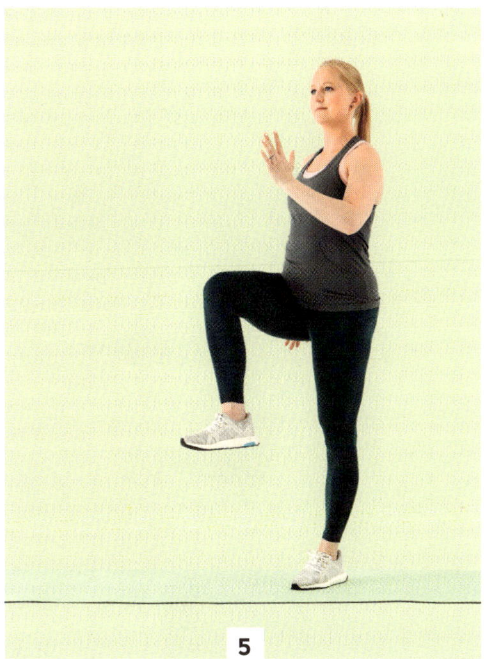

5

WARM-UP

Vieles spricht dafür, den Körper vor dem Training aufzuwärmen. Die Körpertemperatur steigt, die Muskeln werden stärker durchblutet und das Risiko für Verletzungen oder Muskelkater sinkt.

3 SÄTZE

1. Clamshell im Vierfüßlerstand

Das Gewicht gleichmäßig auf die Hände verteilen. Ein Bein seitlich mit der Kraft der Gesäßmuskeln heben. 10 Wiederholungen pro Seite.

2. Rotation der Wirbelsäule

Einen Arm unter dem Körper durchführen, das Ohr Richtung Boden senken. Den Arm zurückführen und zur Decke strecken, dabei den Oberkörper aufdrehen. 5 Wiederholungen pro Seite.

3. Bauchatmung

Im Vierfüßlerstand oder sitzend beim Einatmen die Core-Muskulatur entspannen und den Bauch vorwölben, den Rücken in neutraler Position. Beim Ausatmen die Core-Muskulatur anspannen und den Bauch sanft zur Wirbelsäule ziehen. Der Rücken bleibt gerade. Jeweils langsam bis 4 zählen.

4. Kniebeuge mit Band

Kniebeugen mit geradem Oberkörper, das Band auf Spannung halten. 10 Wiederholungen.

5. Clamshell mit Band

Die Beine liegen angewinkelt übereinander. Das obere Knie heben, die Füße bleiben in Kontakt. 10 Wiederholungen pro Seite.

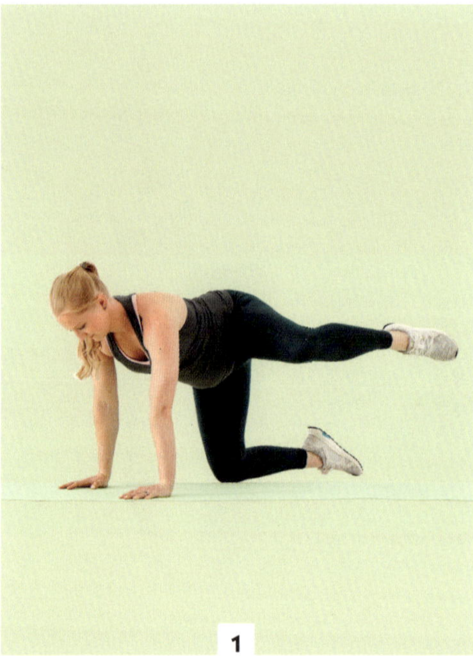

1

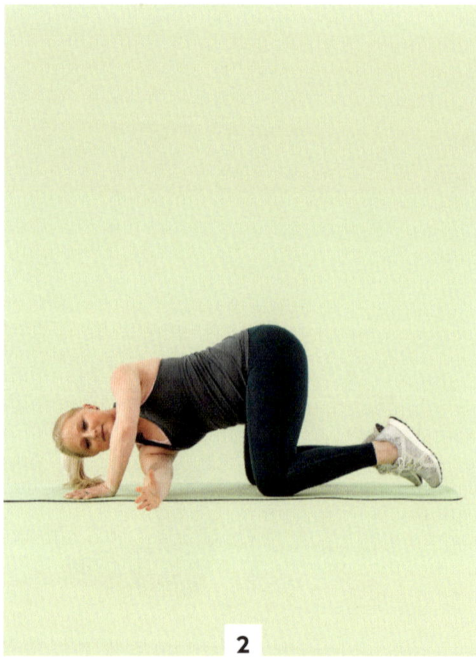

2

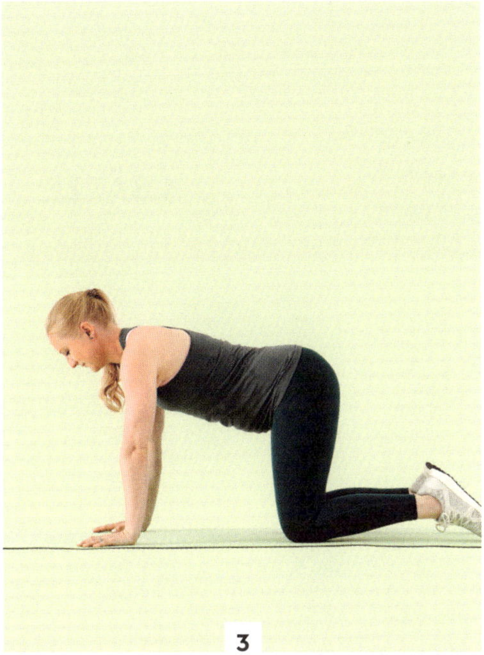

3

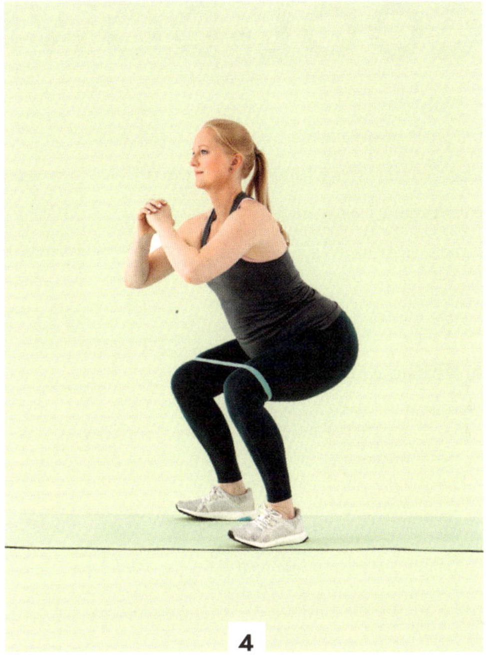

4

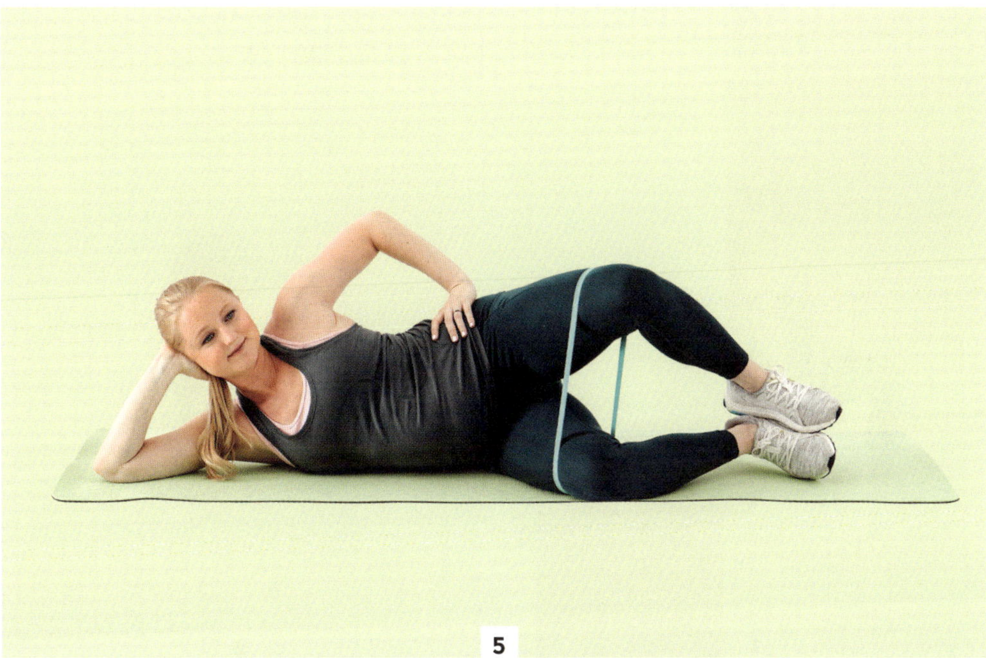

5

COOL-DOWN

Dehnübungen am Ende des Trainings sind wichtig. Weil der Körper aber in der Schwangerschaft mehr Relaxin ausschüttet (siehe S. 72), musst du Überdehnung vermeiden. Geh langsam in jede Dehnung hinein und halte sie, wenn sie sich für dich angenehm anfühlt.

3 SÄTZE

1. Hüftbeuger dehnen

Auf ein Knie absenken, das Becken bleibt gerade. So weit vorbeugen, bis die Dehnung in Hüftbeuger und Quadrizeps zu spüren ist. 20–30 Sekunden halten, Seite wechseln.

2. Ganze Vorbeuge

Aufrechter Stand mit lockeren Knien, die Füße weiter als hüftbreit auseinander. Den Oberkörper nach vorn beugen, locker hängen lassen und hin und her pendeln, um Rücken- und hintere Oberschenkelmuskulatur zu dehnen. 10–20 Sekunden halten.

3. Seitbeuge

Aufrechter Stand, die Füße weiter als hüftbreit auseinander. Einen Arm nach oben strecken und den Oberkörper zur Seite beugen. 10–20 Sekunden halten, Seite wechseln.

4. Arme und Schultern dehnen

Einen Arm vor dem Körper zur Seite führen und mit dem anderen Arm heranziehen. Eventuell den Arm auf und ab bewegen, um die optimale Dehnung für Schulter und Trizeps zu finden. 10–20 Sekunden halten, Seite wechseln.

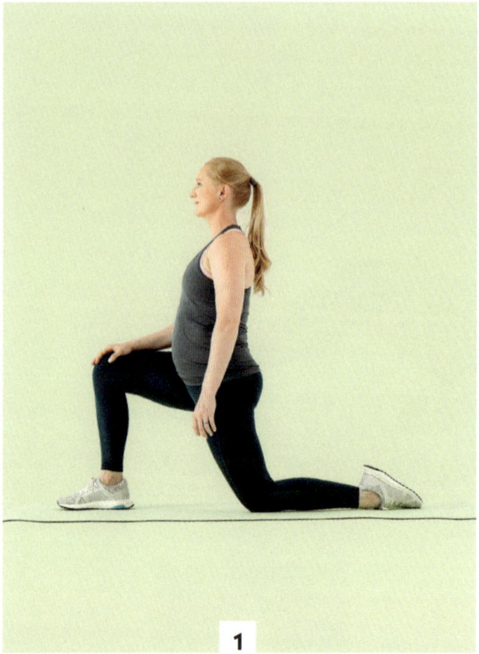

1

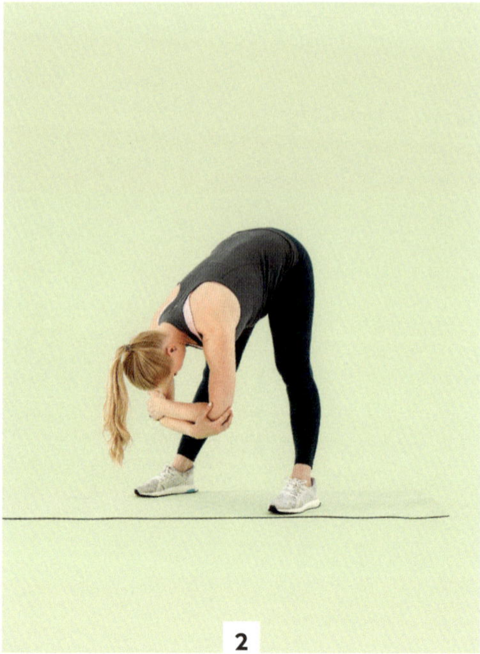

2

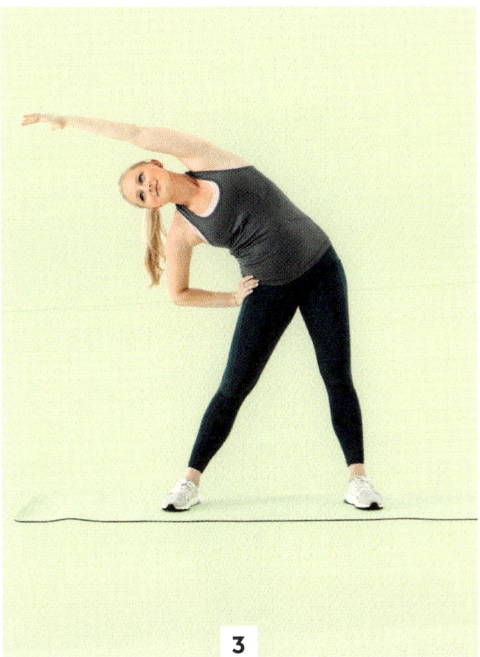

3

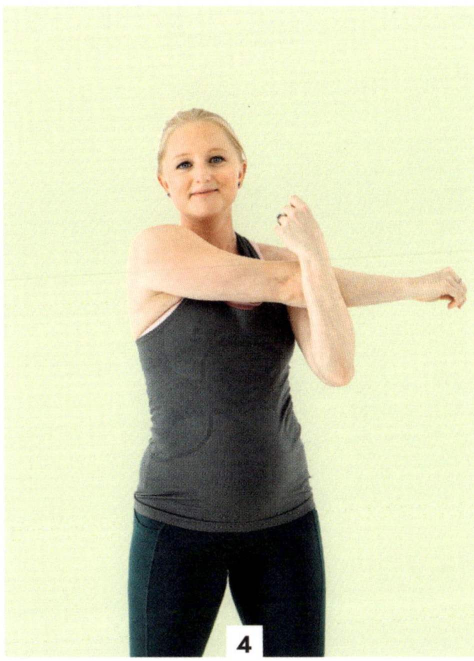

4

COOL-DOWN

Je mehr Zeit du dir für diese Übungen nimmst, umso besser. Du kannst diese Übungen auch zwischendurch im Alltag durchführen. Sie sind besonders hilfreich, wenn sich Muskelverspannungen einstellen, weil der Bauch größer und schwerer wird.

3 SÄTZE

1. Trizeps dehnen

Eine Hand hinter dem Kopf zwischen die Schultern legen und mit der anderen Hand den Ellenbogen sanft in Richtung Kopfmitte ziehen. 10 Sekunden halten, dann Seite wechseln.

2. Brust öffnen

Beide Hände hinter dem Rücken verschränken und vom Körper wegziehen. Den Blick heben, um die Dehnung zu verstärken. 10–20 Sekunden halten.

3. Oberschenkel dehnen

Einen Fuß am Spann fassen und zum Gesäß ziehen. Dabei die Knie zusammenhalten. Du kannst dich bei der Übung festhalten. 10 Sekunden halten, dann Seite wechseln.

4. Gesäßmuskeln dehnen

Aufrecht sitzen, einen Fuß aufs andere Knie legen. Vorbeugen, bis du die Dehnung im Gesäßmuskel des gebeugten Beins spürst. 10–20 Sekunden halten, dann Seite wechseln. Wenn der Bauch größer wird, den Fuß auf dem Boden weiter von dir weg aufstellen.

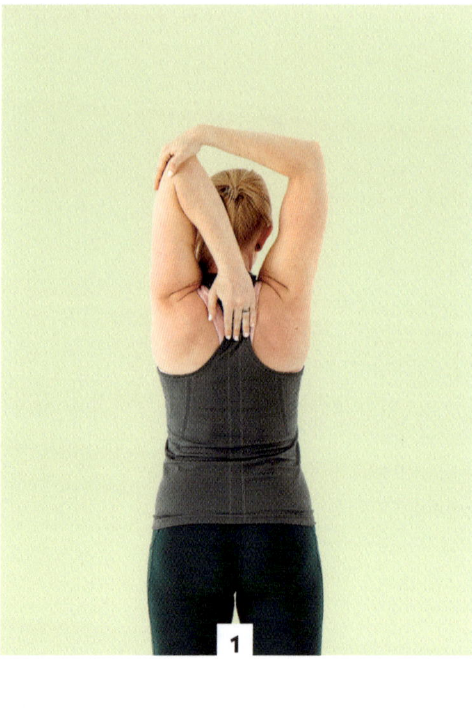

1

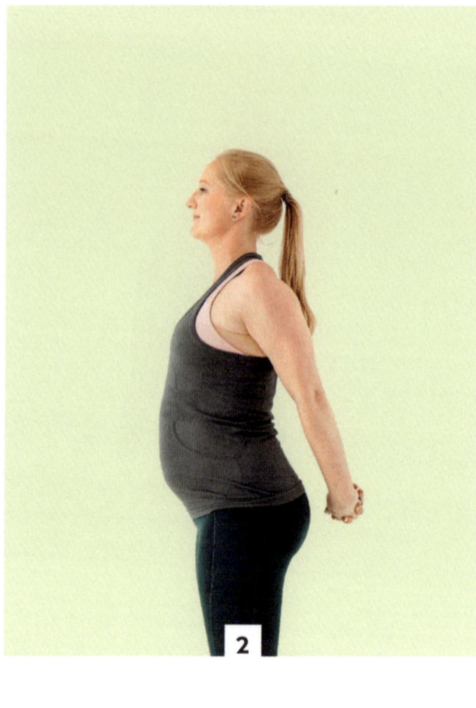

2

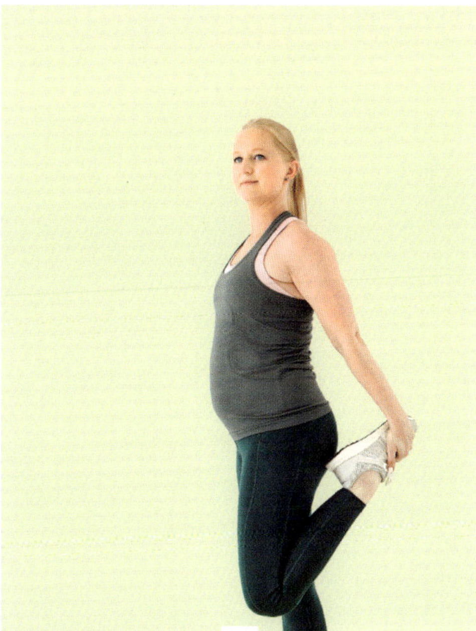

3

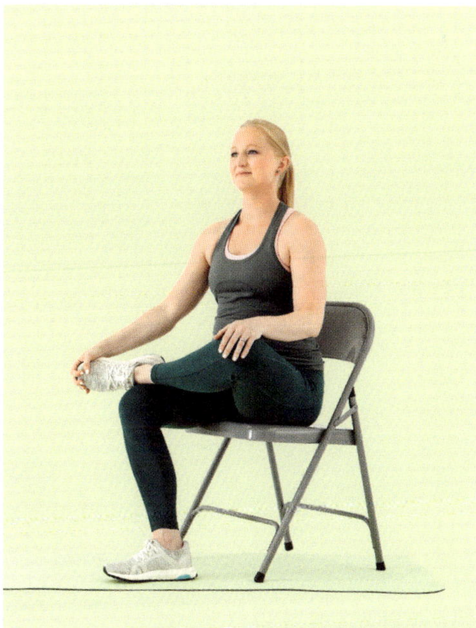

4

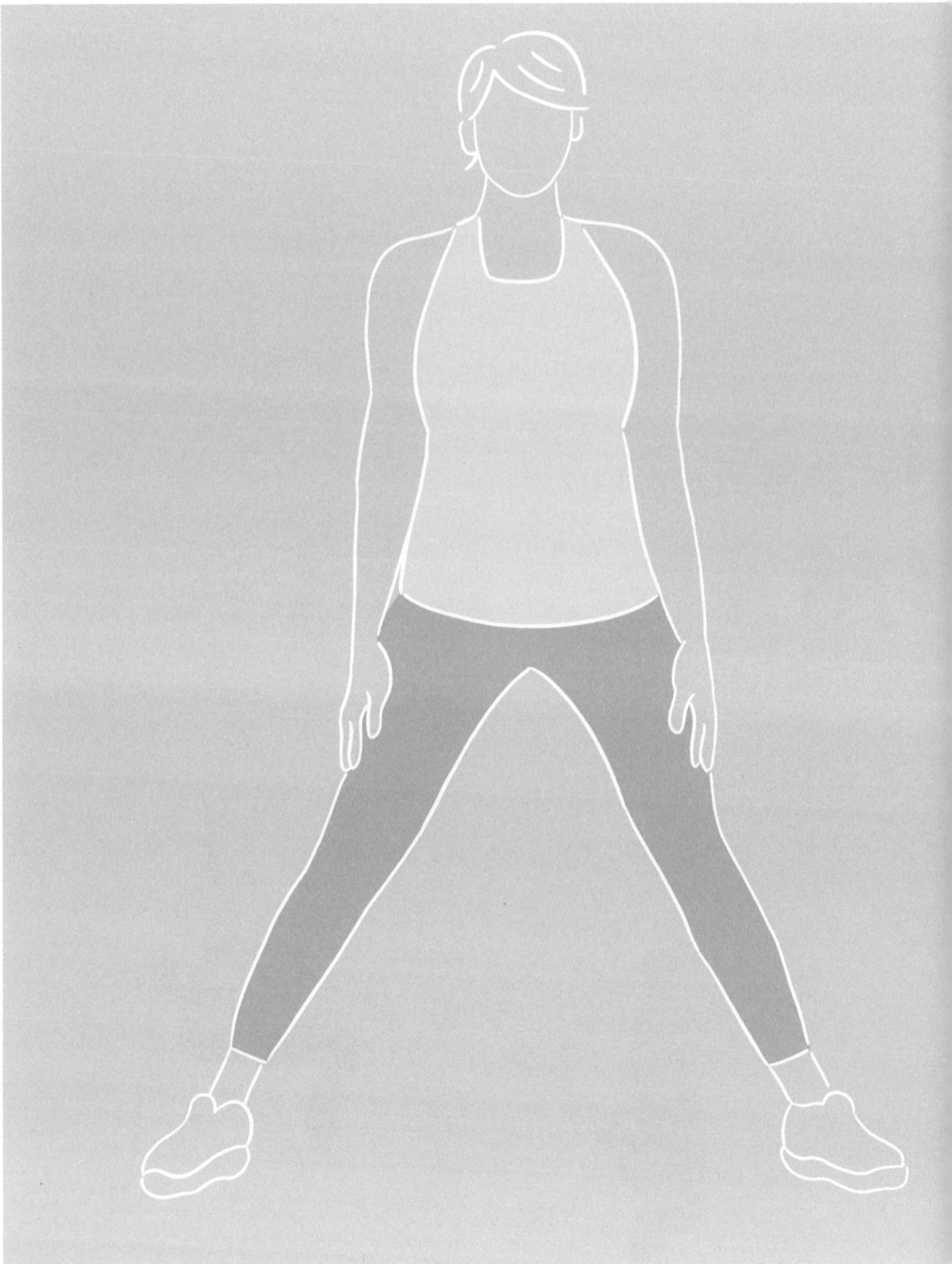

DIE ÜBUNGEN IM ÜBERBLICK

Übungen, die zu dir passen

In diesem Kapitel findest du über 50 Übungen für den Oberkörper, den Unterkörper und die Core-Muskulatur (Körpermitte). Alle Übungen werden Schritt für Schritt erklärt. Du kannst sie aber auch abwandeln, um sie in jeder Phase der Schwangerschaft an deine Bedürfnisse anzupassen.

ÜBUNGEN FÜR DEN UNTERKÖRPER

Ein starker Unterkörper fängt Haltungsveränderungen durch den wachsenden Bauch auf. Er kann auch helfen, Schmerzen vorzubeugen.

EINFACHE KNIEBEUGE

Kniebeugen sind recht alltägliche Bewegungen. Wer an seiner Haltung arbeitet, kann beispielsweise auch mit einem zappelnden Baby auf dem Arm problemlos vom Sofa aufstehen.

Aufrecht stehen, die Füße etwas mehr als hüftbreit auseinander (je nach Bauchgröße auch mehr).

Den Oberkörper aufrecht halten, die Knie streben nach außen.

Beim Einatmen in die Knie gehen, beim Ausatmen aufrichten, dabei die Core-Muskulatur anspannen.

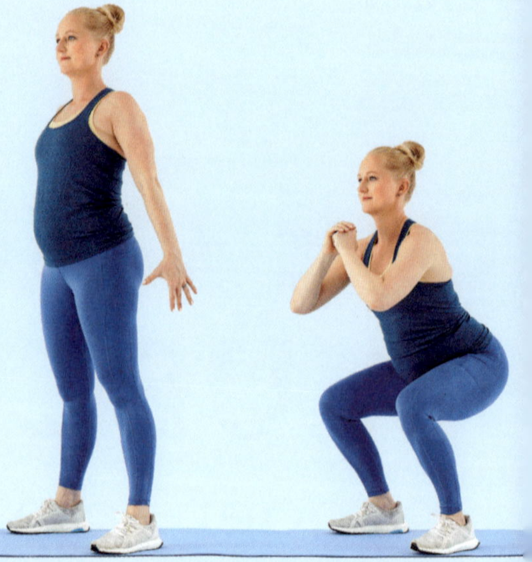

PULSIERENDE KNIEBEUGE

Durch das zusätzliche Pulsieren werden Bein- und Gesäßmuskeln etwas stärker gefordert.

Aufrecht stehen, die Füße etwas mehr als hüftbreit auseinander. Kurzhanteln (falls verwendet) vor die obere Brust halten.

Den Oberkörper aufrecht halten, die Knie streben nach außen.

Beim Einatmen in die Knie gehen, in der tiefen Stellung dreimal pulsieren.

Beim Pulsieren kurz ausatmen, beim Aufrichten lang ausatmen.

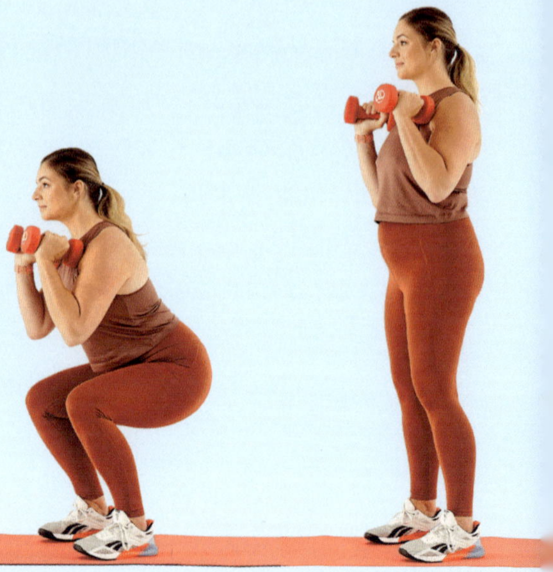

SUMO-**KNIEBEUGE**

Bei dieser Kniebeuge hältst du zusätzlich eine Kurzhantel vor dem Körper – ähnlich wie ein Baby.

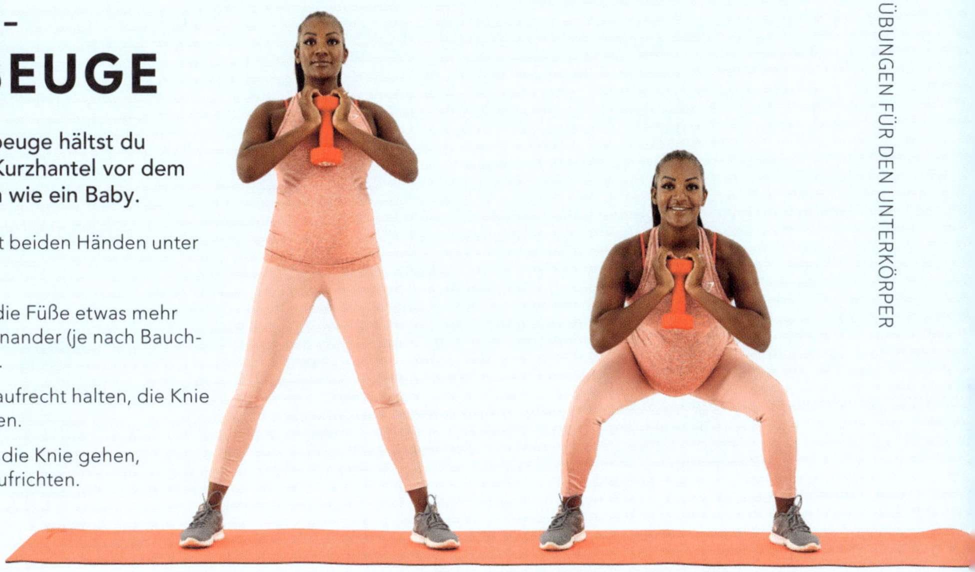

Die Kurzhantel mit beiden Händen unter dem Kinn halten.

Aufrecht stehen, die Füße etwas mehr als hüftbreit auseinander (je nach Bauchgröße auch mehr).

Den Oberkörper aufrecht halten, die Knie streben nach außen.

Beim Einatmen in die Knie gehen, beim Ausatmen aufrichten.

ETWAS LEICHTER

Nimm nur eine Kurzhantel und halte sie mit beiden Händen.

KNIEBEUGE & **SCHULTER-DRÜCKEN**

Beim Drücken trainierst du deine Schultern und den oberen Rücken und du aktivierst die Core-Muskulatur.

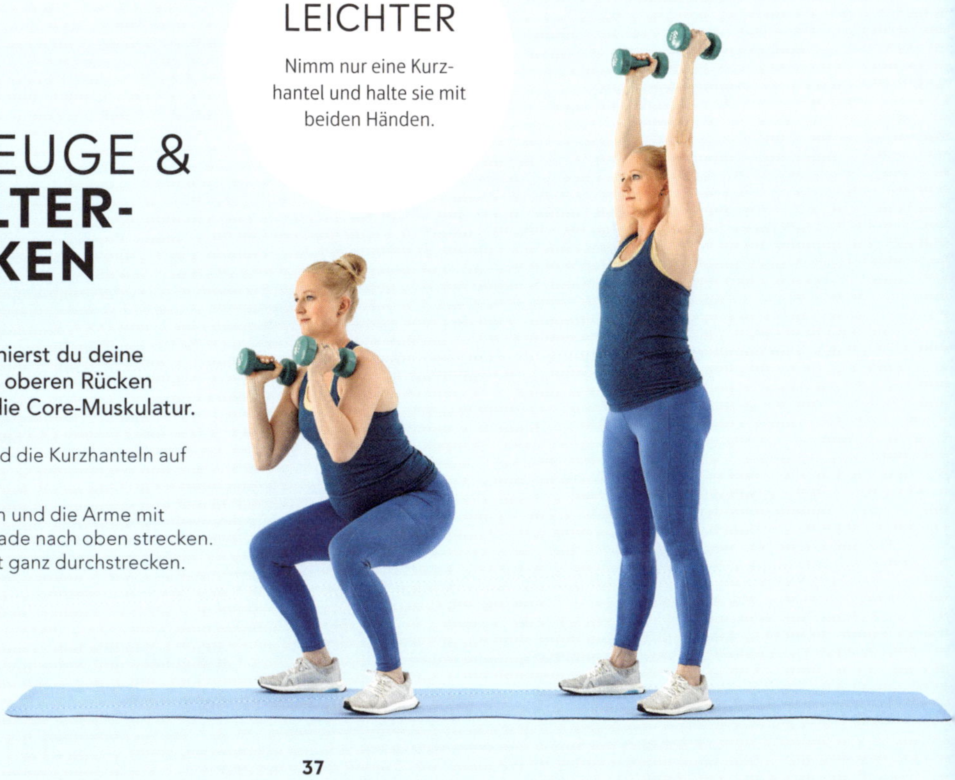

In die Knie gehen und die Kurzhanteln auf Schulterhöhe halten.

Ausatmen, aufrichten und die Arme mit den Kurzhanteln gerade nach oben strecken. Die Ellenbogen nicht ganz durchstrecken.

ÜBUNGEN FÜR DEN UNTERKÖRPER

Ausfallschritte sind ein gutes Training für das Gleichgewicht. Wenn nötig, kannst du dich an einem Tisch oder Stuhl festhalten.

AUSFALLSCHRITT **NACH HINTEN**

Setze den Fuß beim Ausfallschritt nach hinten. Dadurch werden deine Knie geschont und das Gleichgewicht ist leichter zu halten.

Hüftbreiter Stand. Brust und Schultern bleiben während der Übung entspannt.

Beim Einatmen einen Fuß nach hinten setzen. Beide Knie möglichst im 90°-Winkel beugen. Das hintere Knie soll den Boden nicht berühren.

Ausatmen und wieder in den aufrechten Stand kommen. Bein wechseln.

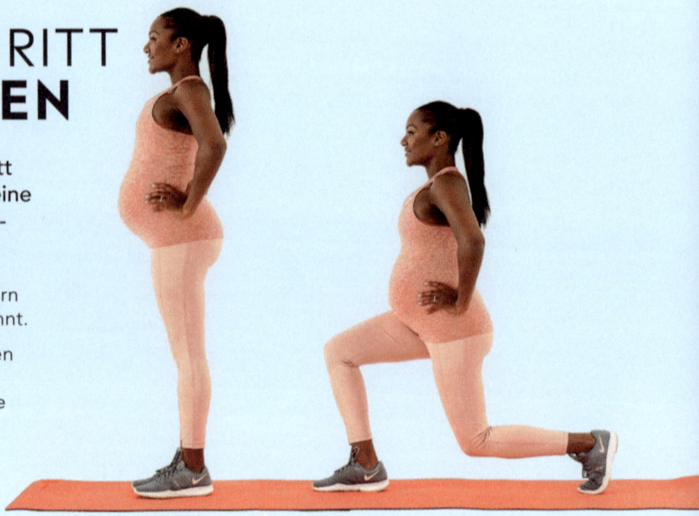

AUSFALLSCHRITT **MIT KNIEHEBEN**

Beim Heben des Beins musst du die Core-Muskulatur anspannen, um das Gleichgewicht zu halten.

Hüftbreiter Stand. Brust und Schultern bleiben während der Übung entspannt.

Beim Einatmen einen Fuß nach hinten setzen. Beide Knie möglichst im 90°-Winkel beugen. Das hintere Knie soll den Boden nicht berühren.

Ausatmen, aufrichten und das hintere Knie abgewinkelt nach vorn heben, dann wieder nach hinten in den Ausfallschritt führen.

Du kannst zwischen den Ausfallschritten den Fuß auf dem Boden absetzen.

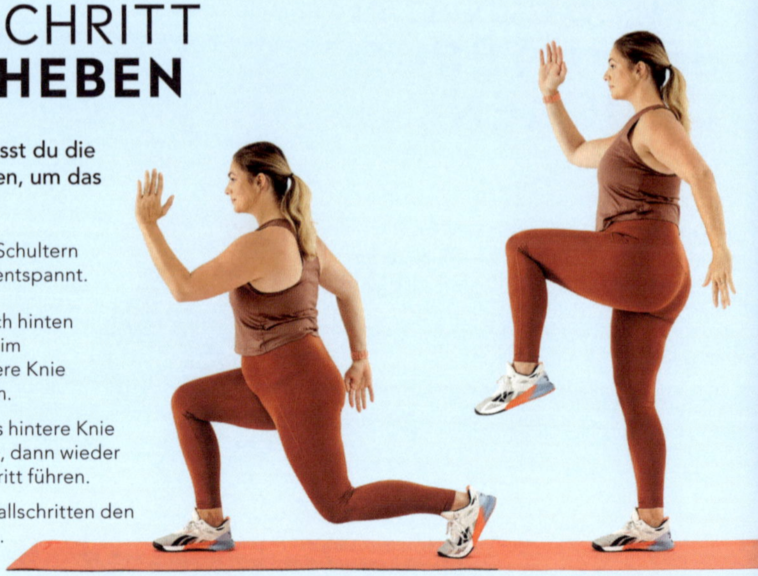

AUSFALLSCHRITT & **CURL**

Durch den Curl wird auch der Oberkörper in die Übung einbezogen.

Hüftbreiter Stand. Die Kurzhanteln seitlich neben dem Körper halten.

Brust und Schultern bleiben während der gesamten Übung entspannt.

Einatmen, in den Ausfallschritt gehen und die Kurzhanteln zu den Schultern heben.

Beide Knie möglichst im 90°-Winkel beugen. Das hintere Knie soll den Boden nicht berühren, sondern knapp darüber schweben.

Ausatmen und wieder in die Ausgangsposition zurückkehren. Bein wechseln.

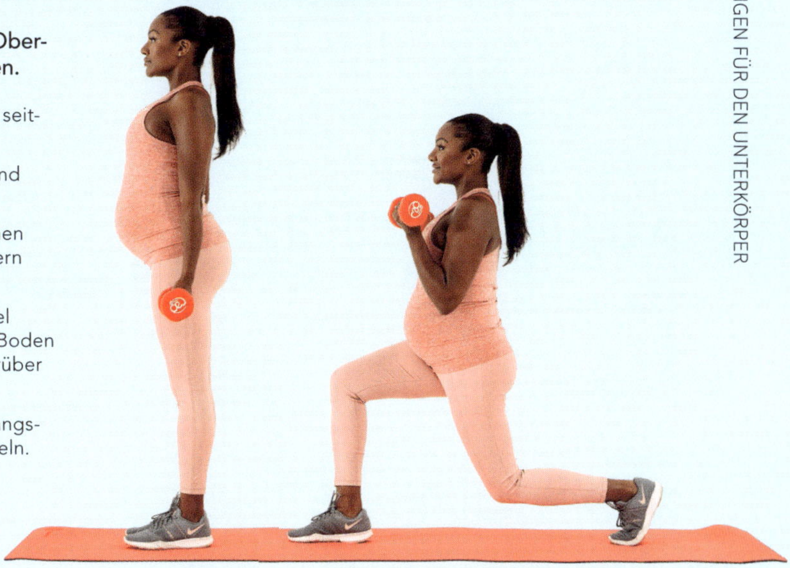

STATISCHER **AUSFALLSCHRITT**

Wähle diese Variante, wenn du Schmerzen im Beckenbereich hast oder das Gleichgewicht nicht gut halten kannst.

Aufrecht stehen in großer Schrittstellung.

Einatmen und beide Knie im 90°-Winkel beugen, um in den Ausfallschritt zu kommen. Das hintere Knie soll den Boden nicht berühren, sondern knapp darüber schweben.

Der Oberkörper bleibt während der gesamten Übung aufrecht und das vordere Knie über dem Fuß.

Beim Ausatmen wieder aufrichten. Bein wechseln.

ETWAS
MEHR

Halte beim statischen Ausfallschritt eine Kurzhantel, um auch den Oberkörper einzubeziehen.

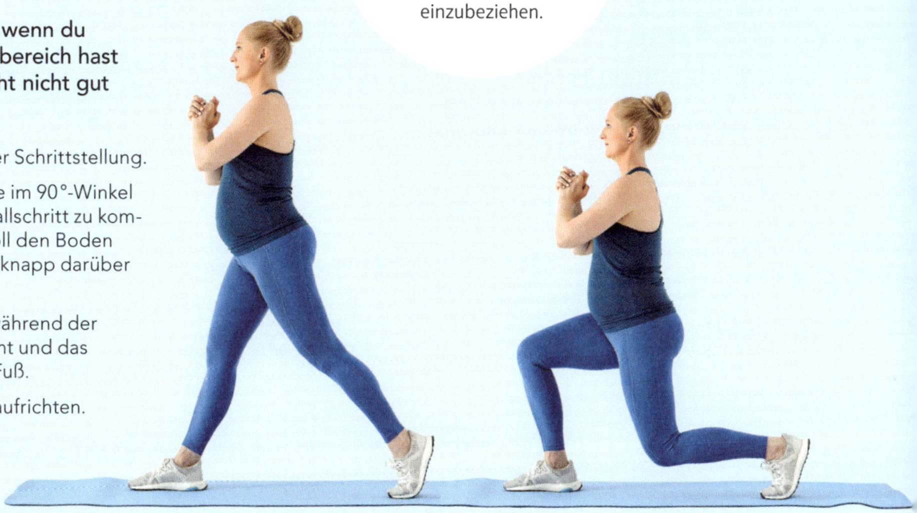

ÜBUNGEN FÜR DEN UNTERKÖRPER

Neben weiteren Ausfallschritten folgen hier Beuge- und Hebeübungen. Solche Bewegungen führen junge Mütter im Alltag häufig aus!

SEITLICHER **AUSFALLSCHRITT**

Diese Übung ist nützlich für die Beweglichkeit in alle Richtungen, denn wir bewegen uns ja nicht nur vorwärts und rückwärts.

Aufrechter Stand mit geschlossenen Füßen.

In den seitlichen Ausfallschritt gehen, das Gewicht ruht auf der Ferse, das Becken strebt nach hinten.

Die Kurzhantel (falls verwendet) über das gebeugte Bein halten, das andere Bein bleibt gestreckt.

Ausatmen und wieder in den aufrechten Stand kommen. Seite wechseln.

ETWAS MEHR

Halte eine Kurzhantel vor die obere Brust.

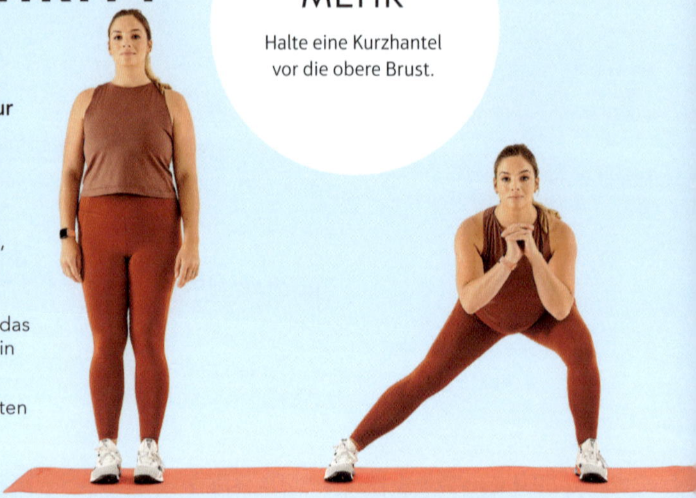

STATISCHER SEITLICHER **AUSFALLSCHRITT**

Diese Übung empfiehlt sich bei Schmerzen im Beckenbereich oder bei Unsicherheit mit dem Gleichgewicht, vor allem wenn der Bauch größer wird.

Aufrechter Stand, Beine weit gegrätscht.

Einatmen, ein Bein beugen, das Gewicht auf die Ferse des gebeugten Beins verlagern und das Becken nach hinten schieben.

Ausatmen und wieder in den gegrätschten Stand kommen. Seite wechseln.

ETWAS LEICHTER

Lass die Kurzhantel weg und arbeite nur mit deinem Körpergewicht.

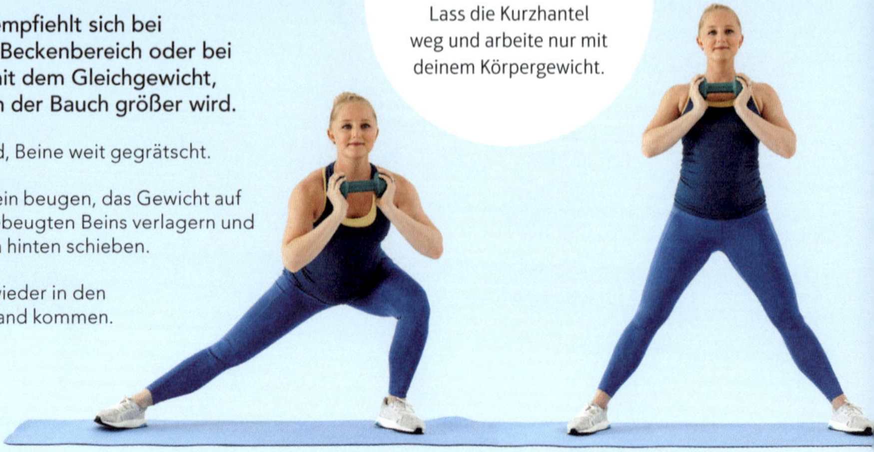

HALBE **VORBEUGE**

Diese Übung stärkt die hintere Oberschenkelmuskulatur. Sie unterstützt den Rücken, wenn der Bauch wächst und die Haltung sich verändert. Auch ohne Gewichte ist die Übung sehr effektiv.

Hüftbreiter Stand, die Knie sind locker, aber nicht gebeugt.

Die Arme vor der Brust kreuzen, der Rücken ist in neutraler Position. Das Becken nach hinten schieben und den Oberkörper zur Matte senken.

Das Gewicht ruht auf den Fersen. Wenn die Dehnung in den hinteren Oberschenkeln spürbar wird, ausatmen und wieder aufrichten. Die Knie während der gesamten Übung locker lassen.

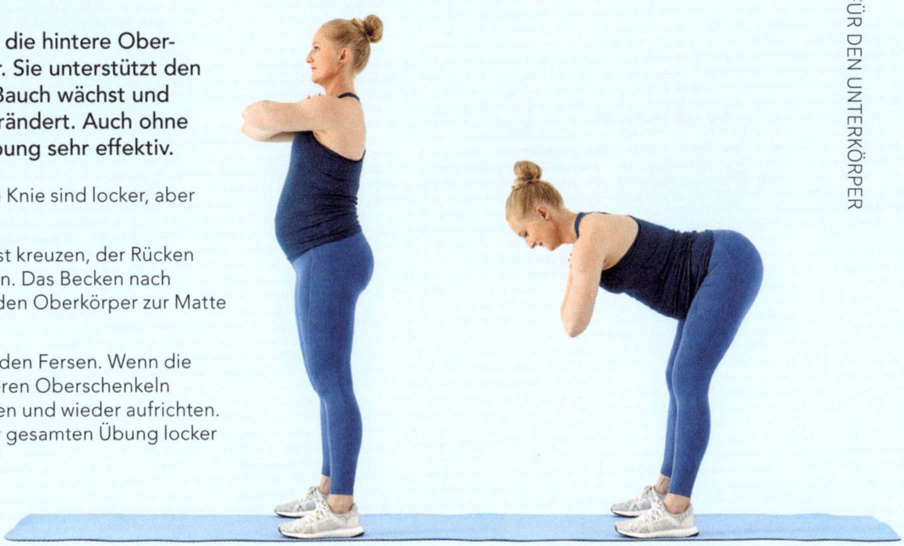

RUMÄNISCHES **KREUZHEBEN 1**

Alle Varianten des Kreuzhebens sind für werdende Mütter sehr nützlich, denn ganz ähnlich beugt man sich vor, um ein Baby aus dem Bett oder der Wanne zu heben. Bei solchen Bewegungen kommt es auf die richtige Haltung an.

Hüftbreiter Stand, die Knie sind locker, aber nicht gebeugt. Die Kurzhanteln vor dem Körper auf Höhe der Oberschenkel halten.

Das Becken nach hinten schieben, das Gewicht ruht auf den Fersen. Vorbeugen, bis die Dehnung in den hinteren Oberschenkeln spürbar wird (nicht weiter!).

Die Wirbelsäule in neutraler Position halten und zur Matte schauen.

Ausatmen und wieder aufrichten, dabei die Core-Muskulatur anspannen.

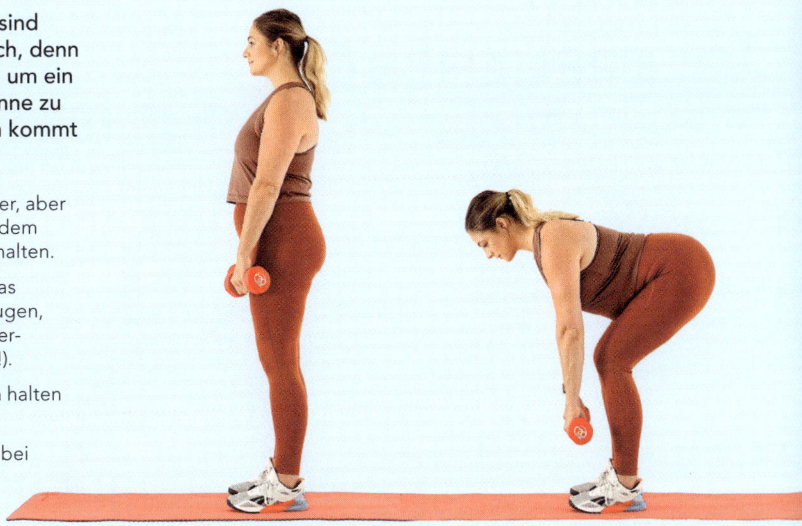

ÜBUNGEN FÜR DEN UNTERKÖRPER

Stärke deine Gesäßmuskeln. Wenn sie nicht kräftig genug sind, müssen unterer Rücken, Becken, Hüftbeuger und Knie für Ausgleich sorgen. Dadurch werden sie unnötig stark belastet.

RUMÄNISCHES **KREUZHEBEN 2**

Bei dieser Variante des Rumänischen Kreuzhebens ist das leicht gebeugte Bein nur für die Balance da – mehr soll es nicht tun.

Aufrechter Stand. Ein Bein beugen und leicht nach hinten stellen, die Knie bleiben parallel. Das Knie des vorderen Beins ist locker.

Die Kurzhanteln seitlich halten. Vorbeugen und das Becken nach hinten schieben. Das Gewicht ruht auf der vorderen Ferse. Der Rücken ist in neutraler Position.

Wenn die Beanspruchung im hinteren Oberschenkel spürbar wird, ausatmen und langsam aufrichten.

Alle Wiederholungen mit demselben Bein ausführen, dann das Bein wechseln.

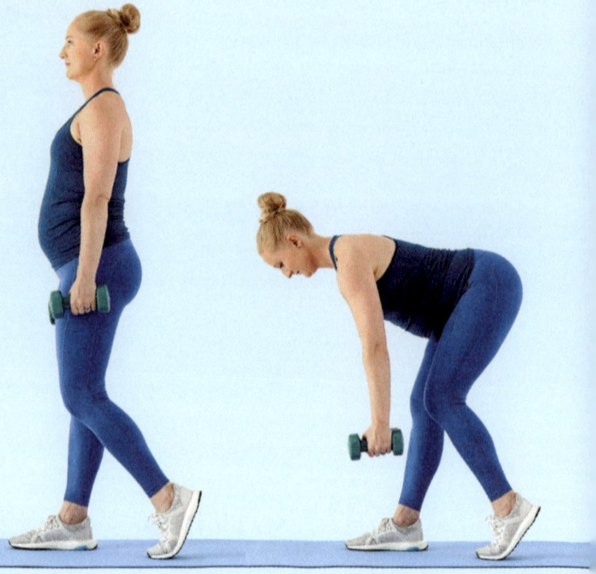

SUMO-**KREUZHEBEN**

Mütter heben oft etwas vom Boden auf. Diese Übung ist eine gute Vorbereitung dafür.

Aufrechter Stand, die Beine mehr als hüftbreit auseinander, Fußspitzen leicht nach außen drehen. Eine oder zwei Kurzhanteln mittig vor dem Körper halten.

Einatmen und vorbeugen. Die Knie streben leicht nach außen, der Oberkörper bleibt gerade.

Ausatmen und aufrichten, dabei die Knie nicht nach innen kippen lassen.

Der Nacken ist in neutraler Position, der Blick geht nach vorn.

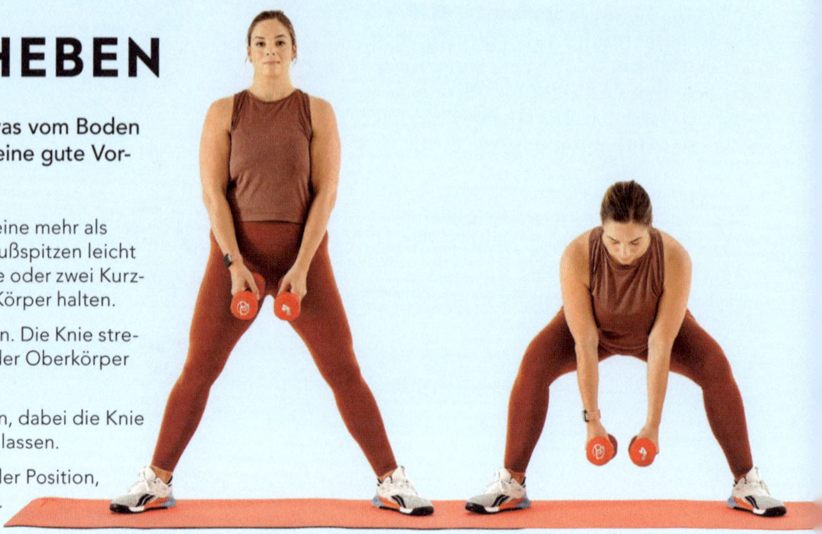

BECKEN-
LIFT

Es ist wichtig, die Gesäßmuskeln während der gesamten Schwangerschaft und auch danach gut in Form zu halten, zum Beispiel mit dieser Übung.

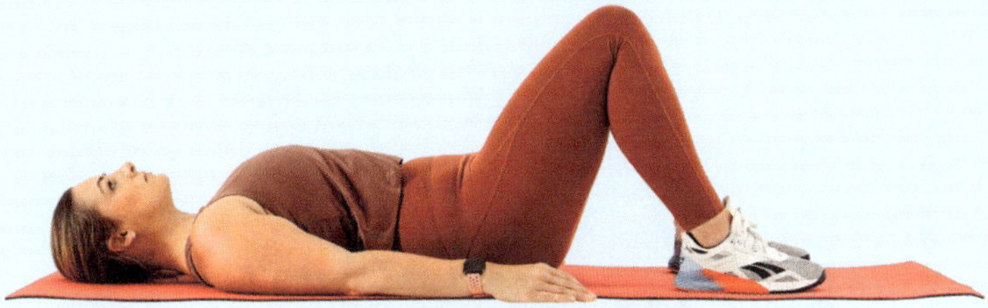

Rückenlage (siehe Sicherheitshinweis unten).

Die Fersen in den Boden drücken und das Becken in eine Linie mit den Knien heben. Den Rücken nicht überstrecken.

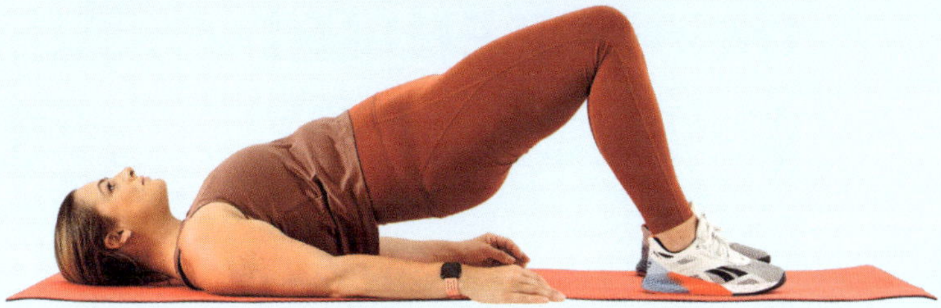

In der höchsten Position das Gesäß fest anspannen, Becken wieder absenken.

Eine Kurzhantel kann auf den Hüften oder Oberschenkeln gehalten werden.

Sicherheitshinweis: Ab dem zweiten Trimester solltest du nicht lange auf dem Rücken liegen (siehe S. 9). Für diese Übung kannst du den oberen Rücken auch auf deinem Bett oder Sofa ablegen und das Becken senken und heben.

EINBEINIGER
BECKENLIFT

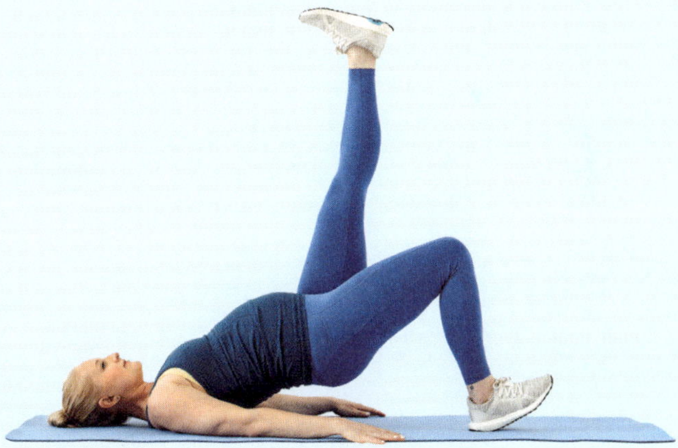

Bei dieser Übung werden auch die Beine trainiert und du musst im Gegensatz zu Übungen im Stand nicht das Gleichgewicht halten.

Rückenlage (siehe Sicherheitshinweis oben).

Ein Bein beugen, die Ferse aufstellen. Das andere Bein nach oben strecken.

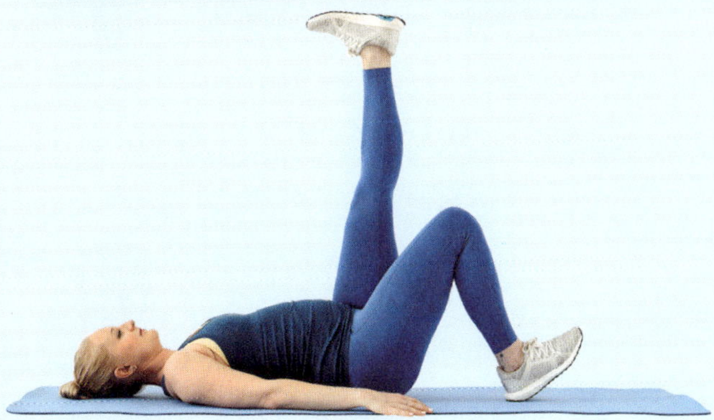

Druck in die Ferse geben und das Becken heben, aber den Rücken nicht überstrecken oder das Becken zur Seite kippen lassen.

Eine Kurzhantel kann auf den Hüften oder Oberschenkeln gehalten werden.

Alle Wiederholungen mit demselben Bein ausführen, dann das Bein wechseln.

ÜBUNGEN FÜR DEN UNTERKÖRPER

Wir alle mögen Übungen im Liegen, aber hier geht es nicht um Entspannung. Du wirst bald spüren, wie deine Muskeln arbeiten.

MARSCHIEREN **IM BECKENLIFT**

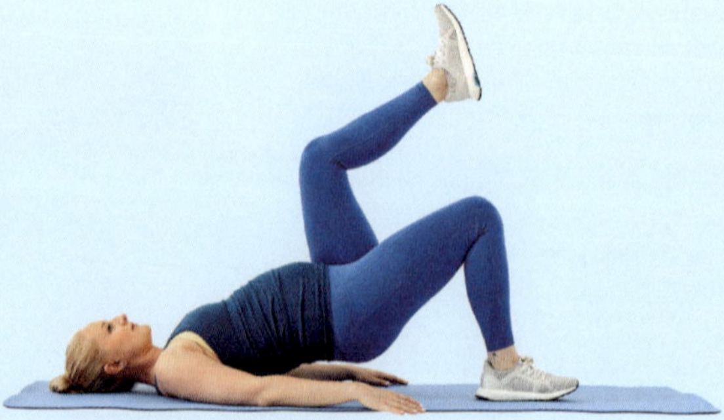

Durch die Gewichtsverlagerung von einem Bein auf das andere stärkst du die Stabilität deines Beckens. Das ist wichtig, um den wachsenden Bauch zu tragen.

Rückenlage (siehe Sicherheitshinweis S. 43).

Ein Bein beugen und heben. Das andere Bein beugen, den Fuß flach absetzen. Das Becken heben, dabei den Rücken nicht überstrecken.

Die Beine abwechselnd heben, die Knie bleiben gebeugt. Die Übung langsam ausführen und das Becken möglichst ruhig halten.

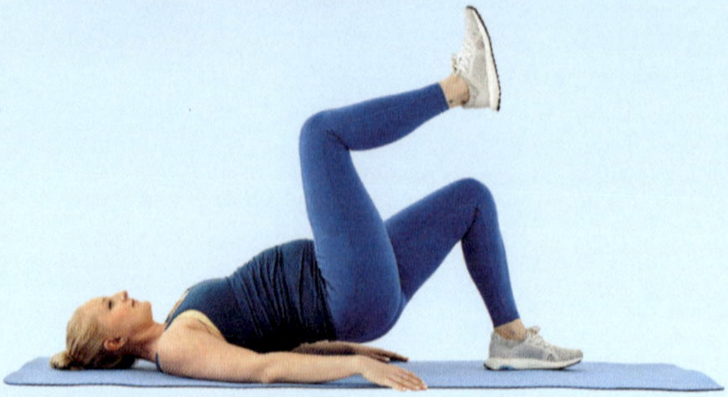

BEINHEBEN **IM LIEGEN**

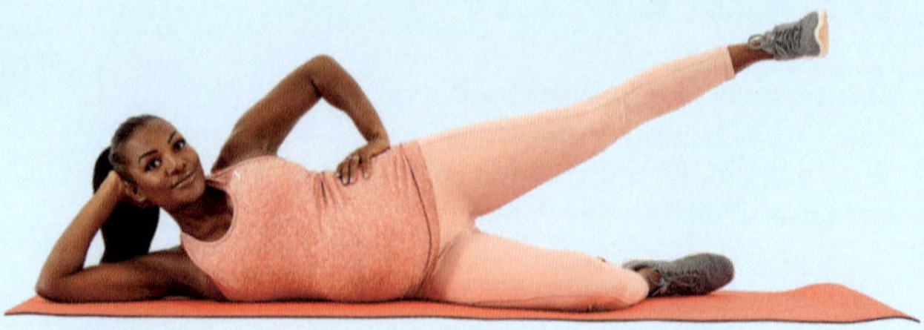

Diese Übung ist nicht so gemütlich, wie sie aussieht. Sie dient der gezielten Aktivierung der Gesäßmuskeln.

In Seitenlage den Kopf mit einem Arm abstützen oder auf dem Boden ablegen.

Das untere Bein ist gebeugt, das obere gestreckt.

Das gestreckte Bein mit geflextem Fuß etwas mehr als hüfthoch heben, wieder senken und mehrmals auf den Boden tippen. Seite wechseln.

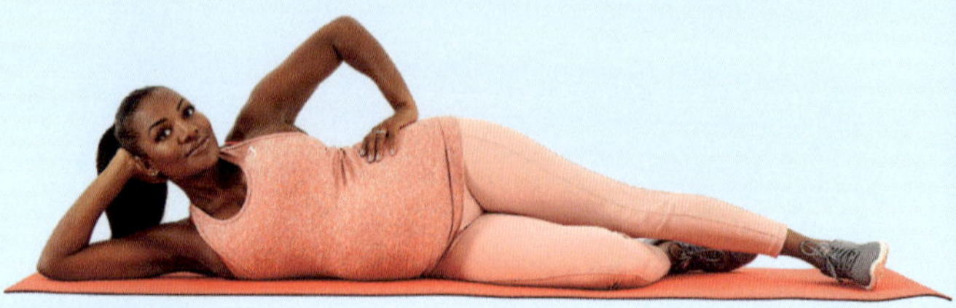

CRUNCH **IM LIEGEN**

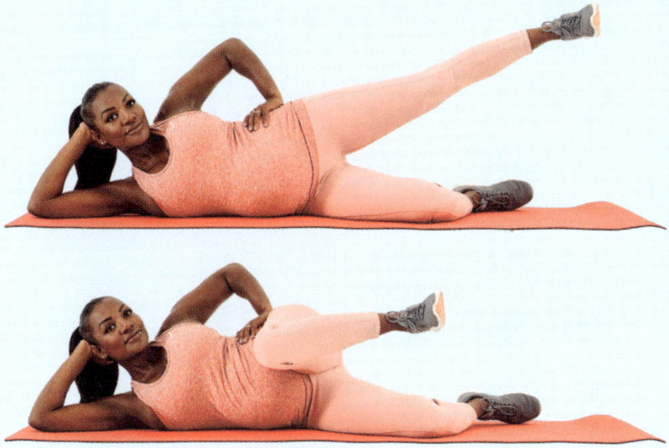

Auch bei dieser Übung wirst du spüren, wie deine Gesäßmuskeln gefordert sind!

In Seitenlage den Kopf mit einem Arm abstützen oder auf dem Boden ablegen.

Das untere Bein ist gebeugt, das obere gestreckt und etwas mehr als hüfthoch gehoben.

Das obere Bein vor dem Bauch beugen, wieder in die Ausgangsposition bringen.

Seite wechseln.

MODERATER **BURPEE**

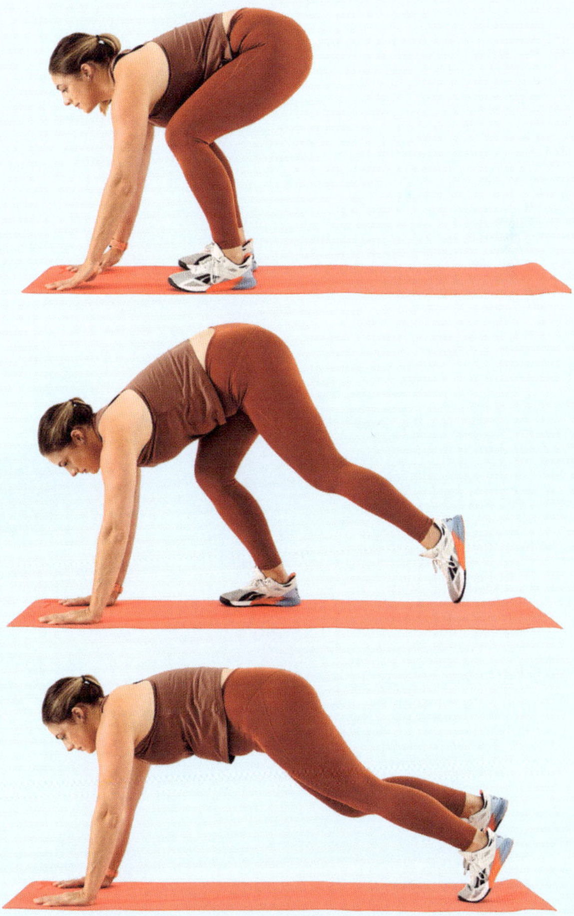

Burpees sind nicht mehr ratsam, wenn der Bauch wächst. Bei dieser sanften Variante jedoch fallen die Sprünge und damit die Erschütterungen weg.

Aufrechter Stand, die Beine sind geöffnet (so ist es einfacher, den Boden zu erreichen).

Die Hände auf die Matte setzen. Die Füße nacheinander nach hinten setzen, um in den Liegestütz zu kommen (siehe Sicherheitshinweis unten).

Die Füße nacheinander wieder nach vorn setzen und in den Stand kommen.

Den Rücken bei der Übung möglichst gerade halten und das Becken vor dem Aufrichten senken, um den Rücken nicht zu belasten und Schmerzen zu vermeiden.

Sicherheitshinweis: Wenn dir vom zweiten Trimester an die Liegestütz-Position schwerfällt, kannst du die Knie auf der Matte absetzen.

ÜBUNGEN FÜR DEN OBERKÖRPER

Wenn dein Baby erst da ist, wirst du viel tragen. Darum ist es vernünftig, die Kraft des Oberkörpers rechtzeitig zu trainieren.

BECKENLIFT **IM ARMSTÜTZ**

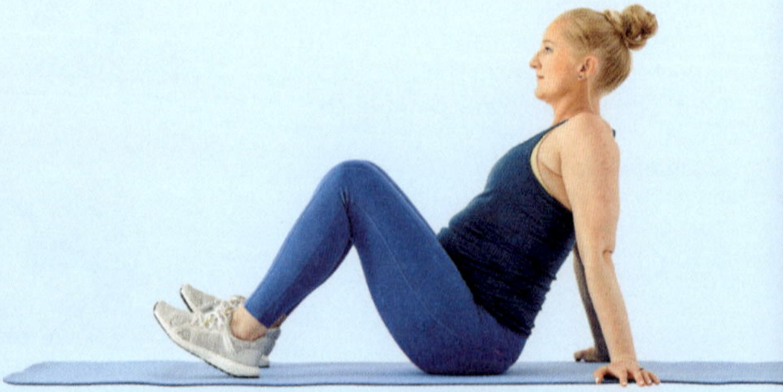

Bei dieser Übung wird fast der ganze Körper trainiert. Je größer dein Bauch wird, desto anstrengender ist die Übung.

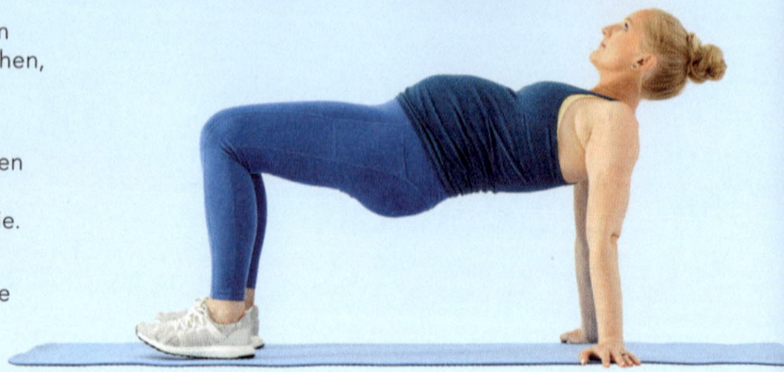

Auf dem Boden sitzen, die Hände hinter dem Rücken aufstellen und leicht nach außen drehen, um Beschwerden in den Handgelenken zu vermeiden.

Die Arme strecken und das Becken vom Boden heben – nur so weit, wie es angenehm ist. Knie, Hüften und Schultern sind auf einer Linie. Den Rücken nicht überstrecken.

Das Gewicht auf die Fersen verlagern, um die Gesäßmuskeln zu aktivieren.

Langsam das Becken senken und in den Sitz zurückkommen.

LIEGE**STÜTZ**

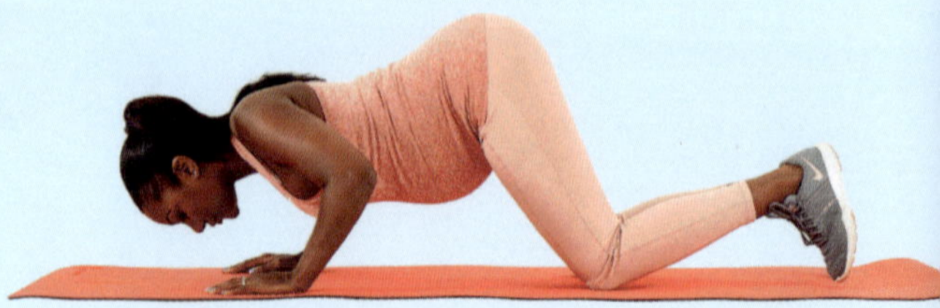

Viele Menschen haben Schwierigkeiten mit Liegestützen, dabei kräftigen sie die Muskulatur in Brust und Schultern sehr effektiv. Ein Babybauch ist kein Grund, darauf zu verzichten.

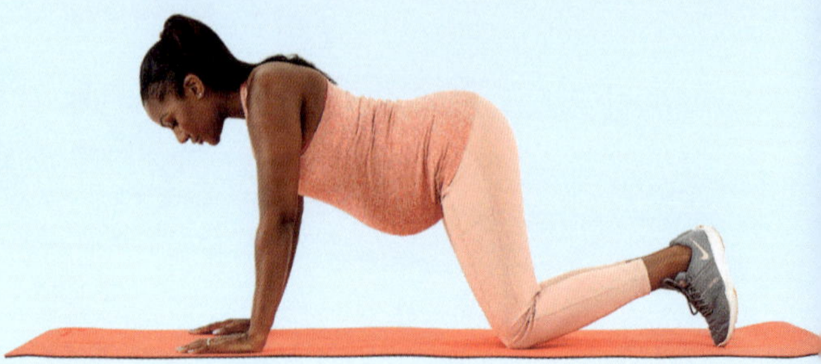

Die Knie auf der Matte absetzen. Wer es sich im ersten Trimester zutraut, kann die Beine auch strecken.

Die Beine etwas öffnen, um das Becken während der Übung zu stabilisieren.

Beim Einatmen die Brust zur Matte senken.

Beim Ausatmen die Core-Muskulatur anspannen und den Körper wieder in die Ausgangsposition hochdrücken.

LIEGESTÜTZ MIT **SCHULTERTIPPEN**

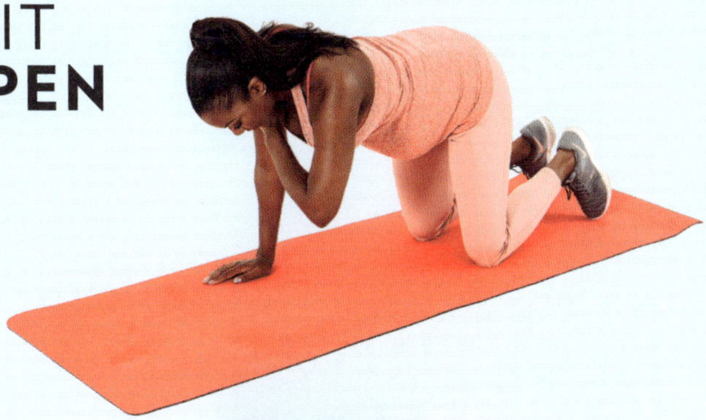

Durch das Schultertippen in der Liegestütz-Position wird das Gewicht nach rechts und links verlagert. So stärkst du die Muskulatur rund um den wachsenden Bauch.

Hochdrücken aus dem Liegestütz, einen Arm heben und gegen die entgegengesetzte Schulter tippen, absetzen.

Dann den anderen Arm heben und gegen die entgegengesetzte Schulter tippen, wieder absetzen.

Das Becken so ruhig wie möglich halten.

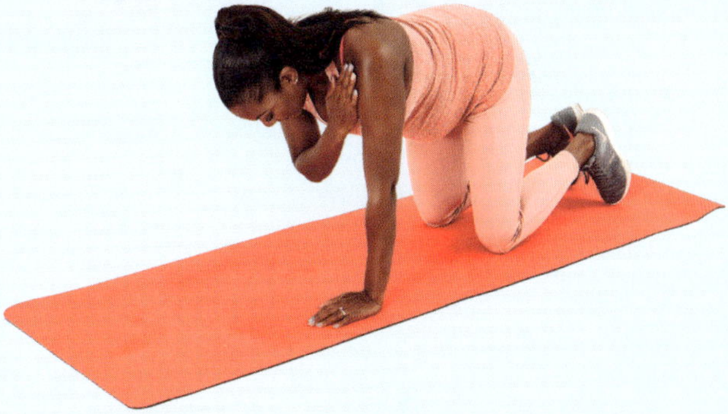

ETWAS **MEHR**

Im ersten Trimester kannst du die Übung mit gestreckten Beinen durchführen, wenn deine Core-Muskulatur stark genug ist.

ARM- **HEBEN**

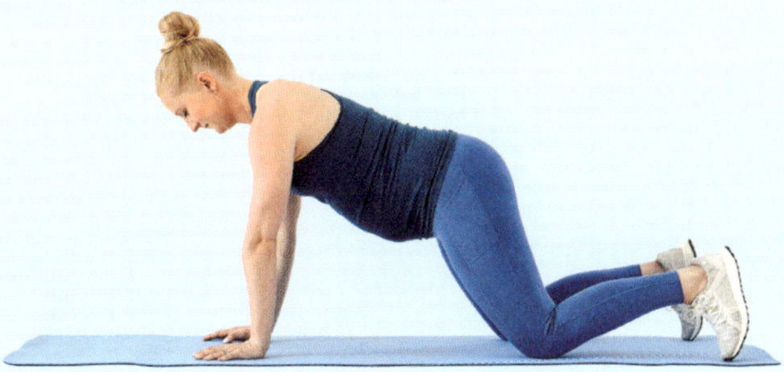

Hier werden Oberkörper und Körpermitte trainiert. Um das Gleichgewicht auf nur einem Arm zu halten, benötigst du die Kraft des Oberkörpers. Die Core-Muskeln stabilisieren das Becken beim Seitenwechsel. Achte auf deine Atmung.

Für den halben Liegestütz die Knie auf der Matte absetzen, die Beine zur Stabilisierung leicht öffnen.

Ausatmen und einen Arm auf Ohrhöhe heben, einatmen und wieder senken.

Den Arm wechseln. Beim Heben bewusst die Core-Muskulatur anspannen.

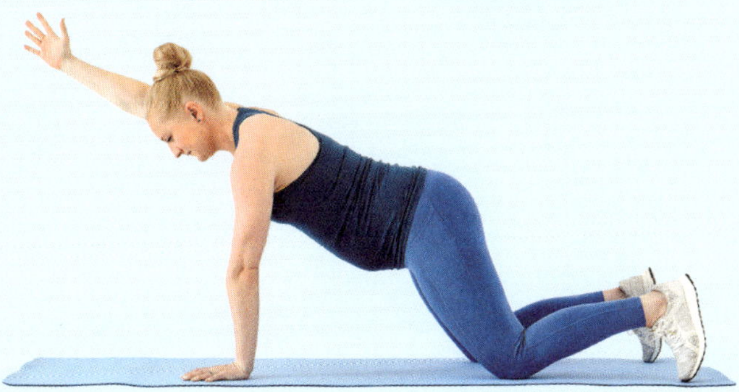

ÜBUNGEN FÜR DEN OBERKÖRPER

Ein starker Oberkörper ist wichtig, wenn der Bauch wächst und die schwerer werdenden Brüste die Schultern nach vorn ziehen.

STÜTZ-LIEGESTÜTZ-**WECHSEL**

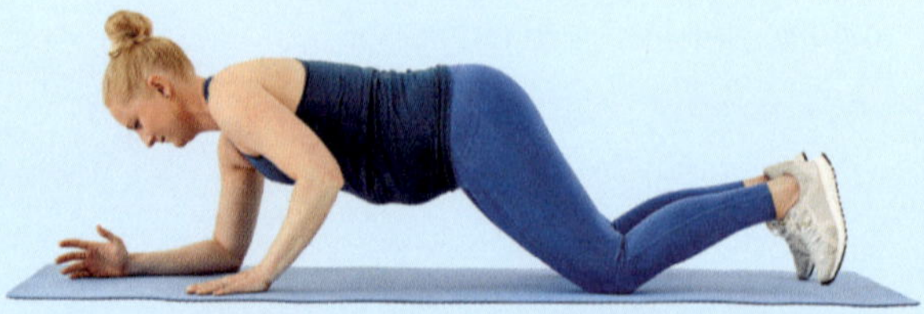

Diese Übung fordert die Schultern und baut Kraft zum Heben auf. Wichtig ist, die Hüften möglichst ruhig zu halten, damit die Körpermitte arbeiten muss.

Im Liegestütz (nur erstes Trimester) oder im halben Liegestütz die Beine leicht öffnen, um das Becken zu stabilisieren.

Beim Einatmen den Körper Arm für Arm auf die Ellenbogen absenken.

Beim Ausatmen die Core-Muskulatur anspannen und wieder auf die Hände kommen.

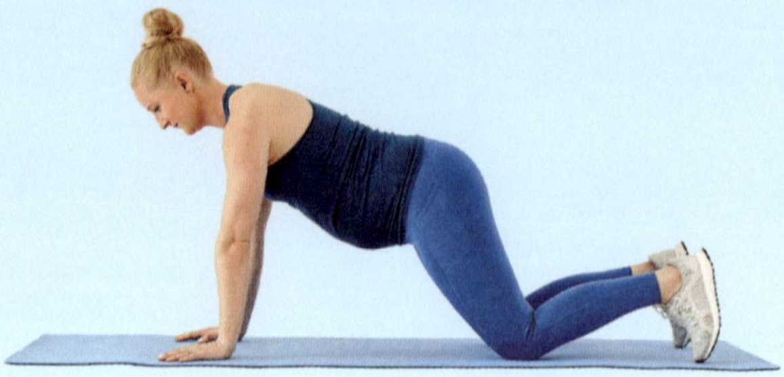

SCHULTERDRÜCKEN **IM WECHSEL**

Die Übung ähnelt dem normalen Schulterdrücken, aber die Arme werden im Wechsel gehoben. So hat ein Arm Pause, während der andere arbeitet.

Hüftbreiter Stand, die Kurzhanteln auf Schulterhöhe halten.

Beim Ausatmen einen Arm strecken und die Kurzhantel nach oben drücken.

Beim Einatmen die Kurzhantel wieder zur Schulter senken.

Bei den Wiederholungen die Arme im Wechsel heben.

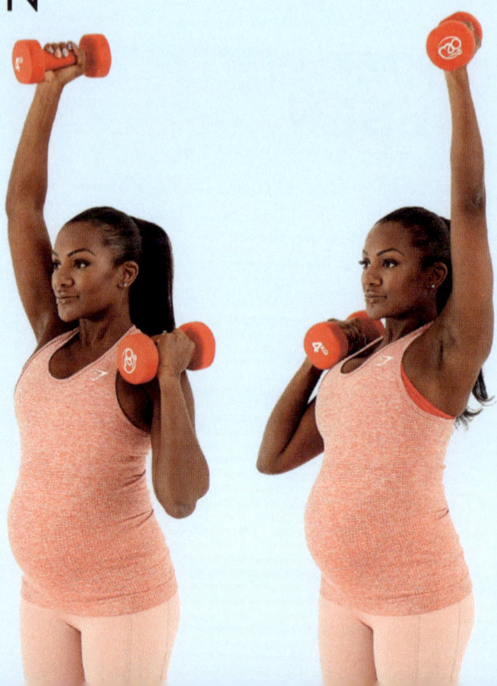

SCHULTERDRÜCKEN **IM NEUTRALGRIFF**

Sicherlich wirst du dein Baby nicht zehnmal nacheinander über deinen Kopf heben. Viel tragen und heben wirst du trotzdem, es kann also nicht schaden, sich gut darauf vorzubereiten.

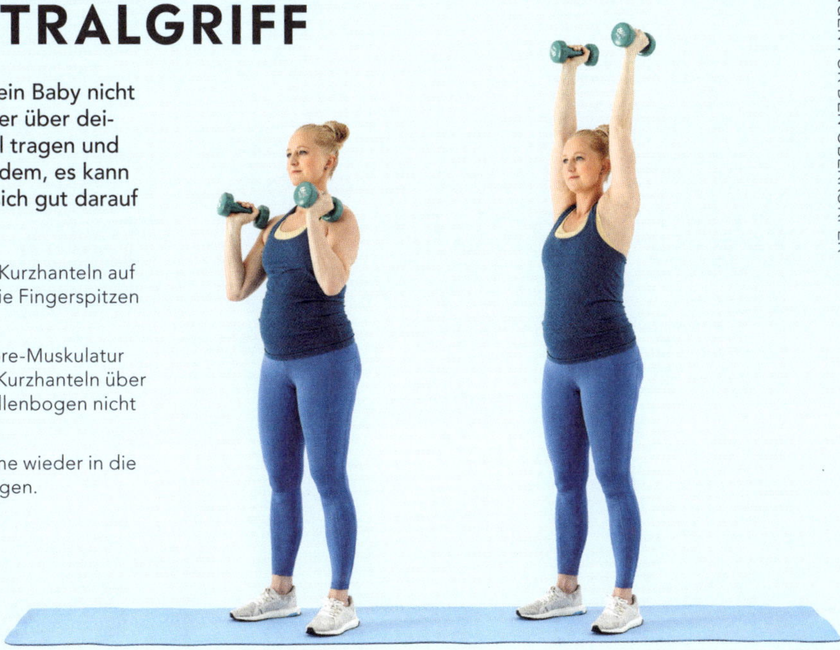

Hüftbreiter Stand. Die Kurzhanteln auf Schulterhöhe halten, die Fingerspitzen zeigen zueinander.

Beim Ausatmen die Core-Muskulatur anspannen und beide Kurzhanteln über den Kopf heben. Die Ellenbogen nicht ganz durchdrücken.

Beim Einatmen die Arme wieder in die Ausgangsposition bringen.

SCHULTERDRÜCKEN **IM OBERGRIFF**

Anders als beim einfachen Schulterdrücken werden hier die Arme geöffnet. Dadurch wird auch der obere Rücken trainiert. Das ist wichtig für eine gute Haltung.

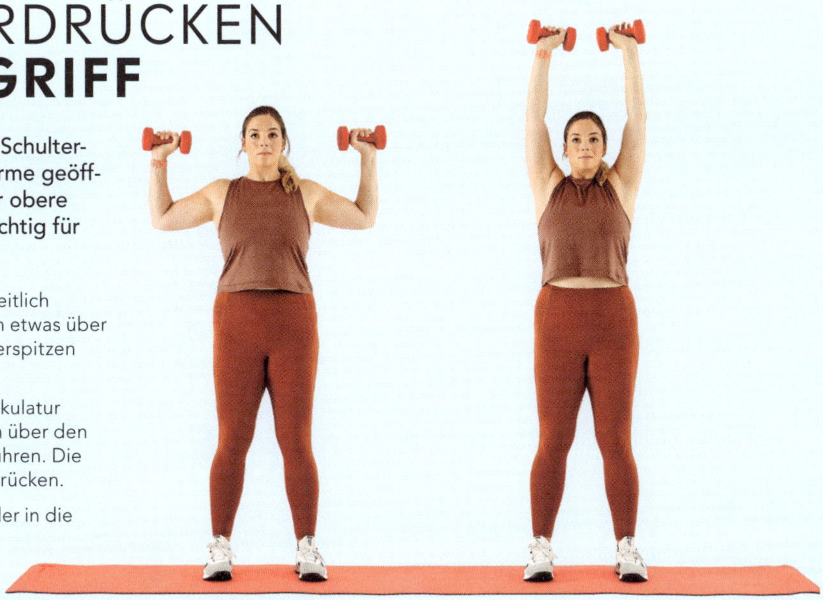

Hüftbreiter Stand. Die Arme seitlich abwinkeln und die Kurzhanteln etwas über Schulterhöhe halten, die Fingerspitzen zeigen nach vorn.

Beim Ausatmen die Core-Muskulatur anspannen, beide Kurzhanteln über den Kopf heben und zueinander führen. Die Ellenbogen nicht ganz durchdrücken.

Beim Einatmen die Arme wieder in die Ausgangsposition bringen.

ÜBUNGEN FÜR DEN OBERKÖRPER

Vielleicht bist du an manchen Tagen schlapp und möchtest leichtere Gewichte oder gar keine verwenden. Das ist völlig in Ordnung.

CURL & **DRÜCKEN**

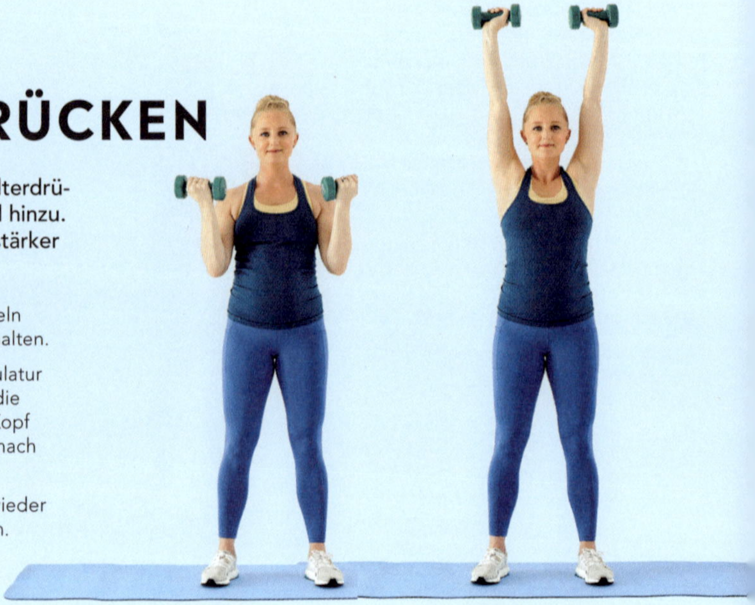

Bei dieser Variante des Schulterdrückens kommt ein Bizeps-Curl hinzu. So wird die Armmuskulatur stärker gefordert.

Hüftbreiter Stand. Die Kurzhanteln seitlich auf Oberschenkelhöhe halten.

Beim Ausatmen die Core-Muskulatur anspannen, die Kurzhanteln an die Schultern und weiter über den Kopf heben, dabei die Handgelenke nach vorne drehen.

Einatmen und die Kurzhanteln wieder in die Ausgangsposition bringen.

RUDERN **IN DER VORBEUGE**

Ruderbewegungen stärken den oberen Rücken. Das ist gut für die Haltung während der Schwangerschaft und danach.

Hüftbreiter Stand. Die Knie weder beugen noch durchdrücken.

Die Kurzhanteln vor dem Körper auf Kniehöhe halten.

Das Gewicht auf die Fersen verlagern, das Becken nach hinten schieben und den Oberkörper in Richtung Matte senken.

Den Rücken in neutraler Position halten und die Kurzhanteln zum Körper heranziehen, die Schulterblätter dabei zusammenziehen.

Ausatmen und die Kurzhanteln wieder senken.

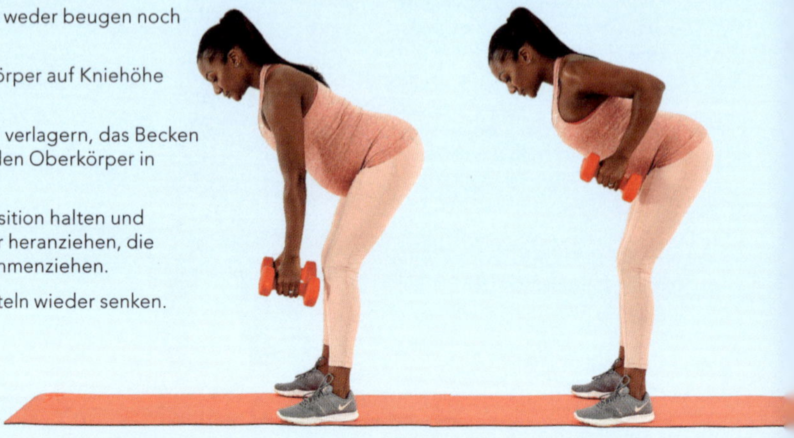

EINARMIG RUDERN **IN DER VORBEUGE**

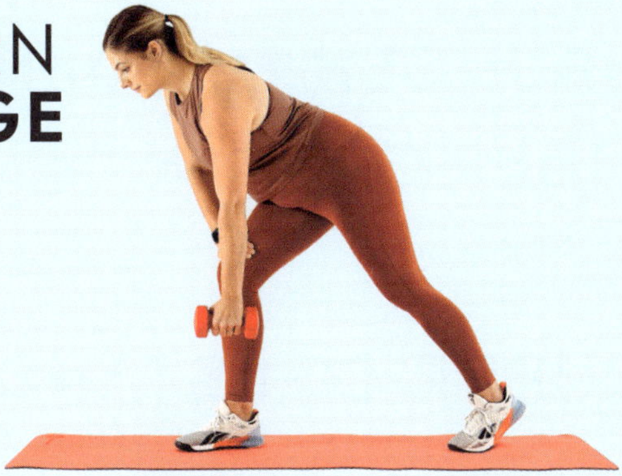

Bei dieser Variante ruderst du nur mit einem Arm. Du kannst hier auch eine schwerere Hantel wählen.

Die Kurzhantel mit einer Hand halten. Vorbeugen und die andere Hand auf dem Oberschenkel ablegen.

Das andere Bein nach hinten setzen und einen stabilen Stand finden.

Das Becken ist nach vorn ausgerichtet. Achte darauf, es während der Übung nicht zur Seite aufzudrehen.

Beim Ausatmen die Kurzhantel zum Körper heranziehen, kurz halten und die obere Rückenmuskulatur zusammenziehen.

Beim Ausatmen die Kurzhantel wieder senken.

Mit dem anderen Arm wiederholen.

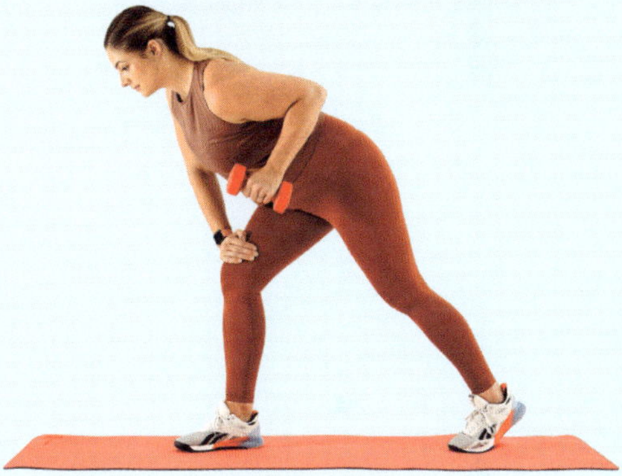

RUDERN **IM LIEGESTÜTZ**

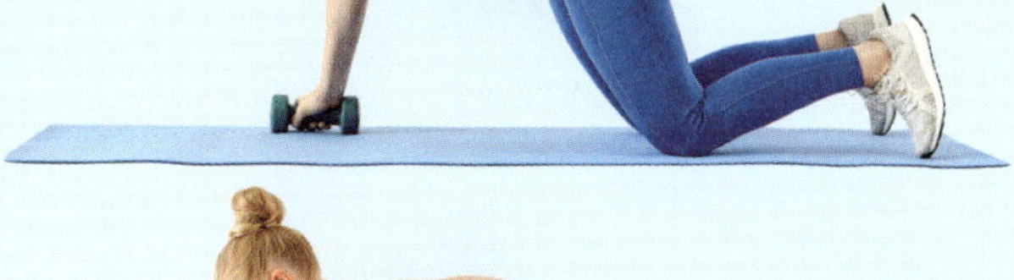

Auch dies ist eine Übung für den oberen Rücken. Weil sie im Liegestütz ausgeführt wird, muss auch die Core-Muskulatur arbeiten.

In den ganzen (nur erstes Trimester) oder halben Liegestütz gehen, die Beine leicht öffnen, um das Becken zu stabilisieren.

Die Kurzhanteln unter die Schultern legen und mit den Händen umfassen.

Beim Ausatmen eine Kurzhantel zum Körper heranziehen, dabei das Becken möglichst ruhig halten.

Beim Einatmen die Hantel wieder auf der Matte ablegen. Mit dem anderen Arm wiederholen.

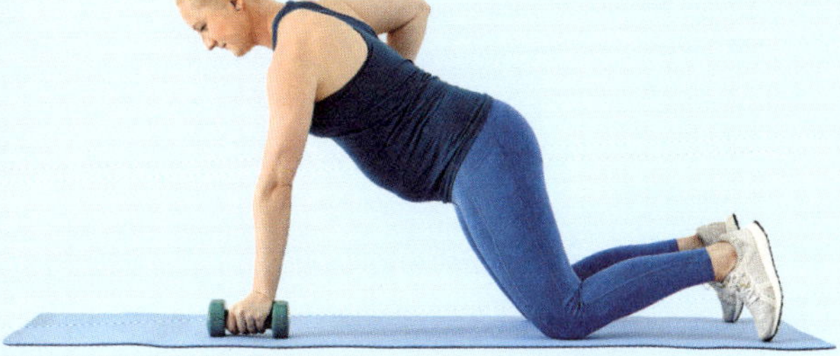

ÜBUNGEN FÜR DEN OBERKÖRPER

Es heißt immer, schwangere Frauen sollen nichts heben. Doch im Alltag sieht das oft anders aus. Deswegen müssen wir dafür sorgen, dass unsere Muskeln kräftig genug sind.

RUDERN **IM STAND**

Diese Übung stärkt den oberen Rücken. Das ist wichtig, um eine gute Haltung zu bewahren, wenn das Gewicht des Bauchs nach vorn zieht.

Hüftbreiter Stand, die Knie sind locker.

Die Kurzhanteln auf Oberschenkelhöhe halten.

Ausatmen, die Core-Muskulatur anspannen und die Kurzhanteln mit abgewinkelten Ellenbogen bis auf Kinnhöhe heben.

Den oberen Rücken bewusst anspannen und die Schultern nicht hochziehen.

Beim Ausatmen die Kurzhanteln wieder absenken und die Ellenbogen an den Körper anlegen.

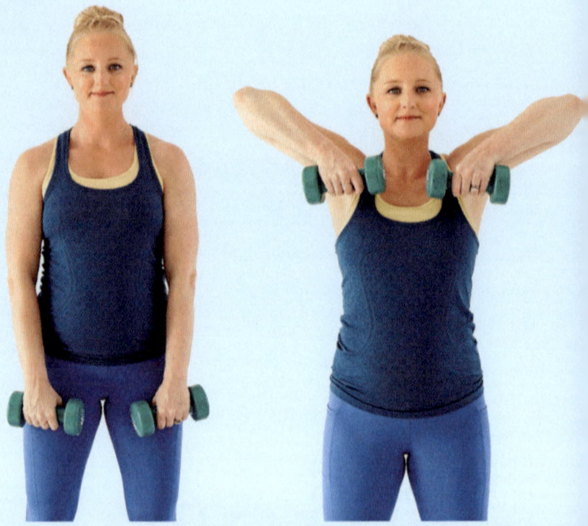

BIZEPS-**CURL**

Diese Übung stärkt den Bizeps, den du brauchst, um dein Baby auf dem Arm zu tragen. Je besser du diesen Muskel vor der Geburt trainierst, desto leichter wird dir das Tragen fallen.

Hüftbreiter Stand, die Knie sind locker.

Die Kurzhanteln auf Oberschenkelhöhe halten, die Fingerspitzen zeigen nach vorn.

Ausatmen, die Arme beugen und die Kurzhanteln zu den Schultern heben. Dabei die Schultern locker lassen und nicht hochziehen.

Beim Einatmen die Kurzhanteln langsam wieder absenken.

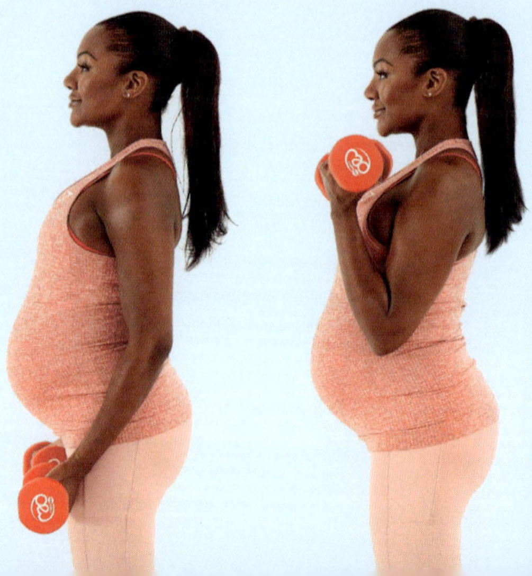

SEIT**HEBEN**

Die Arme seitlich zu heben, ist anstrengender, als es aussieht. Diese Übung trainiert die Schultern und den oberen Rücken.

Hüftbreiter Stand, die Knie sind locker. Die Schulterblätter leicht zusammenziehen.

Die Kurzhanteln seitlich auf Oberschenkelhöhe halten.

Ausatmen, die Core-Muskulatur anspannen und die Kurzhanteln mit langen Armen bis auf Schulterhöhe heben (nicht höher!).

Die Schultern beim Heben locker lassen und nicht hochziehen. Der Nacken ist lang und entspannt.

Beim Einatmen die Kurzhanteln langsam wieder absenken.

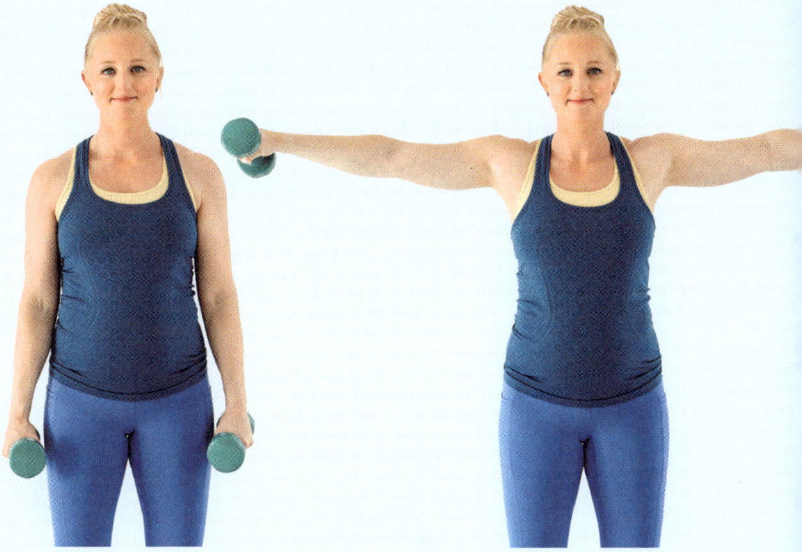

FRONT-**HEBEN**

Bei dieser Übung werden die Hanteln vor dem Körper gehoben. Dabei sind die Muskeln vorne stärker gefordert als am Rücken.

Hüftbreiter Stand, die Knie sind locker.

Die Kurzhanteln vor dem Körper auf Oberschenkelhöhe halten.

Ausatmen, die Core-Muskulatur anspannen und die Kurzhanteln mit langen Armen bis auf Schulterhöhe heben (nicht höher!).

Die Schultern beim Heben locker lassen und nicht hochziehen. Der Nacken ist lang und entspannt.

Beim Einatmen die Kurzhanteln langsam wieder absenken.

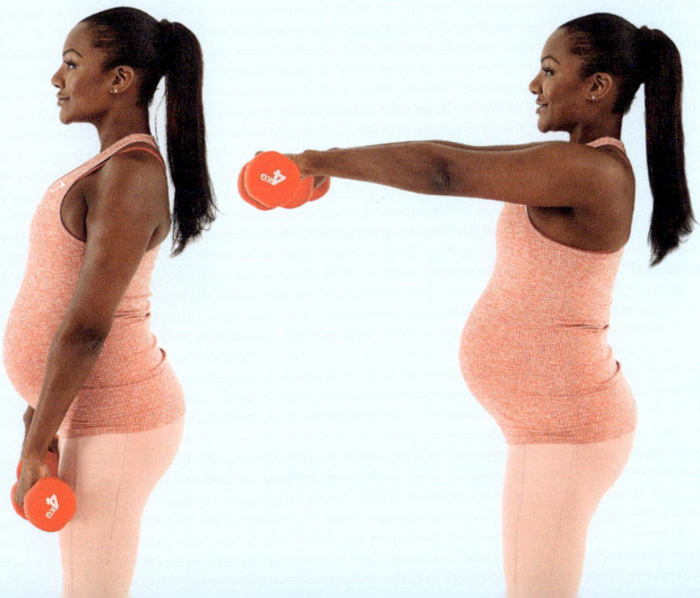

ÜBUNGEN FÜR DEN OBERKÖRPER

Dein Baby wird schnell an Gewicht zunehmen. Trainiere deine Arme rechtzeitig, damit du es später ohne Mühe den ganzen Tag lang heben und tragen kannst.

TRIZEPS-**DIPS**

Diese Übung wird schnell anstrengend. Sie ist aber wichtig, denn sie unterstützt deinen Körper, sein neues Gewicht zu tragen.

Vergewissere dich zuerst, dass der Stuhl fest steht und nicht verrutschen kann.

Die Hände umfassen die Stuhlkante, die Fingerspitzen zeigen zu dir.

Die Beine hüftbreit öffnen (je nach Bauchgröße auch weiter).

Beim Einatmen die Arme beugen und das Becken Richtung Boden senken, dabei den Rücken möglichst nahe am Stuhl halten.

Beim Ausatmen mit den Armen wieder nach oben drücken.

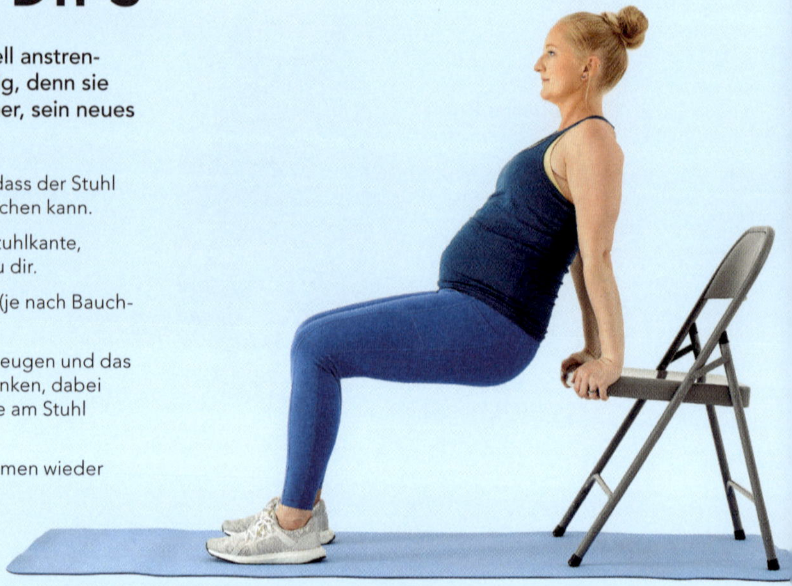

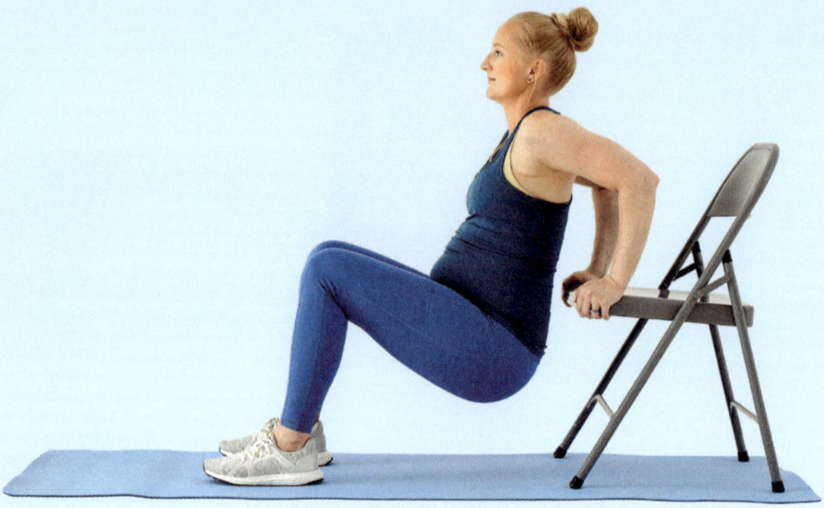

BRUST-**DRÜCKEN**

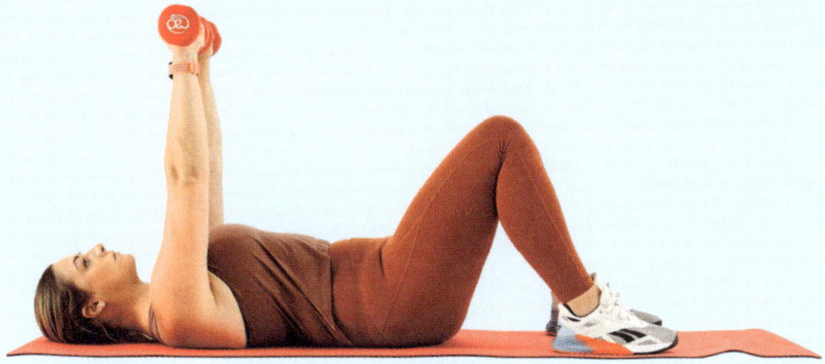

Auch bei dieser Übung werden die Arm- und Brustmuskeln trainiert, das Gewicht ist hier über bzw. vor dem Körper.

Im ersten Trimester kannst du in Rückenlage trainieren, danach solltest du den Beckenlift (siehe S. 43) wählen.

Die Kurzhanteln mit gestreckten Armen über der Brust halten, die Daumen zeigen zueinander.

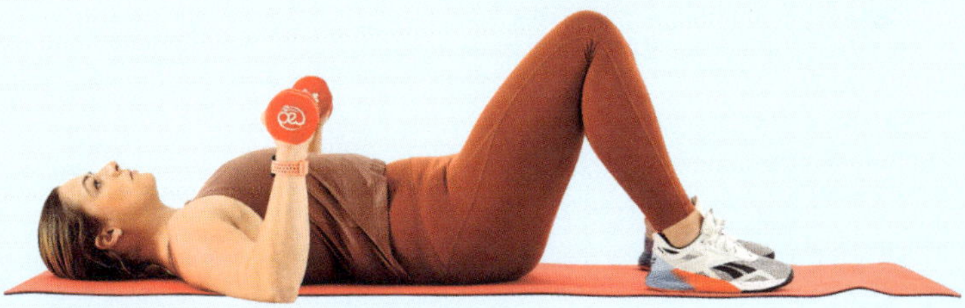

Beim Einatmen die Ellenbogen neben dem Körper auf den Boden sinken lassen.

Beim Ausatmen die Core-Muskulatur anspannen, die Kurzhanteln anheben und zueinanderführen.

TRIZEPS-**DRÜCKEN**

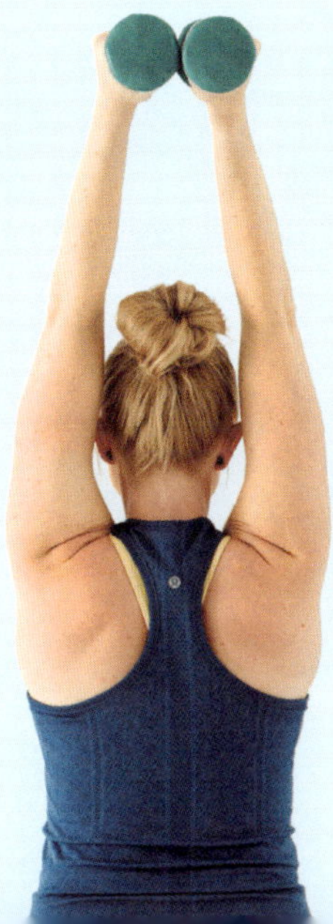

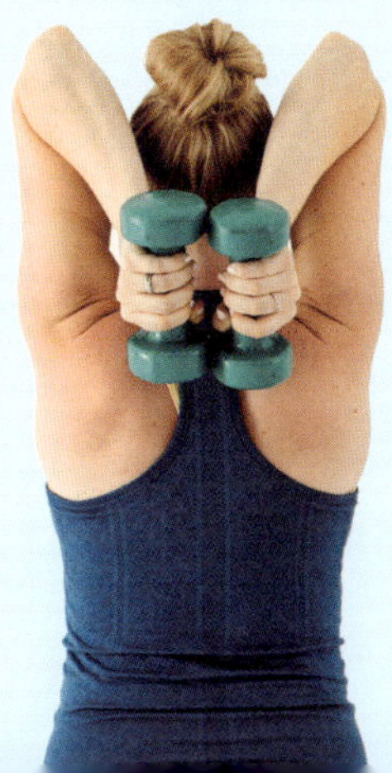

Der Trizeps ist ein kleiner Muskel, der schnell ermüdet. Wundere dich nicht, wenn er schnell zu brennen beginnt – das ist beabsichtigt.

Die Kurzhanteln über dem Kopf halten (oder nur eine, dann ist es leichter).

Die Ellenbogen während der ganzen Übung nahe an den Ohren halten.

Beim Einatmen die Arme beugen und die Kurzhanteln zum oberen Rücken hinter dem Kopf senken.

Beim Ausatmen die Arme wieder strecken.

ÜBUNGEN FÜR DEN OBERKÖRPER

Diese Übungen trainieren hauptsächlich Brust und Arme, aber auch das Gesäß wird beansprucht. Und wenn du richtig atmest, beziehst du außerdem die Core-Muskulatur ein.

BRUSTDRÜCKEN **IM BECKENLIFT**

Dies ist eine Variante des Brustdrückens ab dem zweiten Trimester, weil man in dieser Zeit nicht so lange auf dem Rücken liegen sollte (siehe S. 9). Neben dem Oberkörper wird dabei auch das Gesäß trainiert.

Die Beckenlift-Position einnehmen (siehe S. 43).

Die Kurzhanteln fassen und die Arme seitlich ausstrecken. Einatmen und die Arme beugen, die Ellenbogen bleiben auf der Matte liegen.

Ausatmen, die Arme nach oben strecken und die Kurzhanteln zueinanderführen.

Einatmen und die Kurzhanteln langsam wieder zum Boden führen.

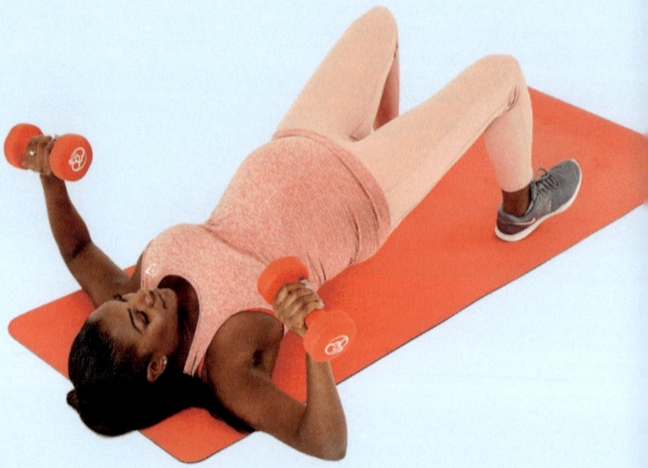

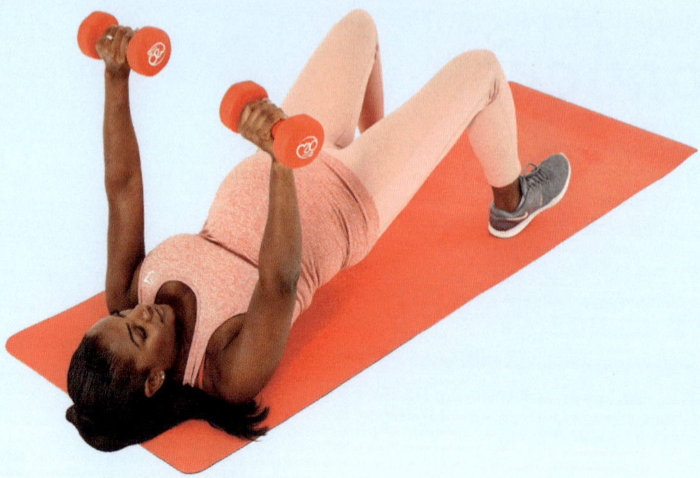

KURZHANTEL-**FLYS**

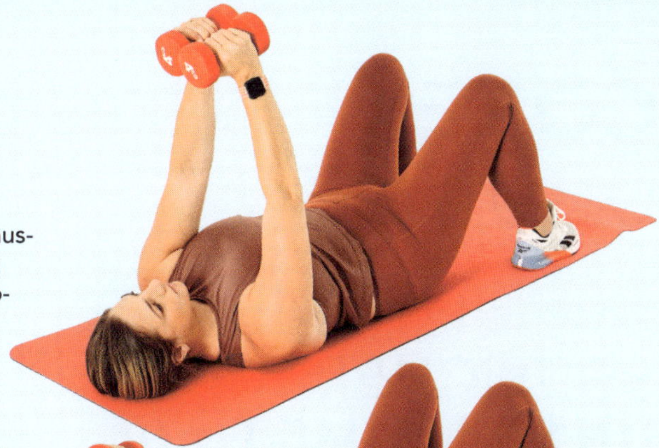

Diese Übung spricht gezielt die Brustmuskeln an, aber mit der richtigen Atmung wird auch die Core-Muskulatur einbezogen – ein guter Deal!

Dies ist eine Übung in Rückenlage, die du im ersten Trimester ausführen kannst. Im zweiten und dritten Trimester (oder wenn du dich nicht so fit fühlst), wähle die nächste Übung im Beckenlift.

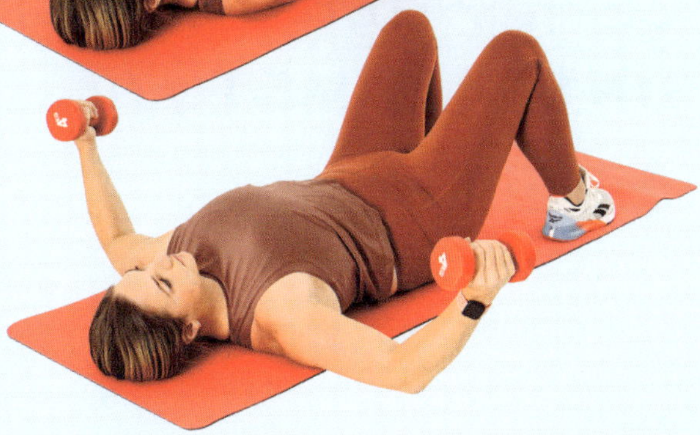

Rückenlage mit aufgestellten Beinen.

Die Kurzhanteln dicht nebeneinander über der Brust halten, die Finger zeigen zueinander. Die Arme sind ganz leicht gebeugt.

Beide Arme gleichzeitig zum Boden absenken.

Beim Ausatmen die Arme wieder heben, bis sich die Kurzhanteln in der Mitte treffen.

ETWAS **MEHR**

Zähle bei jeder Auf- und Abwärtsbewegung der Arme langsam bis drei.

KURZHANTEL-FLYS **IM BECKENLIFT**

Dies ist eine Brustmuskel-Übung für das zweite und dritte Trimester, wenn du nicht zu lange auf dem Rücken liegen solltest (siehe S. 9). Außerdem werden Gesäß und Oberkörper trainiert.

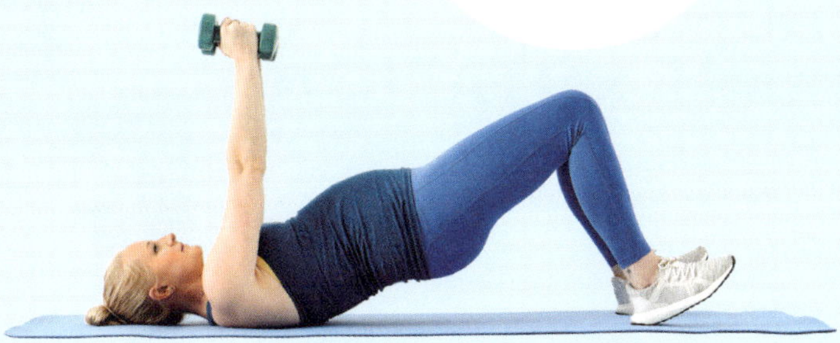

Die Beckenlift-Position einnehmen (siehe S. 43) und während der gesamten Übung halten.

Die Flys so ausführen, wie oben für die Rückenlage beschrieben.

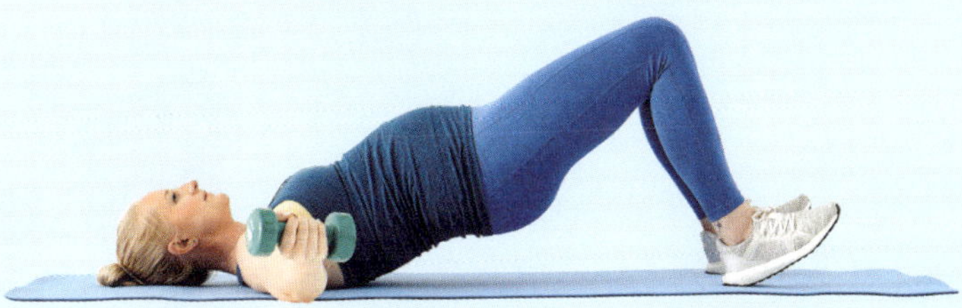

CORE-ÜBUNGEN

Obwohl du von einem Sixpack gerade weit entfernt bist, solltest du deine Core-Muskulatur (die Körpermitte) trainieren, denn sie muss ja den wachsenden Babybauch tragen.

SEITLICHER **UNTERARMSTÜTZ**

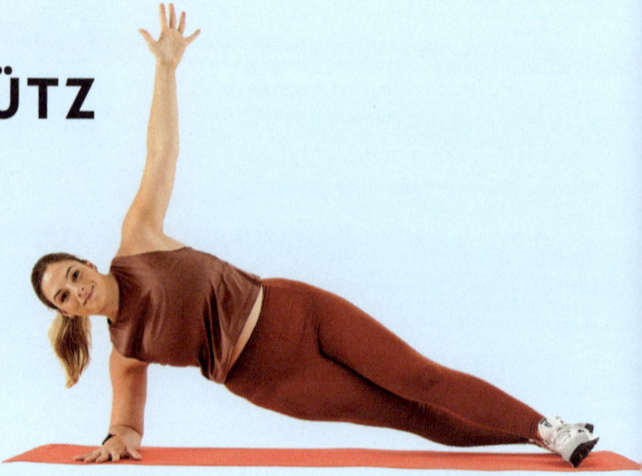

Diese Übung stärkt die schräge Bauchmuskulatur, die den Babybauch stützt.

Seitstütz, ein Fuß liegt vor dem anderen (so kannst du das Gleichgewicht besser halten). Im ersten Trimester: Hebe Hüfte, Ober- und Unterschenkel von der Matte ab, bis dein Körper eine Linie bildet. Den freien Arm nach oben strecken.

In der späteren Schwangerschaft lass die Beine angewinkelt auf der Matte liegen (siehe unten), um die Körpermitte zu entlasten.

Seite wechseln.

SEITLICHER UNTERARMSTÜTZ **MIT ROTATION**

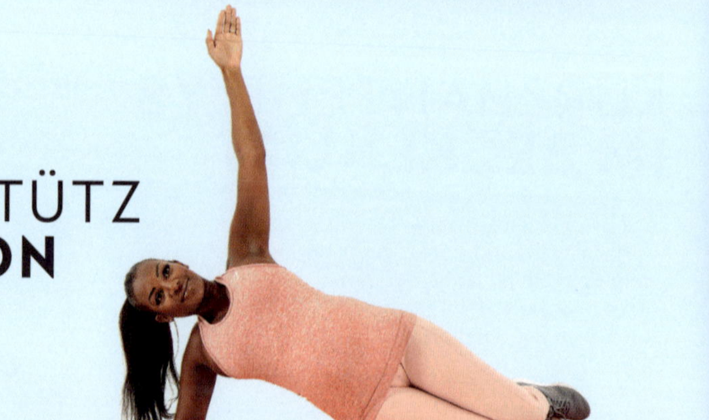

Hier sind die Muskeln durch die Rotation noch stärker gefordert.

Seitlicher Unterarmstütz, die Hüfte bleibt während der gesamten Übung oben.

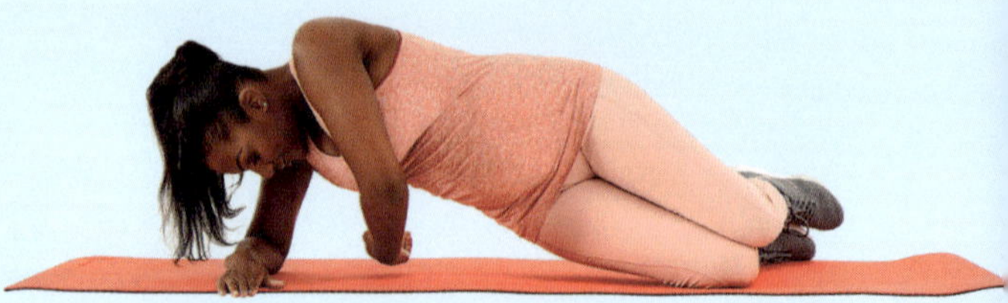

Den freien Arm senken und unter dem Körper durchführen. Wieder in die Ausgangsposition zurückführen.

Wenn sich dein Bauch wölbt, lass die Beine angewinkelt auf der Matte liegen und atme bei der Rotation aus, um die Bauchmuskeln sanft zu aktivieren.

Seite wechseln.

SEITLICHER UNTERARMSTÜTZ **MIT HÜFTHEBEN**

Durch die Auf- und Abbewegung werden Core und Oberkörper noch etwas stärker gefordert.

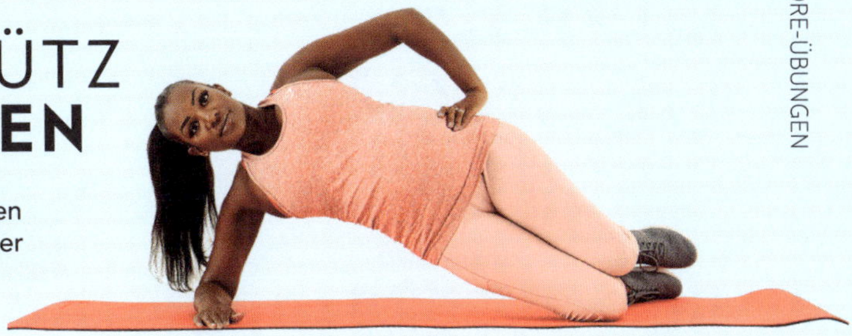

Seitstütz (siehe gegenüber), die freie Hand auf die Hüfte legen oder nach oben strecken.

Beim Einatmen die Hüfte zur Matte senken.

Beim Ausatmen die Core-Muskulatur anspannen und die Hüfte wieder anheben.

Seite wechseln.

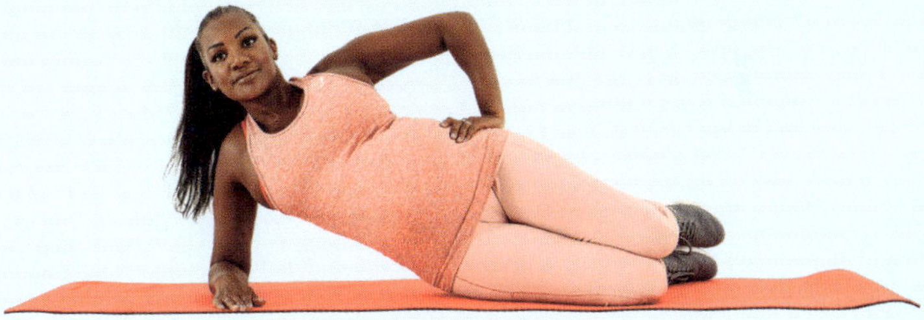

SEITLICHER UNTERARM-STÜTZ **MIT CRUNCH**

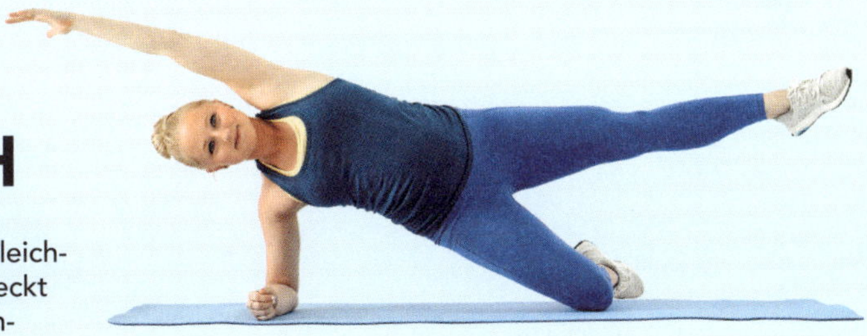

Diese Übung erfordert Kraft und Gleichgewicht, weil das obere Bein gestreckt wird. Wer Schmerzen in der Beckenregion hat, legt das obere Bein ab und führt nur die Armbewegung aus.

Seitstütz (siehe gegenüber).

Oberen Arm und oberes Bein lang ausstrecken.

Beim Ausatmen Ellenbogen und Knie über dem Körper (nicht vor dem Körper!) zueinanderführen, dabei bleibt die Hüfte oben.

Beim Einatmen Arm und Bein wieder strecken.

Seite wechseln.

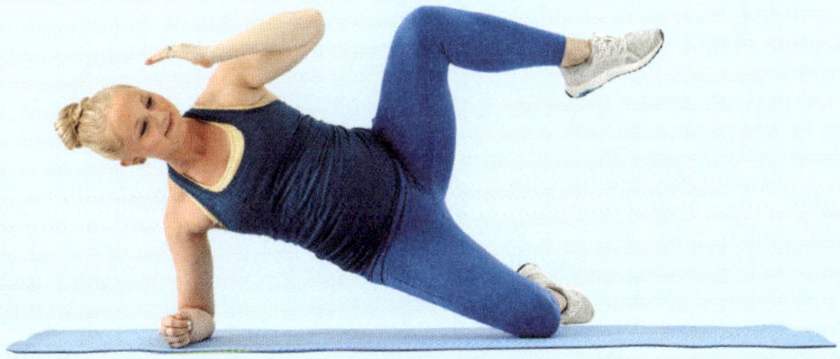

CORE-ÜBUNGEN

Du wirst staunen, wie viele Core-Übungen du während der Schwangerschaft ausführen kannst – vor allem, wenn du deine Atmung unterstützend einsetzt.

SCHULTER**TIPPEN**

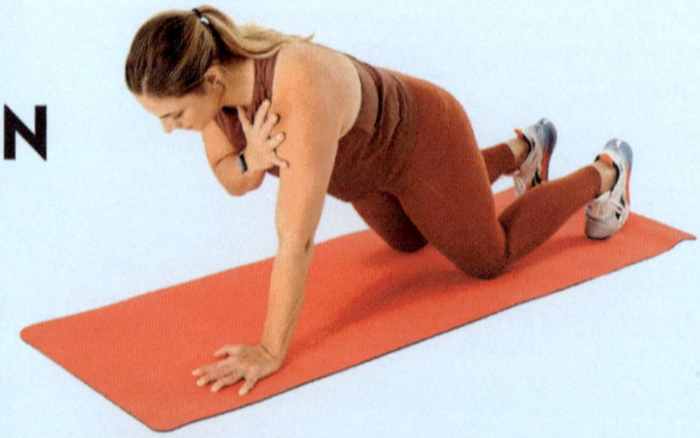

Bei den Armbewegungen muss die Körpermitte fest sein, damit du nicht umkippst. Lass dir bei dieser Übung Zeit.

Liegestütz (nur erstes Trimester) oder halber Liegestütz. Den Schultergürtel anspannen und den oberen Rücken gerade halten.

Das Becken kippen, um die Core-Muskulatur anzusprechen und die Wirbelsäule in die neutrale Position zu bringen.

Die Beine weiter öffnen als die Arme, um die Körpermitte zu stabilisieren.

Die Hände abwechselnd zur entgegengesetzten Schulter heben und tippen. Dabei bleibt das Becken gerade und die Körpermitte fest.

Beim Tippen ausatmen.

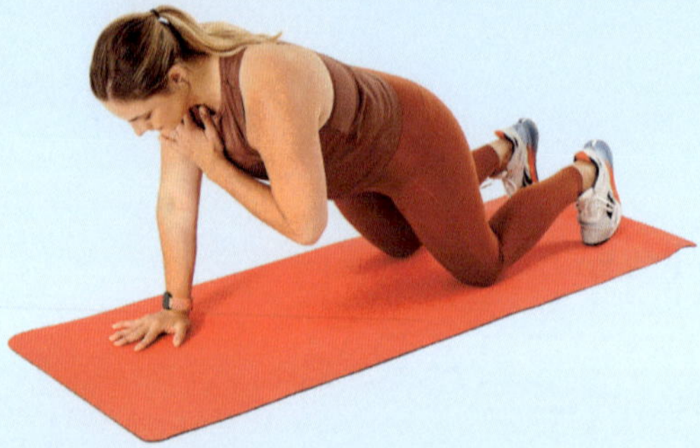

VOGEL-**HUND**

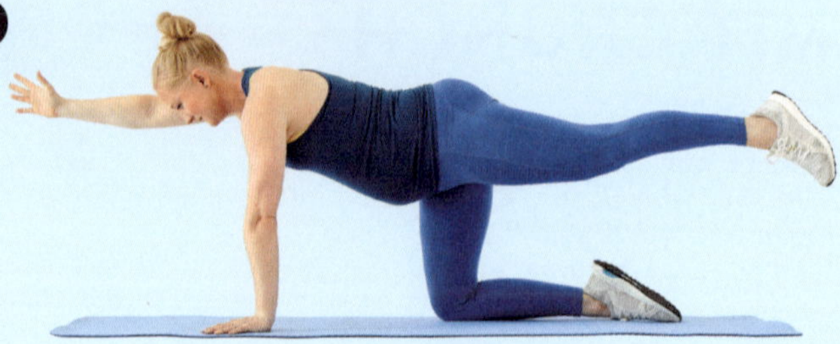

Hier kommt es auf Körperbeherrschung und richtige Atmung an. Diese Übung kräftigt die Muskeln, die deinen Bauch stützen.

Vierfüßlerstand, Hände schulterbreit, Knie hüftbreit auseinander.

Beim Einatmen den rechten Arm und das linke Bein heben, bis sie eine Linie bilden.

Ausatmen, die Core-Muskulatur anspannen und Hand und Knie unter dem Körper zusammenführen.

Alle Wiederholungen auf einer Seite durchführen, dann Seite wechseln.

Bei Schmerzen im Beckenbereich oder Problemen mit dem Gleichgewicht kannst du den aktiven Fuß auf der Matte lassen und nur vor- und zurückschieben.

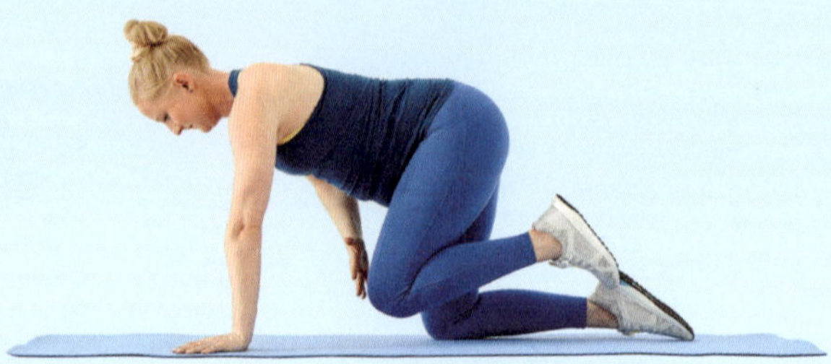

BAUCH-
ATMUNG

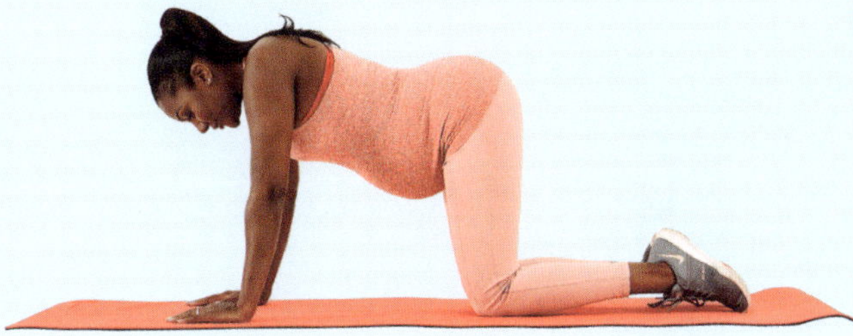

Diese Übung habe ich während der Schwangerschaft jeden Tag ausgeführt, auch wenn ich sonst keinen Sport getrieben habe. Sie hat mir geholfen, ruhiger zu atmen und meine Core-Muskulatur zu aktivieren. Es ist erstaunlich, wie viel Kraft in den Bauchmuskeln steckt. Dies ist die Variante im Vierfüßlerstand. Du kannst die Bauchatmung auch im Liegen oder Sitzen ausführen.

Geh in den Vierfüßlerstand und entspanne deinen Körper.

Einatmen, dabei den Bauch behutsam ausdehnen. 1–3 Sekunden halten.

Ausatmen und den Bauch sanft zur Wirbelsäule ziehen.

Falls dir schwindlig wird, mach eine Pause.

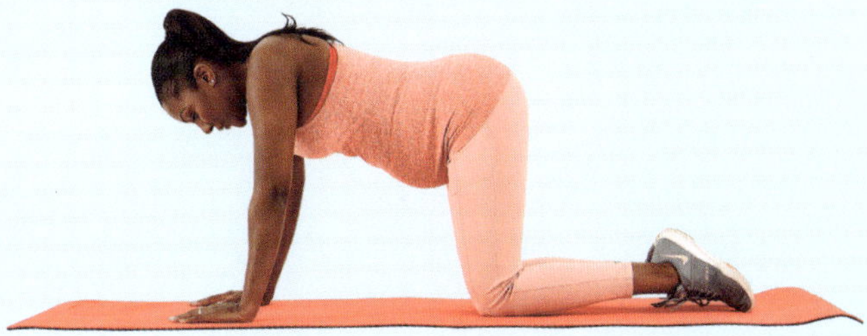

KNIEHEBEN IM
VIERFÜSSLER-STAND

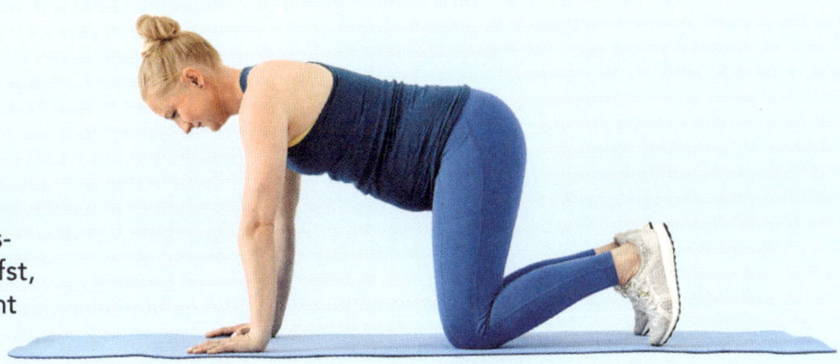

Diese Übung ist anstrengender, als sie aussieht. Wenn du keine drei Sekunden schaffst, kannst du sie auch kürzer halten. Es kommt vor allem auf die Atmung an.

Vierfüßlerstand, Hände schulterbreit, Knie hüftbreit auseinander.

Die Wirbelsäule ist entspannt und in neutraler Position.

Beim Ausatmen den Bauch behutsam einziehen und die Knie leicht von der Matte heben.

1–3 Sekunden halten, dann einatmen und die Knie langsam absenken.

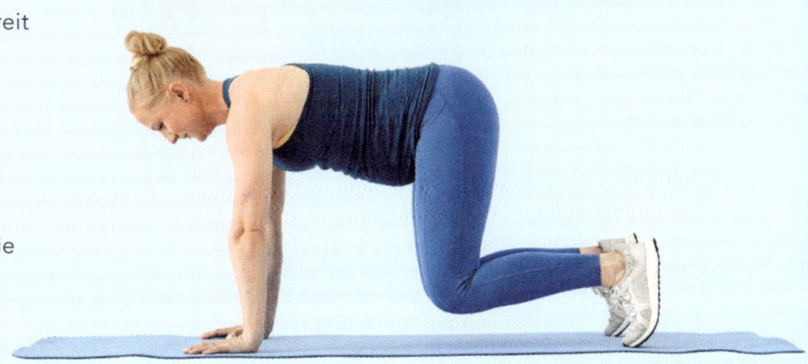

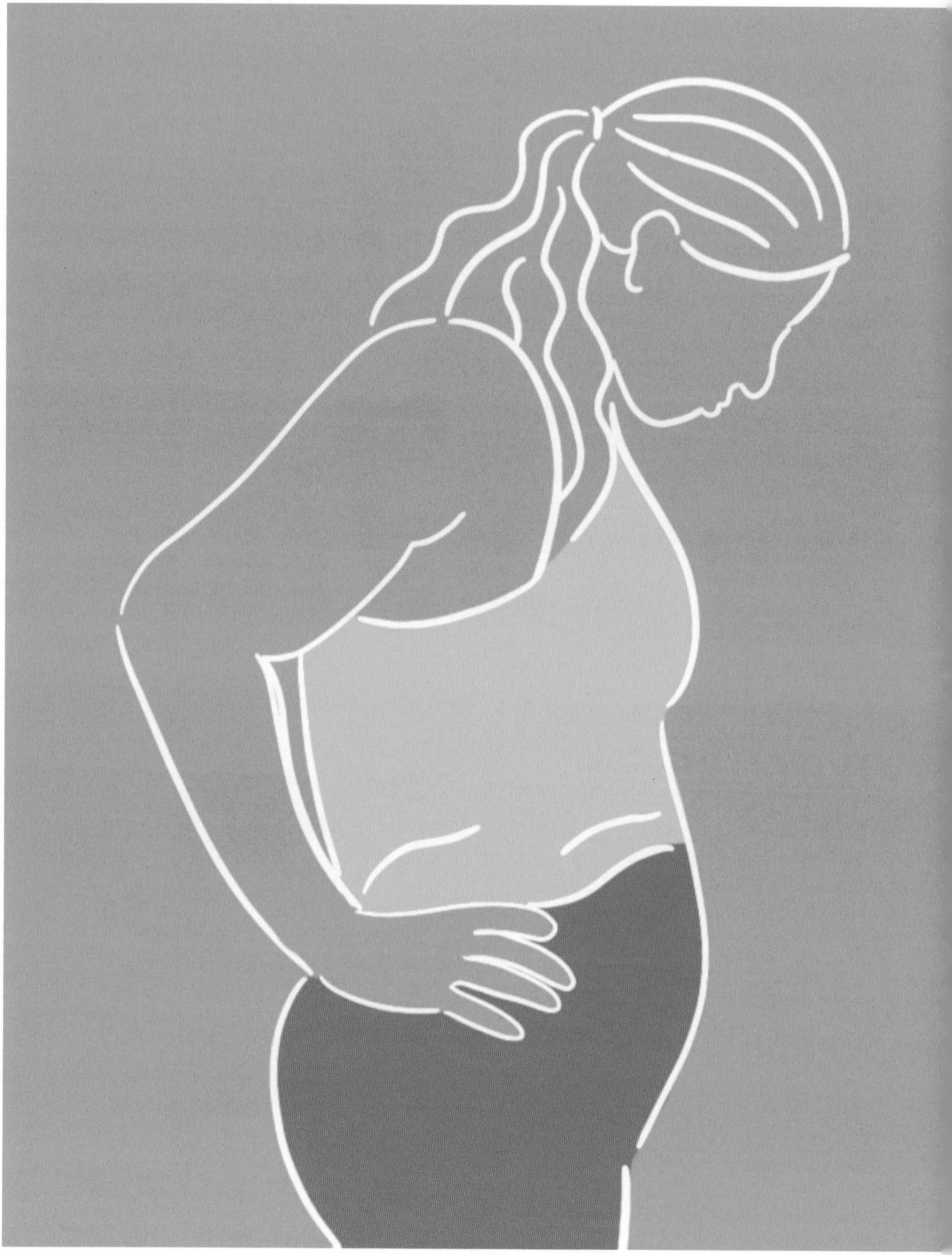

ERSTES TRIMESTER

Woche 1–12

Das erste Drittel der Schwangerschaft beginnt mit dem positiven Test und endet mit der wichtigen Ultraschalluntersuchung in der 12. Woche. Anfangs ist vielleicht noch gar kein Bauch zu sehen, aber das Baby entwickelt sich in diesen ersten drei Monaten sehr schnell.

WOMIT **MUSST DU RECHNEN?**

Es kam mir vor, als ob das erste Schwangerschaftsdrittel gar nicht enden wollte. Ich hatte viele Arzttermine, auf die ich angespannt wartete. Ich konnte an kaum etwas anderes denken. Rückblickend habe ich zu viel Zeit damit verbracht, im Internet Antworten auf meine Fragen zu finden. Heute würde ich davon abraten.

Wende dich bei dringenden Fragen an Arzt, Ärztin oder Hebamme. Im Internet verliert man sich so leicht bei Fragen wie »Kann häufiges Husten eine Fehlgeburt verursachen?« ... und ja, ich habe solche Fragen gegoogelt. Beruhigend war allerdings, dass Google die Frage automatisch vorschlug. Offensichtlich hatte nicht nur ich diese Sorge … und nein, Husten verursacht keine Fehlgeburt.

SYMPTOM-CHECK

In den ersten drei Monaten habe ich meiner Mutter regelmäßig »Bauch-Updates« geschickt, auf die sie mit höflicher Begeisterung reagierte. Tatsächlich habe ich ihr wohl nur Fotos von meinem Bauch geschickt, der nach dem Essen etwas runder war. Meine Brüste waren sehr empfindlich. Ich habe sie dauernd betastet, um ihren Zustand zu checken. Es sah sicherlich merkwürdig aus, wenn ich das im Supermarkt tat, aber das war mir egal.

Eines Tages war ich überzeugt davon, sie kaum noch zu spüren, und war sehr erschrocken. Sofort schaute ich bei »Dr. Google«, der mich daran erinnerte, dass Symptome kommen und gehen. Und wirklich, am nächsten Tag war der Spuk vorbei. Wenn man so nervös ist, kann einem der eigene Kopf böse Streiche spielen.

IM INTERNET VERLIERT MAN SICH SO LEICHT MIT FRAGEN WIE »KANN HÄUFIGES HUSTEN EINE FEHLGEBURT VERURSACHEN?«

In der 7. Woche wurde ein früher Ultraschall durchgeführt und als wir die Herztöne hörten, war ich außer mir vor

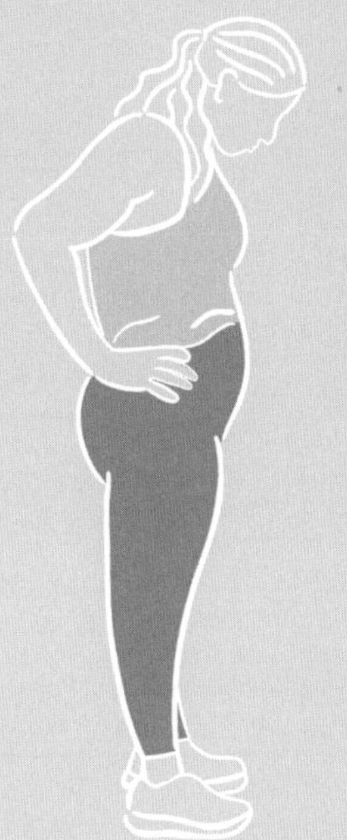

DEIN BABY UND DU **IM ERSTEN TRIMESTER**

Im ersten Trimester passiert eine Menge, obwohl man dir die Schwangerschaft noch gar nicht ansieht.

Die befruchtete Eizelle beginnt sich zu teilen, nistet sich in der Gebärmutterwand ein und wächst dort weiter heran. Manche Frauen spüren die Einnistung als leichte Verkrampfung, die meisten spüren aber nichts, vor allem, wenn sie nicht darauf achten. Aus dem Zellhaufen wird ein Embryo. So bezeichnet man das Baby in diesem frühen Stadium. Im ersten Trimester wächst der Embryo schneller als in der restlichen Schwangerschaft. Das erklärt, warum viele Frauen so müde sind: Ihr Körper muss in dieser Zeit schwer arbeiten.

Nach etwa sechs Wochen kann man den Herzschlag auf dem Ultraschall-Monitor sehen, und nach etwa zwölf Wochen haben sich die Knochen, Muskeln und alle Organe des Babys gebildet. Unglaublich, oder? Das alles leistet dein Körper, aber Freunde und Familie haben noch keine Ahnung, dass du schwanger bist.

Glück. Es war eine vaginale Untersuchung, also nicht sonderlich angenehm, aber ich hätte sie stundenlang ausgehalten, nur um diesen kleinen, flackernden Fleck zu sehen, auf den wir ein ganzes Jahr lang gehofft hatten. Wegen der vorangegangenen Fehlgeburten und meines überaktiven Immunsystems waren noch einige Hürden zu bewältigen, bis wir aufatmen konnten. Doch dies war ein wichtiger Schritt in die richtige Richtung.

Der nächste Ultraschall fand unmittelbar vor Weihnachten statt und ich war so entsetzlich nervös, dass die Begeisterung nach der ersten Untersuchung nicht lange anhielt. Aber die Ärztin legte den Arm um mich, als wir zusammen den Flur entlanggingen. Entweder stand in meinen Unterlagen »äußerst nervös« oder sie hat es mir angesehen. Schnell drehte sie den Bildschirm um und zeigte uns unser Baby. Wir sahen etwas, das einem Kopf ähnelte, und das kleine Herz schlug nach wie vor, diesmal etwas schneller. Das war das schönste Geschenk, das man sich nur denken konnte. An den Weihnachtstagen schauten wir immer wieder das Foto an – mit einem breiten Grinsen im Gesicht.

AN DEN WEIHNACHTSTAGEN SCHAUTEN WIR IMMER WIEDER DAS FOTO AN – MIT EINEM BREITEN GRINSEN IM GESICHT.

BABY AN BORD

Manche Frauen tragen schon früh in der Schwangerschaft in öffentlichen Verkehrsmitteln einen Anstecker, um einen Sitzplatz zu bekommen. Das ist verständlich, vor allem, wenn sie im Berufsverkehr unterwegs sind und an Übelkeit leiden.

Ich habe keinen Anstecker getragen, weil ich Angst hatte, das Schicksal herauszufordern. Verrückt, ich weiß, aber mir kam es richtig vor. Manchmal habe ich meinen Sitzplatz sogar Frauen überlassen, die einen Anstecker trugen. Dann habe ich mich heimlich geärgert, weil ich die ganze Fahrt lang stehen musste, obwohl ich doch auch Anspruch auf einen Sitz gehabt hätte. Ich wollte

ERST IN DER 20. WOCHE KONNTE ICH SELBST GLAUBEN, DASS ICH ZU DEN FRAUEN GEHÖRTE, DIE IN BUS UND BAHN ANSPRUCH AUF EINEN SITZPLATZ HABEN.

Außenstehende erst über meine Schwangerschaft informieren, wenn es sich für mich richtig anfühlte.

Erst etwa in der 20. Woche konnte ich selbst glauben, dass ich zu den Frauen gehörte, die in Bus und Bahn Anspruch auf einen Sitzplatz haben. Und dann nahm ich jeden Platz, der mir angeboten wurde, freundlich dankend an.

BECKENSCHMERZEN

Etwa jede fünfte Frau leidet während der Schwangerschaft an Schmerzen im Beckenbereich. Meist treten die Beschwerden erst im zweiten oder dritten Trimester auf, manchmal aber auch schon früher. Darum kommt dieses Thema hier zur Sprache. Man spricht oft von einer

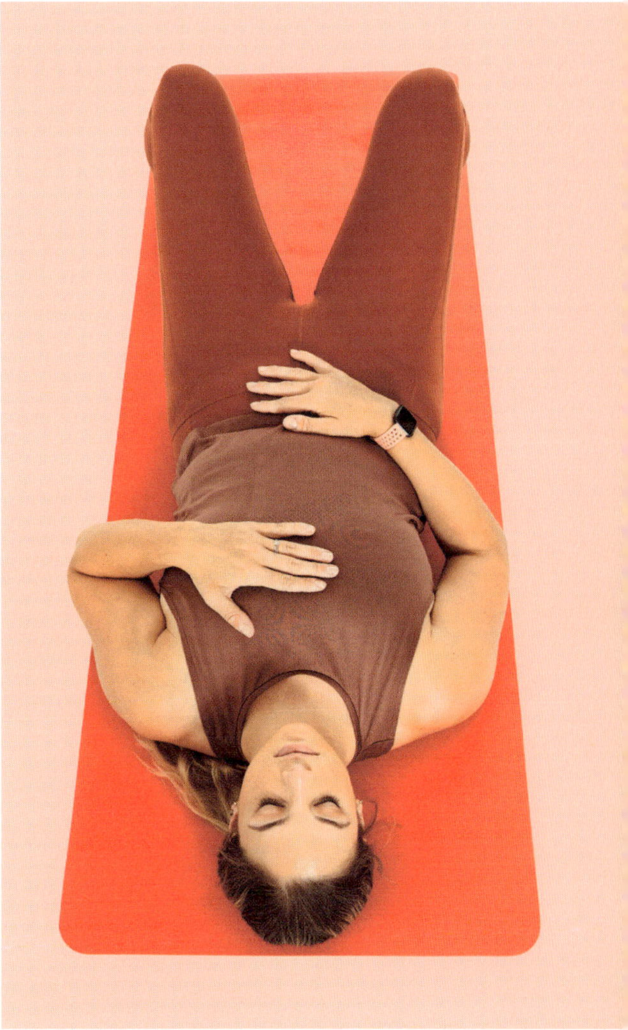

Beckenring-Instabilität. Dabei sind die Bänder, die das Becken im Bereich der Schambeinfuge (Symphyse) zusammenhalten, gelockert. Beckenring-Instabilität kann durch verschiedene Faktoren ausgelöst werden, beispielsweise körperliche Belastung oder Hormonumstellungen. Eine frühere Beckenverletzung kann die Wahrscheinlichkeit für Beschwerden erhöhen.

Die Beschwerden sind vielfältig: Das können Schmerzen oberhalb des Schambeins (etwa auf Höhe der Hüftgelenke), in einer oder beiden Seiten des unteren Rückens oder auch im Damm (dem Bereich zwischen Vagina und Anus) sein, häufig ist auch ein Schmerz in einem oder beiden Oberschenkeln.

Nach langem Gehen, beim Treppensteigen, beim Stehen auf einem Bein (etwa beim Anziehen), beim Ein- und Aussteigen aus dem Auto oder beim Umdrehen im Bett können die Schmerzen stärker werden. Manche Frauen sind am Ende der Schwangerschaft kaum in der Lage zu gehen, geschweige denn Sport zu treiben. Ich empfehle in solchen Fällen eine Physiotherapie, die sich auf diese Beschwerden konzentriert (siehe S. 203). Mögliche Behandlungsformen sind Muskelentspannung, Kräftigungs- oder Dehnübungen. Eventuell werden Gehstützen verordnet. Außerdem wird besprochen, wie sich die Beschwerden auf die Wehen auswirken können und welche Hilfsmöglichkeiten es gibt.

Das kann außerdem helfen:

- Bewegungen und Sportübungen abwandeln. Ich fand Ausfallschritte schmerzhaft und habe sie eine Weile weggelassen.
- Kleidung und Schuhe im Sitzen anziehen, um nicht auf einem Bein stehen zu müssen.
- Beim Umdrehen im Bett Beine und Gesäßmuskeln fest zusammendrücken und die Kraft des Oberkörpers nutzen.
- Kleinere Schritte beim Gehen machen.
- Stufen einzeln gehen.
- Vernünftige Schuhe tragen – nicht zu hoch und nicht zu flach.
- Nicht die Beine überschlagen.
- Im Auto einen Plastikbeutel auf den Sitz legen, um sich beim Ein- und Aussteigen leichter drehen zu können.

WARN**SIGNALE**

Bei den folgenden Symptomen solltest du mit dem Sport – und auch den Übungen in diesem Buch – aussetzen und dich an deine Ärztin wenden.

- **Blutungen:** Schmierblutungen können harmlos sein, aber besser ist, sie abzuklären. Bei starken Blutungen unbedingt den Arzt aufsuchen.
- **Stechende Bauchschmerzen:** Dumpfe Bauchschmerzen können im ersten Trimester auftreten. Wenn sie länger anhalten oder stärker werden, wende dich an Arzt oder Hebamme, bevor du den Sport wieder aufnimmst.
- **Ungewohnte Schmerzen** im Rücken und Becken sowie ein damit einhergehend verändertes Gefühl in Beinen und Füßen. Bei verändertem Gefühl in Gesäß oder Genitalien dringend einen Arzt konsultieren.
- **Anzeichen von Beckenbodenschwäche:** Beispielsweise Blasenschwäche oder ein Prolaps, der sich durch ein Ziehen in der Vagina äußert.
- **Ungewohnte Schmerzen** in Händen oder Handgelenken, auch Taubheit.
- **Kurzatmigkeit**
- **Schwindel:** Niedriger Blutdruck in der Frühschwangerschaft kann Schwindel verursachen. Hinsetzen, viel Wasser trinken und abwarten, ob die Probleme nachlassen. Bei Schwindelgefühl keinen Sport treiben.
- **Häufiges Erbrechen:** Übelkeit und Erbrechen kommen bei Schwangeren häufiger vor. Wer aber gar nichts bei sich behält – nicht einmal Flüssigkeiten –, sollte mit dem Sport aussetzen und Arzt oder Hebamme kontaktieren.

Sportverbot: Unbehandelter Diabetes Typ 1, Schilddrüsenprobleme und Bluthochdruck; Probleme des Gebärmutterhalses; Plazenta praevia nach der 28. Woche; Kontraktionen, die auf vorzeitige Wehen hindeuten können; Anzeichen eines Blasensprungs.

SPORT IM **ERSTEN TRIMESTER**

Viele Frauen fragen sich, ob Sport im ersten Schwangerschaftsdrittel Risiken birgt. Das ist verständlich, denn all das Neue in dieser Lebensphase kann verunsichern. Darf man also im ersten Trimester Sport treiben? Ja! Darüber werden alle erleichtert sein, für die Sport wesentlich zu ihrem körperlichen und seelischen Wohlbefinden beiträgt. In der Schwangerschaft treten viele ganz neue Gefühle auf, da kann es hilfreich sein, eine gewisse regelmäßige Sportroutine beizubehalten. Lies bitte trotzdem die allgemeinen Sicherheitshinweise auf den Seiten 8–9, bevor du startest.

Ich habe Sport und Bewegung in den ersten zwölf Wochen sehr genossen und obwohl ich auf diesem Gebiet seit mehr als zehn Jahren beruflich tätig bin, war ich wegen des Trainings doch manchmal besorgt. Meine Pulsfrequenz beim Sport war höher als sonst. Einmal piepste meine Sportuhr und schlug vor, das Training abzubrechen – dabei war ich erst beim Aufwärmen. Das war für mich der Beweis, dass es besser ist, auf den eigenen Körper zu hören, statt sich nur auf Messwerte zu verlassen.

Um die Trainingsintensität einzuschätzen, habe ich mir bei den Übungen immer wieder die folgenden Fragen gestellt:

1. Kann ich gut atmen?
2. Könnte ich gut sprechen, wenn mir jetzt jemand eine Frage stellen würde?
3. Ist meine Temperatur angenehm?
4. Verlangsamt sich mein Puls, wenn ich eine Pause mache?

Wenn die Antwort viermal »Ja« lautet, liegt die Trainingsintensität im vernünftigen Rahmen. Das finde ich besser, als eine spezifische Pulsfrequenz anzustreben. Jeder Mensch ist anders und eine »ideale Pulsfrequenz« gibt es nicht. Dein Körper zeigt dir, wenn du dich überforderst. Wenn du eine Pulsuhr trägst,

In der Schwangerschaft treten viele ganz neue Gefühle auf, da kann es hilfreich sein, eine gewisse regelmäßige Sportroutine beizubehalten.

finde heraus, welcher Bereich gut für dich ist, und nimm etwas Gas weg, wenn du merkst, dass du dich überanstrengst.

NEUE ZIELE

Vielleicht fällt es dir schwer, deine Trainingsintensität zu reduzieren. Denke daran: Du trittst nicht gegen dein Ich vor der Schwangerschaft an und willst weder abnehmen noch Wettkämpfe gewinnen. Es geht darum, deinen Körper fit für die Schwangerschaft zu machen. Das erfordert möglicherweise etwas Umdenken.

Wenn es dich belastet, dass die Waage immer mehr anzeigt, verbanne sie in den Keller. Ich habe mich in der Schwangerschaft nicht ein einziges Mal gewogen, weil ich wusste, dass es meiner Psyche nicht guttut. Ich habe mich bemüht, ausgewogen zu essen (obwohl es ohne Chips nicht ging) und in Bewegung zu bleiben – in der Hoffnung, dass die Zunahme hauptsächlich durch das Baby verursacht wurde. Konkrete Kilos wollte ich nicht sehen. Andere Frauen finden regelmäßiges Wiegen hilfreich, weil sie so sehen, wie ihr Baby wächst. Das muss jede selbst entscheiden.

ANGST VOR EINER FEHLGEBURT

Wer bereits eine Fehlgeburt erlitten hat, ist vielleicht besonders unsicher, ob Sport ratsam ist. Ich hatte nach meiner zweiten Fehlgeburt furchtbare Angst, irgendetwas zu tun, was dem Baby schaden könnte, also habe ich mich so wenig wie möglich bewegt. Die nächste Fehlgeburt war zwar tragisch, aber ich verstand auch, dass es nicht an zu viel oder falscher Bewegung gelegen hatte. Also habe ich in der folgenden Schwangerschaft mein Trainingsprogramm aufrechterhalten und sehr genau auf meinen Körper gehört. Bei Übelkeit, Schwindel oder Kurzatmigkeit habe ich eine Pause eingelegt oder die Intensität reduziert, bis es besser wurde. An manchen Tagen habe ich auch ganz ausgesetzt. Dein Körper muss in den ersten Wochen viel leisten. Dafür braucht er zusätzliche Energie, die dir an anderer Stelle fehlt.

CARDIO-TRAINING

Wenn du dich fit genug fühlst, kannst du Cardio-Training absolvieren, solange dein Arzt nicht davon abrät. Falls dein Puls etwas höher steigt als früher, passe Intensität und Geschwindigkeit an, um deinen Körper nicht zu überfordern. Wenn du Kurse besuchst, informiere auch die Trainerin oder den Trainer – notfalls unter dem Siegel der Verschwiegenheit. Sie können dir schonende Übungsvarianten zeigen und werden dich nicht vor versammelter Mannschaft ansprechen, dass du dich heute etwas mehr anstrengen könntest. Versuche, nur 70 % deines Maximums zu geben. Bitte keine Supersprints, nach denen du erschöpft zu Boden sinkst.

Ich habe in den ersten Schwangerschaftswochen das Laufen eingestellt, weil es sich nicht gut anfühlte. Ich laufe nicht regelmäßig, und als ich starken Druck im Becken spürte, habe ich beschlossen, auf sanftere Cardio-Sportarten wie Spinning und Schwimmen umzusteigen. Ich kenne aber viele Frauen, die im ersten Trimester sehr gern laufen, manchmal auch darüber hinaus.

KRAFTTRAINING

Ob du mit Gewichten oder deinem eigenen Körpergewicht arbeitest: In der Schwangerschaft ist es sehr sinnvoll, etwas Krafttraining beizubehalten.

Es ist ein Ammenmärchen, dass schwangere Frauen sich nicht dehnen sollen, weil ihre Gelenke, Muskeln und Sehnen nachgiebiger werden. Letzteres stimmt zwar – verantwortlich dafür ist das Hormon Relaxin, das in der Schwangerschaft vermehrt ausgeschüttet wird. Aber das Dehnen ist trotzdem wichtig. Du solltest nur daran denken, nicht bis an die Schmerzgrenze zu gehen. Dehne langsam und vorsichtig bis zu einer Intensität, die sich noch angenehm anfühlt.

Durch Training gekräftigte Muskeln stützen die Gelenke in der Schwangerschaft und danach. Krafttraining bedeutet ja nicht, superschwere Gewichte zu stemmen. Es geht hauptsächlich darum, deine Körperkraft aufzubauen und aufrechtzuerhalten. Dafür eignen sich beispielsweise Pilates, Übungen mit dem eigenen Körpergewicht, einem Fitnessband oder Kurzhanteln mit einem Gewicht, das dir angenehm ist.

Selbst Frauen, die erst vor Kurzem in das Sporttraining eingestiegen sind, können in der Schwangerschaft weitertrainieren. Beginne einfach langsam und hole dir Rat von qualifizierten Trainern, wenn du unsicher bist. Scheue dich nie, Fragen zu stellen oder dir Rat einzuholen! Das ist viel besser, als einfach drauflos zu trainieren und dir anschließend Sorgen zu machen, ob du vielleicht etwas falsch gemacht hast.

Wenn du vor der Schwangerschaft mit schweren Gewichten gearbeitet hast, brauchst du damit nicht sofort aufhören. Achte aber auf deinen Körper. Versuche nicht, deine persönliche Bestleistung zu übertreffen oder womöglich noch schwerere Gewichte zu heben. Orientiere dich an der 8–10-Wiederholungen-Marke: Wenn du ein Gewicht ohne größere Schwierigkeiten 8–10-mal heben kannst, ist die Intensität in Ordnung. Die Empfehlung, 70% des persönlichen Maximums anzustreben, gilt für alle Trainingsarten, nicht nur für das Ausdauertraining.

Selbstverständlich ist es wichtig, in der Schwangerschaft deinen gesamten Körper fit zu halten, aber auf einige

WENN DU VOR DER SCHWANGERSCHAFT MIT SCHWEREN GEWICHTEN GEARBEITET HAST, BRAUCHST DU DAMIT NICHT SOFORT AUFHÖREN. ACHTE ABER AUF DEINEN KÖRPER.

Bereiche solltest du dich besonders konzentrieren:

- Deine Gesäßmuskeln sollten gut trainiert sein, denn sie stabilisieren deine Haltung, wenn dein Beckenbereich sich verändert. Auch dein unterer Rücken wird es danken.
- Wenn der Bauch sich wölbt, rundet man leicht die Schultern und den oberen Rücken. Wenn diese Muskeln kräftig sind, vermeidest du Verspannungen und tust viel für eine aufrechte Haltung.
- Starke Bauchmuskeln sind notwendig, um den wachsenden Bauch zu tragen. Das Training muss auf die Schwangerschaft abgestimmt werden.

STARKER CORE

Du kannst viel tun, um deinen Core – die Körpermitte – zu kräftigen, aber du musst die Übungen anpassen. Vorbei sind die Zeiten, in denen du nach hartem Bauchmuskeltraining eine Woche lang Muskelkater beim Lachen hattest. Ab jetzt musst du nett zu deinem Bauch sein, denn darin wohnt dein Baby.

Im ersten Trimester ist der Babybauch meist noch nicht sichtbar. Solange das der Fall ist, kannst du dein normales Core-Training fortsetzen. Beginne aber ruhig frühzeitig mit der Umstellung, um dich daran zu gewöhnen. Ich habe mein Training relativ früh umgestellt und bin froh darüber. Mein Core hat sich bis zum Ende der Schwangerschaft sehr kräftig angefühlt. Endlose Sit-ups sind nicht das Einzige, was man dafür tun kann.

Ganz wichtig ist, frühzeitig die richtige Atemtechnik zu lernen. So spannst du den Core an, ohne viel darüber nachzudenken. In der Schwangerschaft trainieren wir vor allem die tiefen Bauchmuskeln, die man nicht sieht – den *Transversus abdominis* (quer verlaufender Bauchmuskel). Beim Ausatmen spannst du diese Muskeln sanft an und nutzt sie, um deinen Körper während der Übung zu stabilisieren. Gleichzeitig werden die Muskeln trainiert, damit sie deinen Bauch gut stützen.

RUHETAGE

Ich bin eine große Verfechterin davon, Ruhetage zur Regeneration einzulegen – ganz besonders in der Schwangerschaft. Dein Körper leistet so viel, was du gar nicht siehst, und ich verspreche dir, dass du dich bald mehr auf diese Ruhetage freuen wirst als je zuvor. Viele Frauen fühlen sich im ersten Trimester erschöpft und das ist angesichts der enormen Veränderungen im Körper ganz normal. Es ist wichtig zu erkennen, wann du der Erschöpfung nachgeben und deinem Körper Ruhe gönnen solltest. Es gibt einen Unterschied zwischen der Müdigkeit nach einem langen Tag und der tiefen Erschöpfung, die sich in der Schwangerschaft einstellen kann. Manchmal hatte ich das Gefühl, im Stehen einzuschlafen, wenn ich keinen Mittagsschlaf gehalten hatte. Das kannte ich überhaupt nicht von mir, aber in der Schwangerschaft habe ich jeden Morgen im Terminkalender nachgesehen, wo ich zwischendrin eine Siesta einplanen könnte. Es war mir klar, ich würde sie brauchen.

Vor allem wenn du deine Schwangerschaft noch geheim hältst, solltest du vorsorgen, um nicht am Schreibtisch einzuschlafen. Gönne dir bewusst ausreichend Ruhe. Geh abends früh schlafen, trainiere nur jeden zweiten Tag oder reduziere die Anzahl deiner Cardio-Einheiten pro Woche.

Alles, was du tun kannst, um deine Energiereserven zu schonen, zahlt sich bald schon aus.

DEN CORE **TRAINIEREN**

Es ist nicht ganz einfach, eine neue Atemtechnik ins Training einzubauen, aber wenn du schon im ersten Schwangerschaftsdrittel übst, wird sie in den folgenden Monaten selbstverständlich werden. Eine gute Eselsbrücke sind die drei »A«:

Ausatmen und Anspannen bei Anstrengung

Kurz vor dem anstrengendsten Teil einer Übung, etwa dem Aufstehen aus der Kniebeuge oder dem Hochdrücken aus dem Liegestütz, atme aus und spanne deine tiefen Core-Muskeln sanft an, als ob du dein Baby an deine Wirbelsäule heranziehen willst.

Diese Aktivierung der Muskeln hilft dir bei der Ausführung der Übung. Versuche, deine Atmung bei Übungen aller Art bewusst auf diese Weise einzusetzen, denn so kannst du die Core-Muskulatur in fast alle Bewegungsabläufe einbeziehen.

Wenn dein Bauch sich schon wölbt oder es nicht deine erste Schwangerschaft ist, lies den Abschnitt über das Core-Training im zweiten Trimester (siehe S. 110ff.).

BECKENBODENTRAINING

In der Schwangerschaft kann man nicht früh genug mit Beckenbodenübungen anfangen und eigentlich sollte sich jede Frau hierfür Zeit nehmen.

Die Muskeln im Beckenboden haben verschiedene Funktionen. Sie sind wichtig für die Kontinenz (Harn, Stuhl und Blähungen). Sie geben den Organen im Becken während der Schwangerschaft Halt; sie spielen für den sexuellen Genuss eine Rolle; sie stützen zusammen mit anderen Core-Muskeln die Wirbelsäule und sind an der Bewegung von Blut und Lymphe im Becken beteiligt.

In der Schwangerschaft ist der Beckenboden ein besonderes Thema, weil er durch das Tragen und das Gewicht des Babys gedehnt und geschwächt wird. Dem lässt sich mit gezielten Übungen entgegenwirken. Studien belegen, dass Beckenbodentraining in der frühen Schwangerschaft hilfreich ist, um Blasenschwäche in den späteren Monaten oder nach der Entbindung vorzubeugen.

Um den Beckenboden korrekt anzuspannen, stell dir vor, Blähungen zurückzuhalten oder den Anus zusammenzupressen. Manchen Frauen hilft die Vorstellung, den Urin mitten im Strahl anzuhalten oder einen Reißverschluss zwischen Harnröhrenausgang und Anus zu schließen. Das Loslassen der Beckenbodenmuskeln ist ebenso wichtig wie das Anspannen, denn dann werden sie kräftig und zugleich flexibel.

IN DER SCHWANGERSCHAFT KANN MAN NICHT FRÜH GENUG MIT BECKENBODENÜBUNGEN ANFANGEN. EIGENTLICH JEDE FRAU SOLLTE IHREN BECKENBODEN TRAINIEREN.

- **Kurze Übung:** Anspannen und loslassen. Oder »Urin anhalten und wieder laufen lassen«. 10-mal wiederholen, zwischendurch unbedingt lockerlassen.
- **Lange Übung:** Den Beckenboden 10 Sekunden anspannen, dabei sanft ein- und ausatmen, dann wieder lockerlassen. Nicht den Atem anhalten.

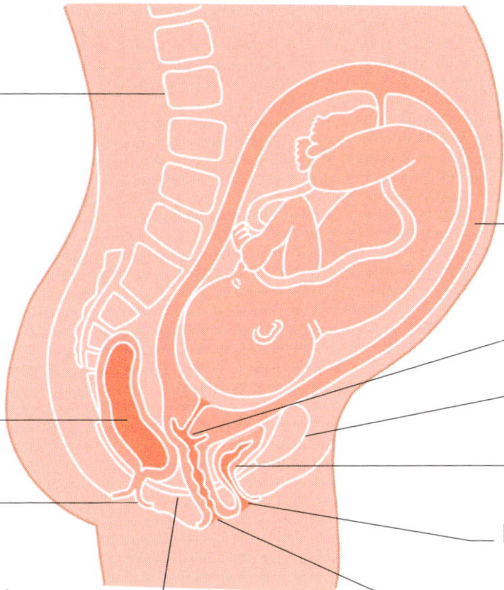

Beckenboden

Es ist nicht schlimm, wenn du anfangs die 10 Sekunden nicht schaffst. Versuche, 3-mal täglich10 Wiederholungen der Übungen in deinen Alltag einzubauen.

Weitere Tipps für den Beckenboden:

- Bauch-, Bein- und Gesäßmuskeln entspannen.
- Mindestens einen Durchgang (besser mehr) im Stehen durchführen.
- Die Muskeln beim Einatmen entspannen und beim Ausatmen anspannen. Das Zwerchfell sitzt über dem Beckenboden und arbeitet mit ihm zusammen.
- Lade dir eine App mit Tipps und einer Erinnerungsfunktion herunter.
- Wende dich an einen spezialisierten Physiotherapeuten (siehe S. 203), wenn dir die Übungen schwerfallen, du an Blasenschwäche leidest oder Symptome eines Prolaps vorliegen, der sich oft durch ein Druckgefühl oder Ziehen in der Vagina äußert.

ERSTES TRIMESTER **TRAININGSPLAN**

Die Übungen in diesem Kapitel eignen sich für das erste Schwangerschaftsdrittel. Wenn dir die Anzahl der Wiederholungen etwas zu hoch ist oder wenn du dich erschöpft fühlst, kannst du sie nach deinen eigenen Bedürfnissen abwandeln. Vielleicht beobachtest du, dass deine Pulsfrequenz bei Anstrengung etwas stärker ansteigt als vor der Schwangerschaft. Das ist ganz normal. Lege einfach eine Pause ein, wenn du sie brauchst. Achte darauf, vor, während und nach dem Sport ausreichend zu trinken. Du findest in diesem Kapitel 12 Workouts – einige für den Oberkörper, einige für den Unterkörper und einige für den ganzen Körper. Der genaue Ablauf der einzelnen Übungen ist im Übersichtskapitel auf den Seiten 36–61 erklärt. Achte auch auf die Hinweise zu den Varianten direkt bei den Übungsfotos. Du kannst die Workouts gleichmäßig auf die Wochen verteilen (ich empfehle drei pro Woche) oder einzelne, die dir gut gefallen, öfter wiederholen. Betrachte sie als Anregung und kombiniere, was dir am meisten zusagt. Höre auf deinen Körper und vergiss nicht, dich vorher aufzuwärmen und dir nachher Zeit zum Abkühlen zu nehmen (siehe S. 26–33).

OBERKÖRPER WORKOUT 1

ÜBUNGSFOLGE A

1. Schulterdrücken im Wechsel 20× (S. 48)

2. Trizepsdrücken 15× (S. 55)

3. Stütz-Liegestütz-Wechsel 10× (S. 48)

4. Rudern im Liegestütz 10× im Wechsel (S. 51)

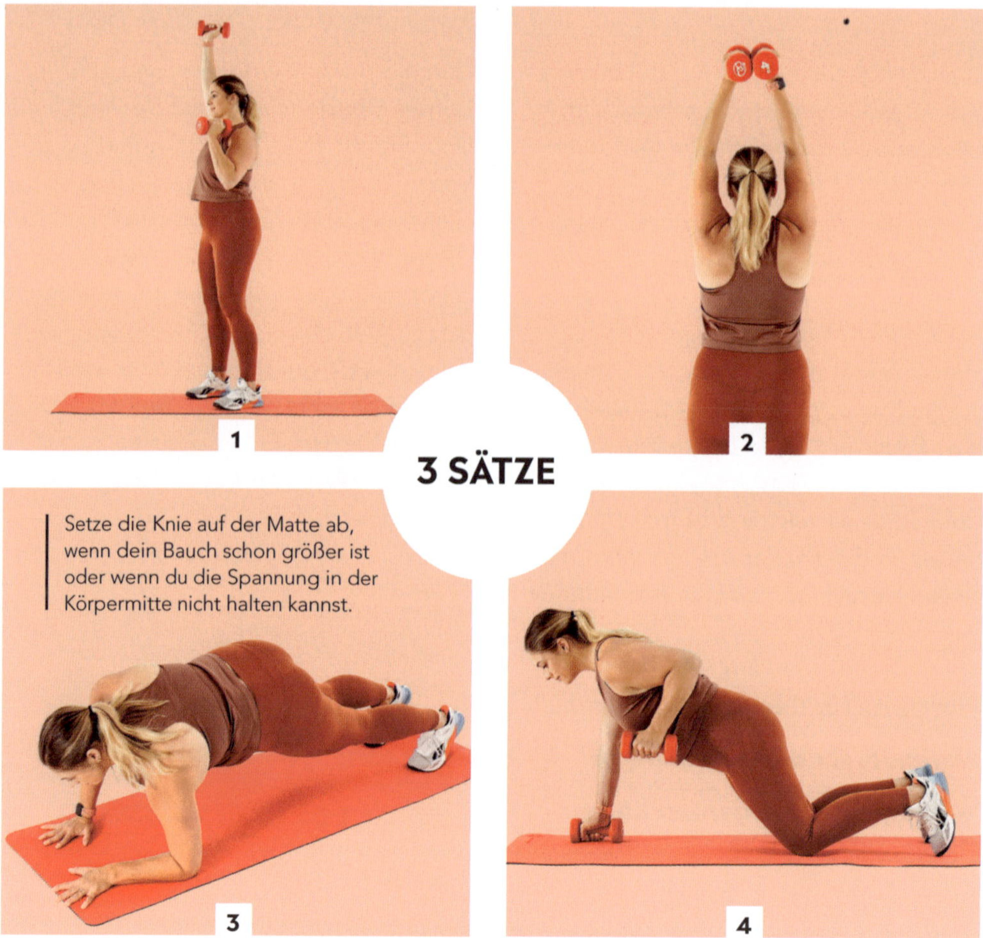

3 SÄTZE

Setze die Knie auf der Matte ab, wenn dein Bauch schon größer ist oder wenn du die Spannung in der Körpermitte nicht halten kannst.

ÜBUNGSFOLGE B

1. Curl & Drücken 15× (S. 50)

2. Liegestütz 10× (S. 46)

3. Schulterdrücken im Obergriff 10× (S. 49)

4. Armheben 10× im Wechsel (S. 47)

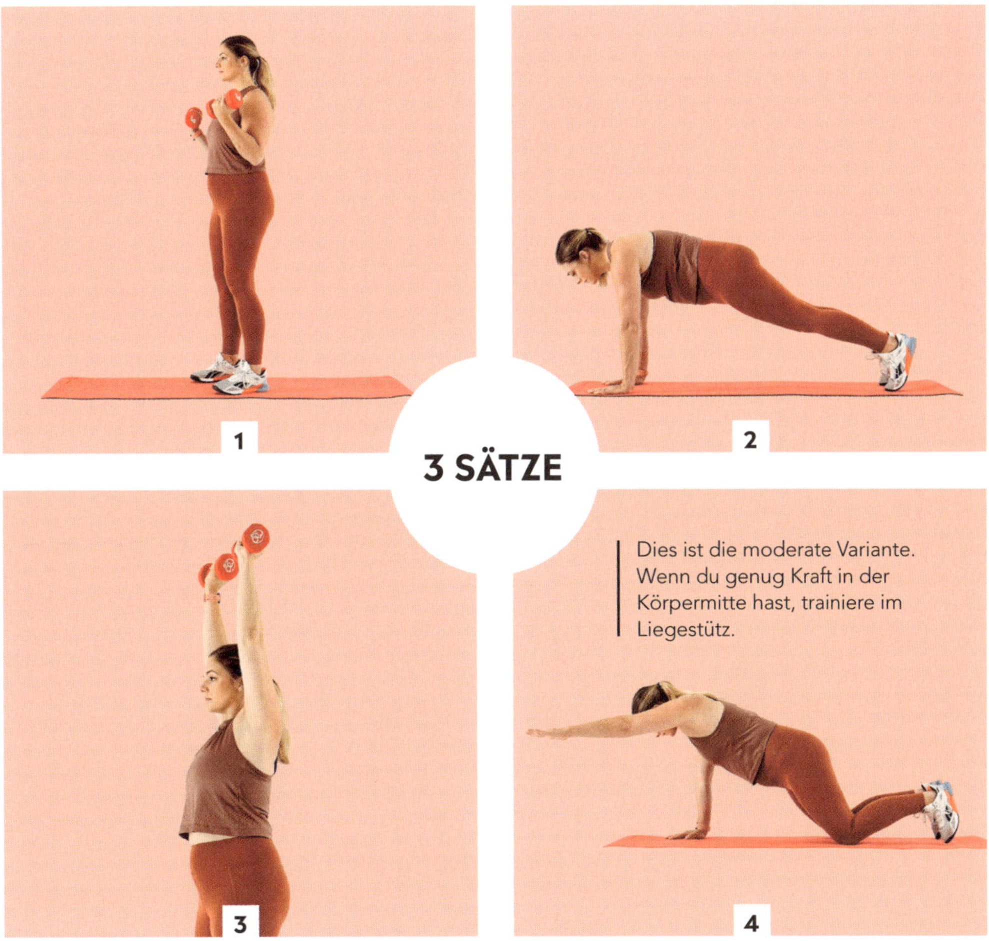
1
2
3 SÄTZE
Dies ist die moderate Variante. Wenn du genug Kraft in der Körpermitte hast, trainiere im Liegestütz.
3
4

OBERKÖRPER WORKOUT 2

ÜBUNGSFOLGE A

1. Schulterdrücken im Wechsel 15× (S. 48)

2. Rudern in der Vorbeuge 15× (S. 50)

3. Curl & Drücken 15× (S. 50)

4. Stütz-Liegestütz-Wechsel 10× (S. 48)

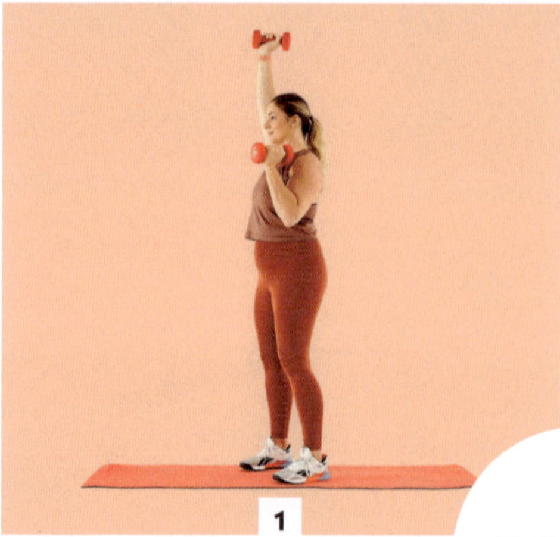

1

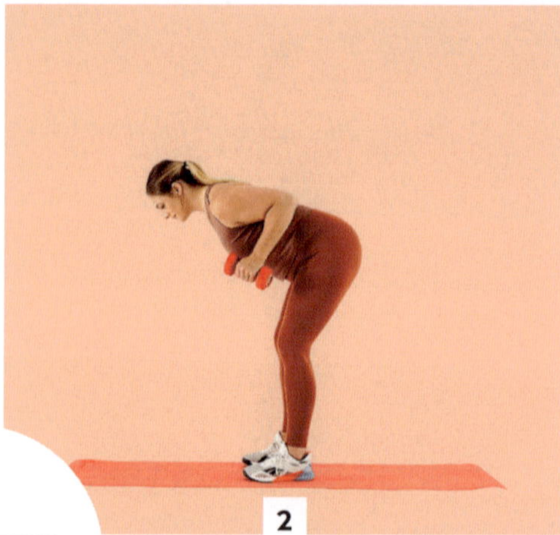

2

3 SÄTZE

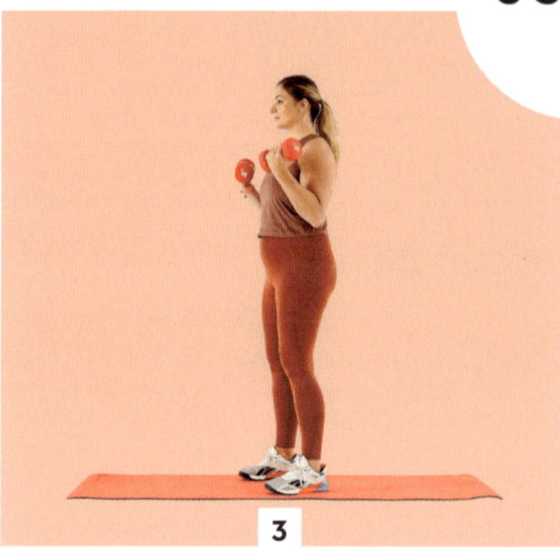

3

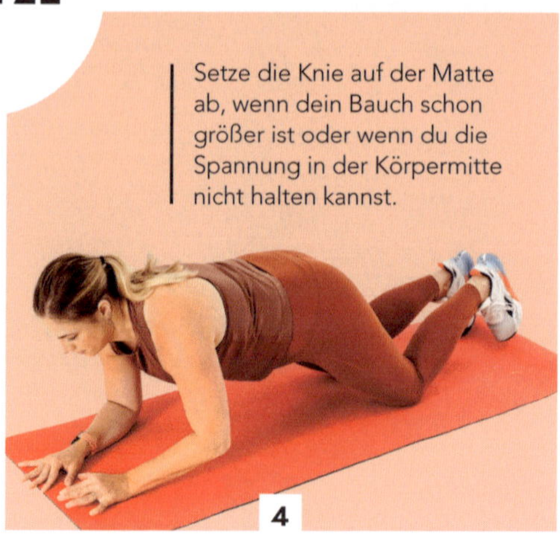

Setze die Knie auf der Matte ab, wenn dein Bauch schon größer ist oder wenn du die Spannung in der Körpermitte nicht halten kannst.

4

ÜBUNGSFOLGE B

1. Frontheben 10× (S. 53)

2. Brustdrücken 15× (S. 55)

3. Seitlicher Unterarmstütz mit Rotation 10× pro Seite (S. 58)

4. Schultertippen 10× im Wechsel (S. 60)

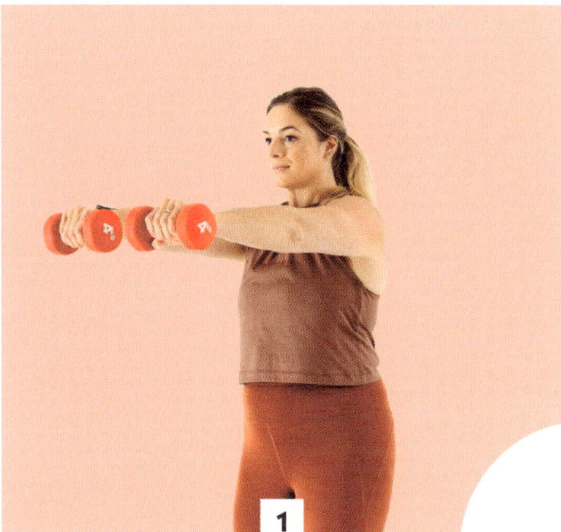

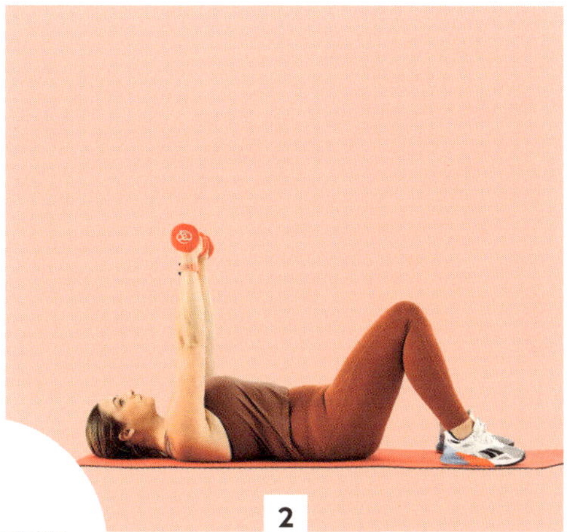

3 SÄTZE

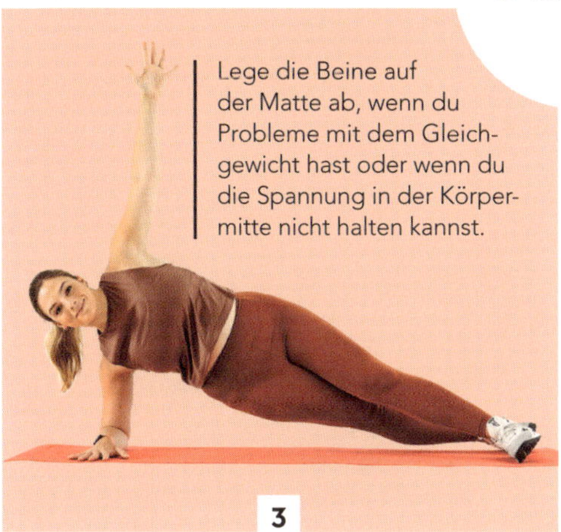

Lege die Beine auf der Matte ab, wenn du Probleme mit dem Gleichgewicht hast oder wenn du die Spannung in der Körpermitte nicht halten kannst.

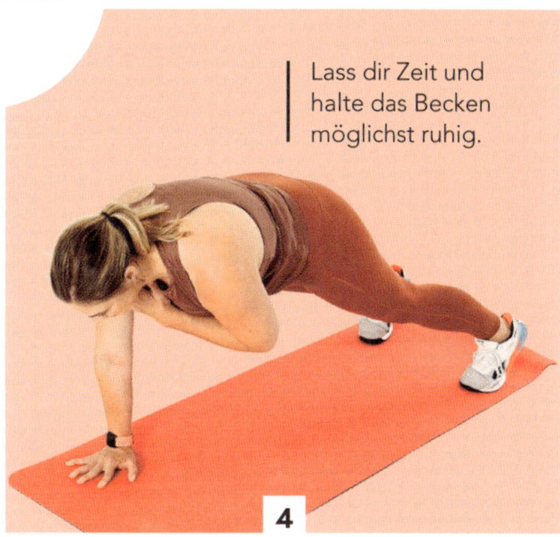

Lass dir Zeit und halte das Becken möglichst ruhig.

OBERKÖRPER WORKOUT 3

ÜBUNGSFOLGE A

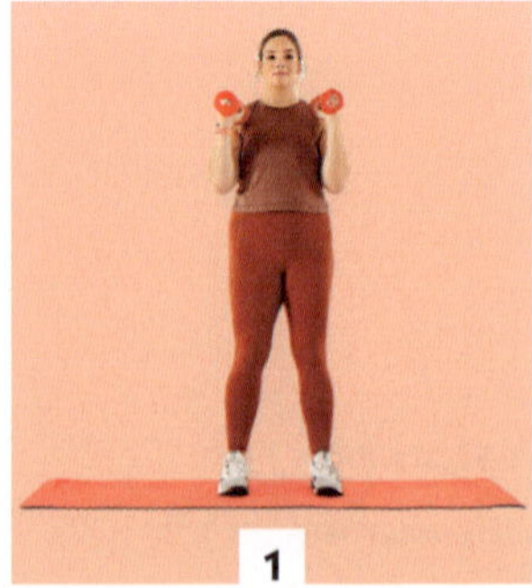

1

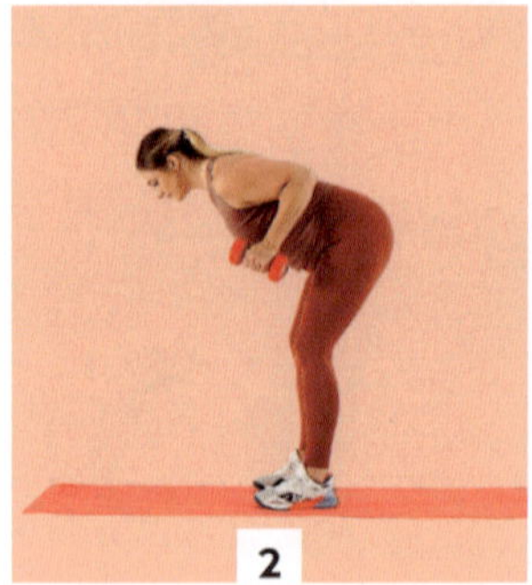

2

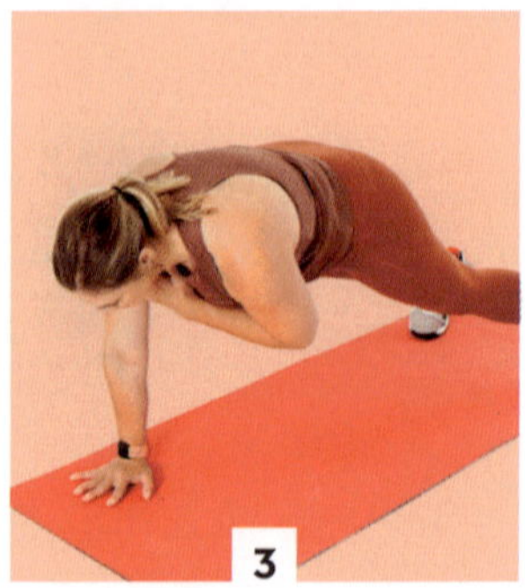

3

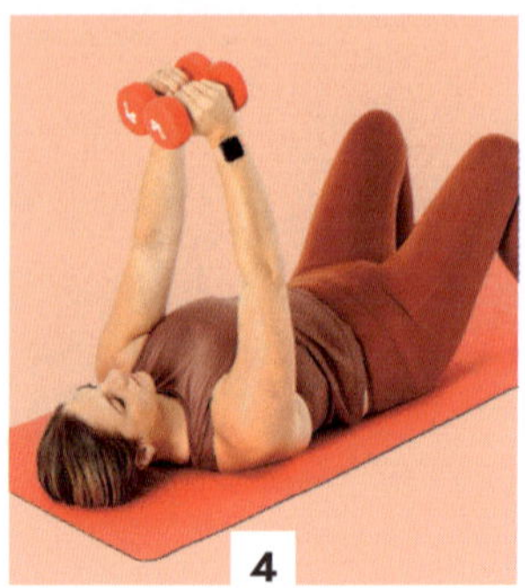

4

ÜBUNGSFOLGE A

1. Schulterdrücken im Neutralgriff 15× (S. 49)

2. Rudern in der Vorbeuge 10× (S. 50)

3. Liegestütz 1×, jede Schulter tippen 10× (S. 47)

4. Kurzhantel-Flys 15× (S. 57)

3 SÄTZE

ÜBUNGSFOLGE B

1. Schulterdrücken im Wechsel 20× (S. 48)

2. Seitheben 10× (S. 53)

3. Stütz-Liegestütz-Wechsel 10× (S. 48)

4. Armheben 10× im Wechsel (S. 47)

3 SÄTZE

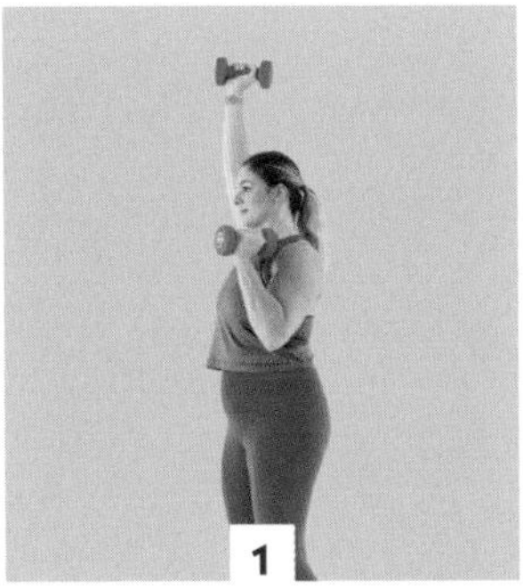

1

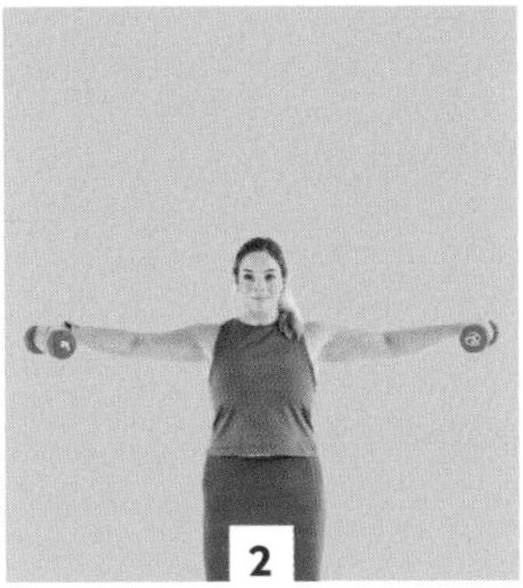

2

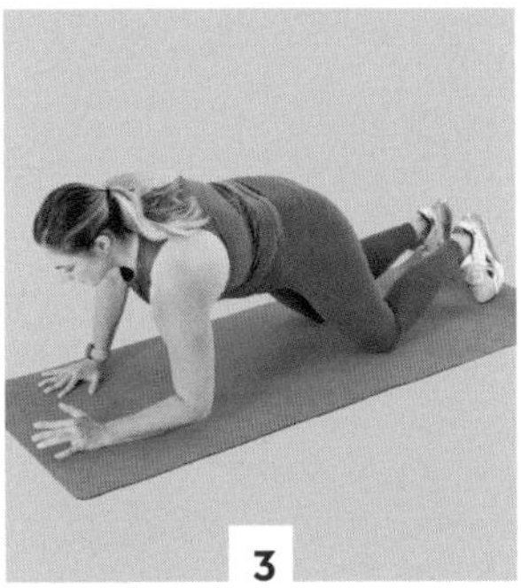

3

Setze die Knie auf der Matte ab, wenn dein Bauch schon größer ist oder wenn du den Liegestütz nicht halten kannst.

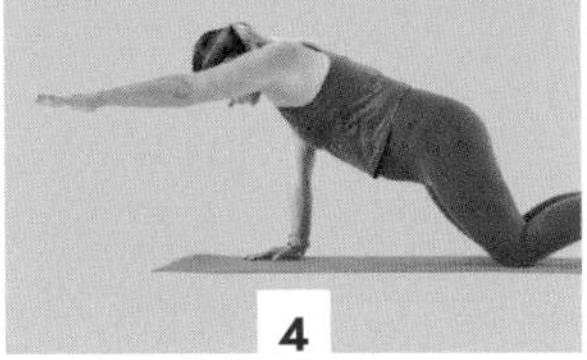

4

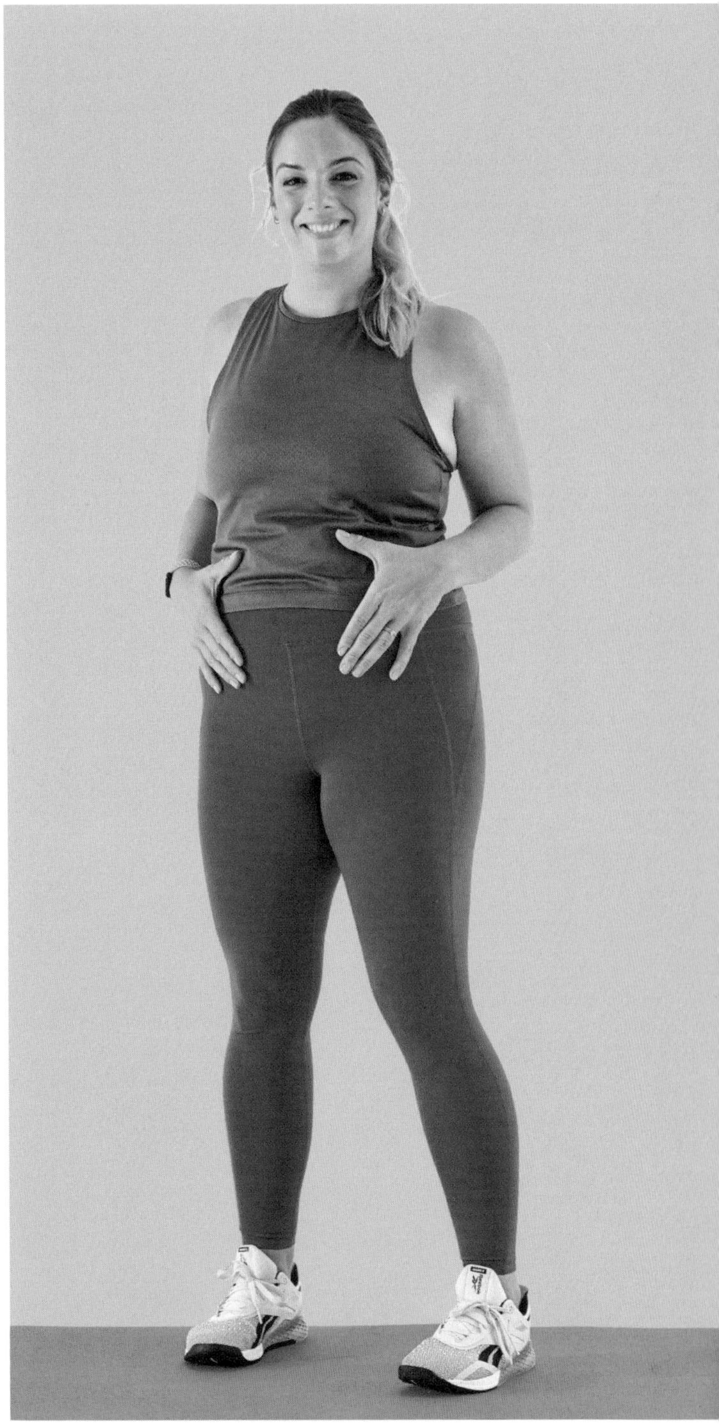

OBERKÖRPER WORKOUT 4

ÜBUNGSFOLGE A

1. Liegestütz 10× (S. 46)

2. Schulterdrücken im Obergriff 10× (S. 49)

3. Rudern im Liegestütz 10× im Wechsel (S. 51)

4. Seitlicher Unterarmstütz mit Crunch 10× pro Seite (S. 59)

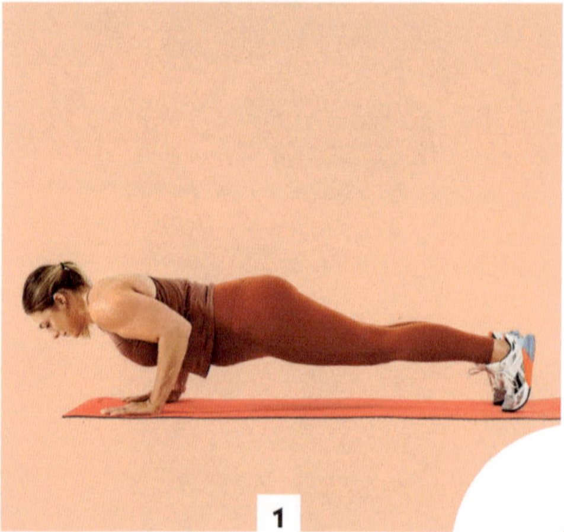

1

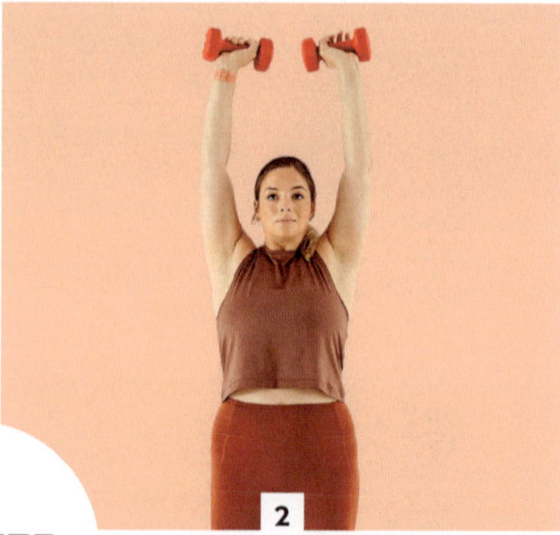

2

3 SÄTZE

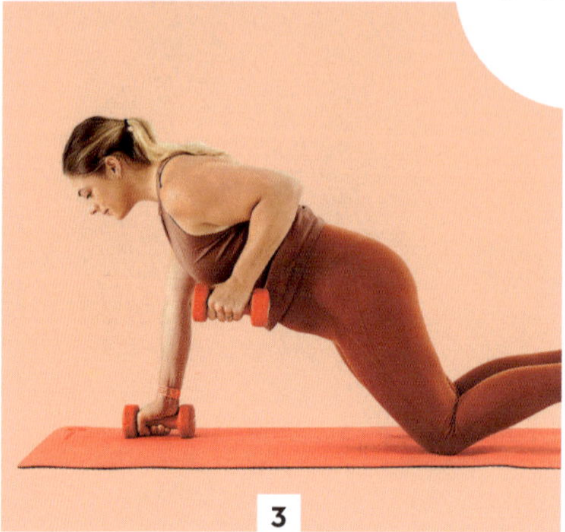

3

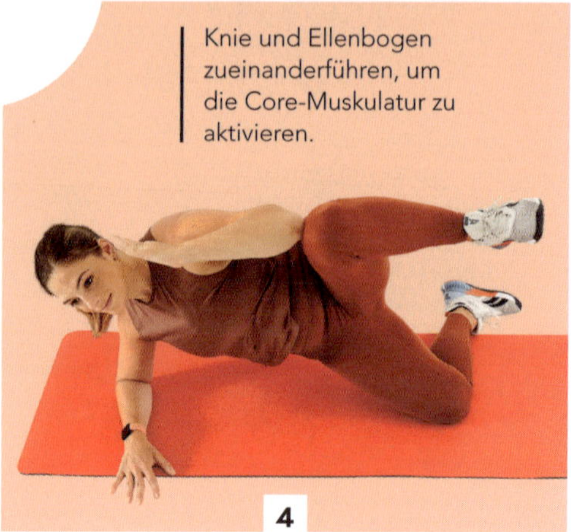

Knie und Ellenbogen zueinanderführen, um die Core-Muskulatur zu aktivieren.

4

ÜBUNGSFOLGE B

1. Trizepsdrücken 15× (S. 55)

2. Einarmig rudern in der Vorbeuge 10× pro Seite (S. 51)

3. Brustdrücken 10× (S. 55)

4. Kurzhantel-Flys 10× (S. 57)

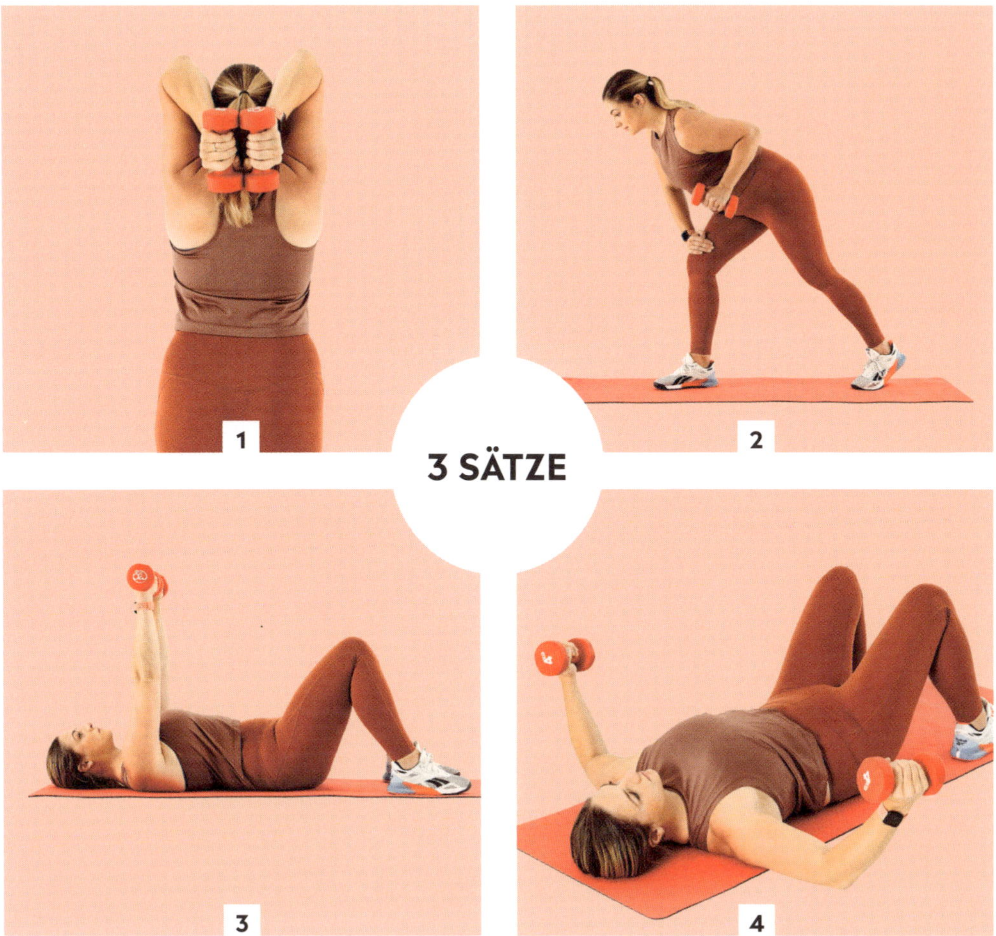

UNTERKÖRPER WORKOUT 5

ÜBUNGSFOLGE A

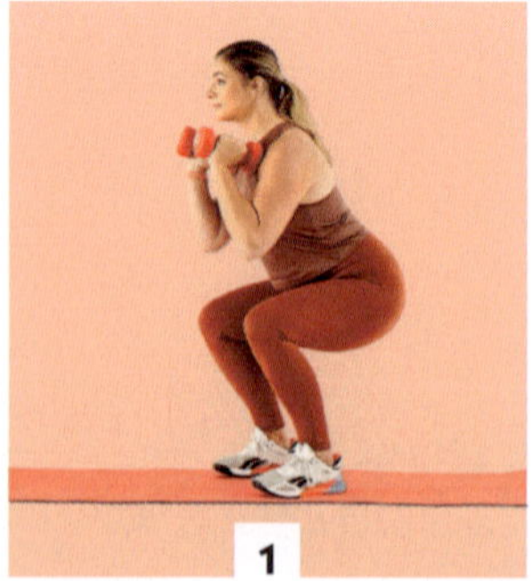

1

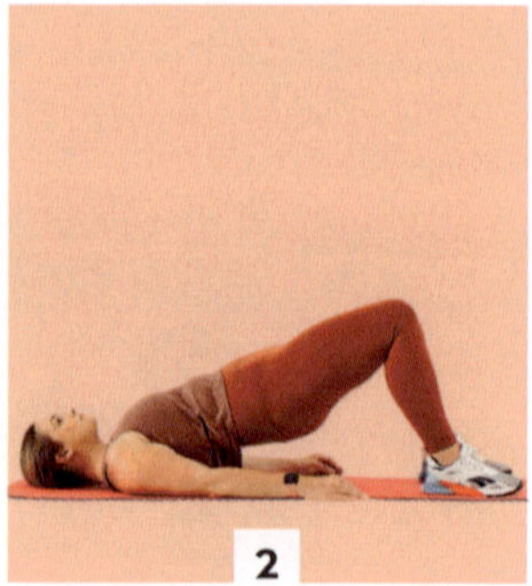

2

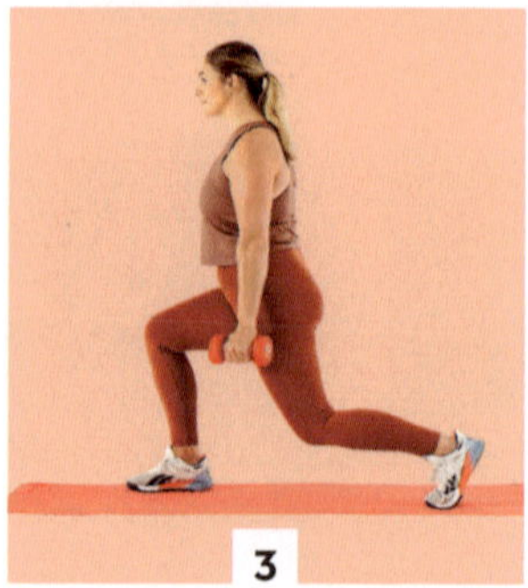

3

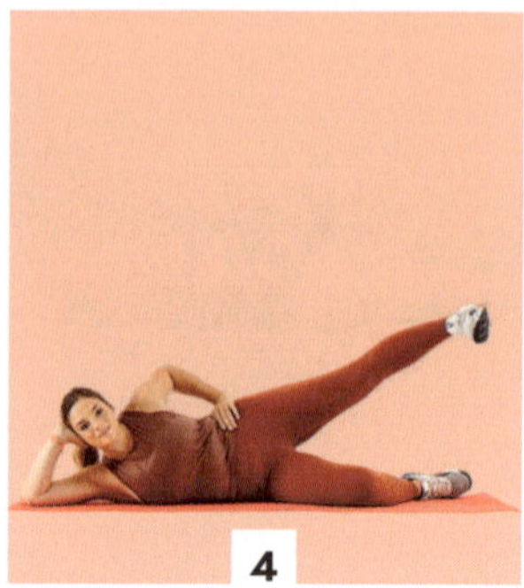

4

ÜBUNGSFOLGE A

1. Pulsierende Kniebeuge (3× pulsieren) 10× (S. 36)

2. Beckenlift 10× (S. 43)

3. Ausfallschritt nach hinten 20× im Wechsel (S. 38)

4. Beinheben im Liegen 10× pro Seite (S. 44)

ÜBUNGSFOLGE B

1. Einfache Kniebeuge 10× (S. 36)

2. Seitlicher Ausfallschritt 10× im Wechsel (S. 40)

3. Crunch im Liegen 10× pro Seite (S. 45)

4. Seitlicher Unterarmstütz mit Rotation 10× pro Seite (S. 58)

3 SÄTZE

ÜBUNGSFOLGE B

3 SÄTZE

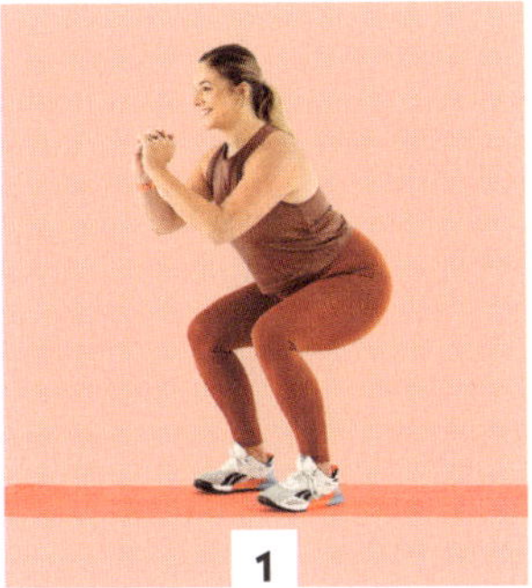

1

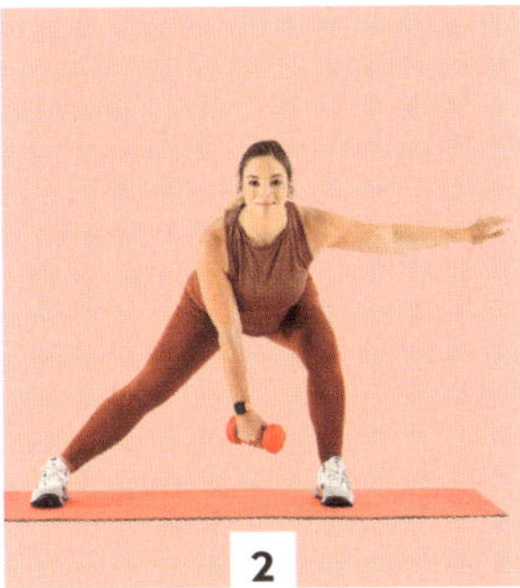

2

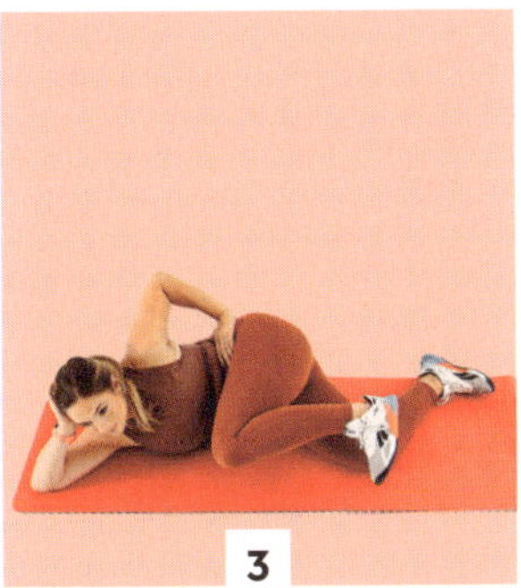

3

Lege die Knie auf der Matte ab, wenn dein Bauch schon größer ist oder wenn du die Spannung in der Körpermitte nicht halten kannst.

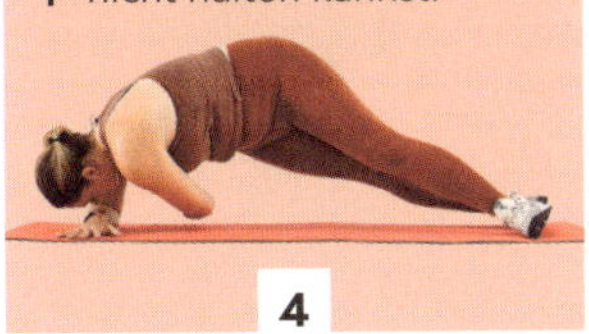

4

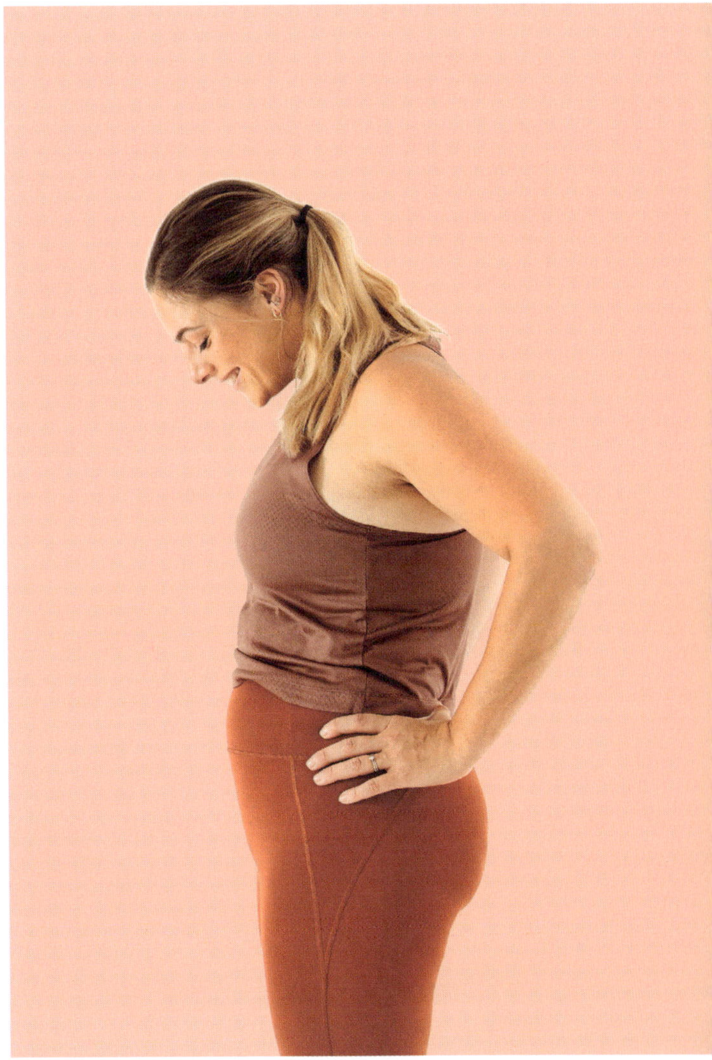

UNTERKÖRPER WORKOUT 6

ÜBUNGSFOLGE A

1. Sumo-Kreuzheben 15× (S. 42)

2. Seitlicher Ausfallschritt 10× im Wechsel (S. 40)

3. Einbeiniger Beckenlift 10× pro Seite (S. 43)

4. Vogel–Hund 10× pro Seite (S. 60)

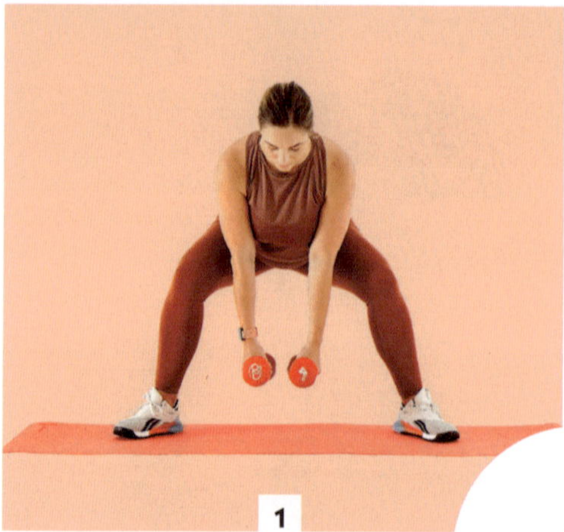

1

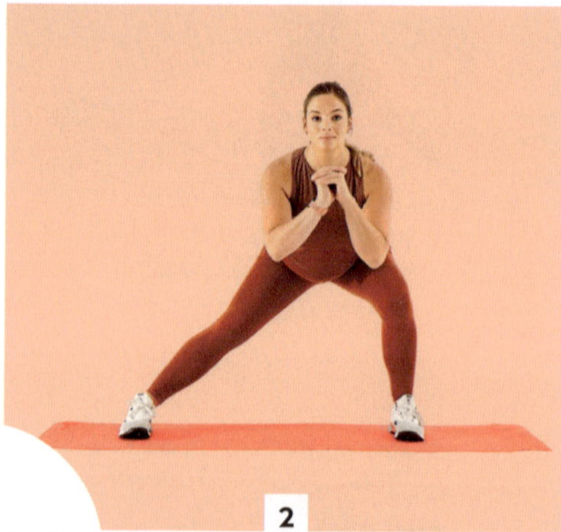

2

3 SÄTZE

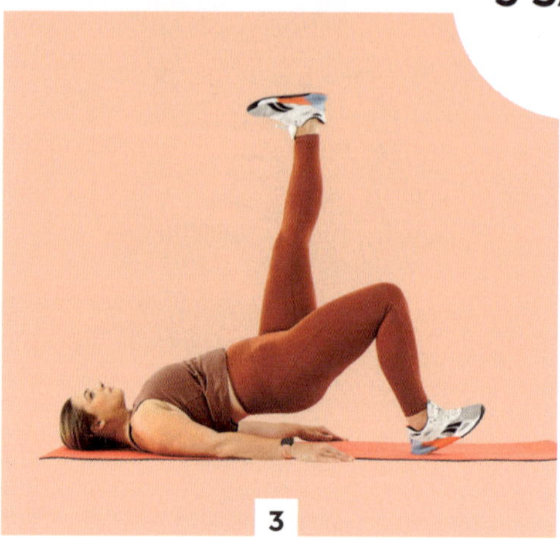

3

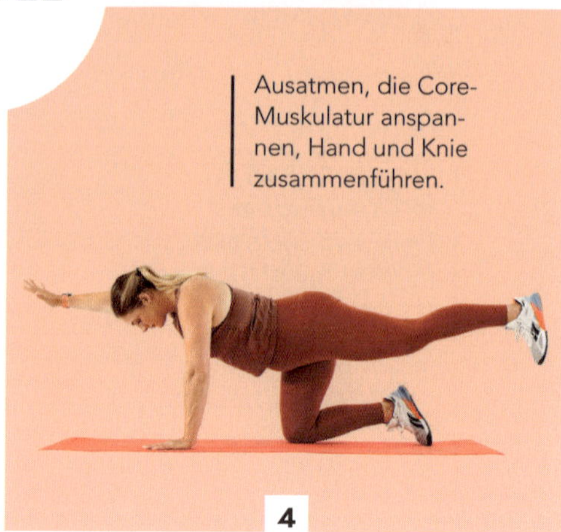

Ausatmen, die Core-Muskulatur anspannen, Hand und Knie zusammenführen.

4

ÜBUNGSFOLGE B

1. Ausfallschritt mit Knieheben 10× pro Seite (S. 38)

2. Pulsierende Kniebeuge (3× pulsieren) 10× (S. 36)

3. Beinheben im Liegen 10× pro Seite (S. 44)

4. Knieheben im Vierfüßlerstand 5–10× (S. 61)

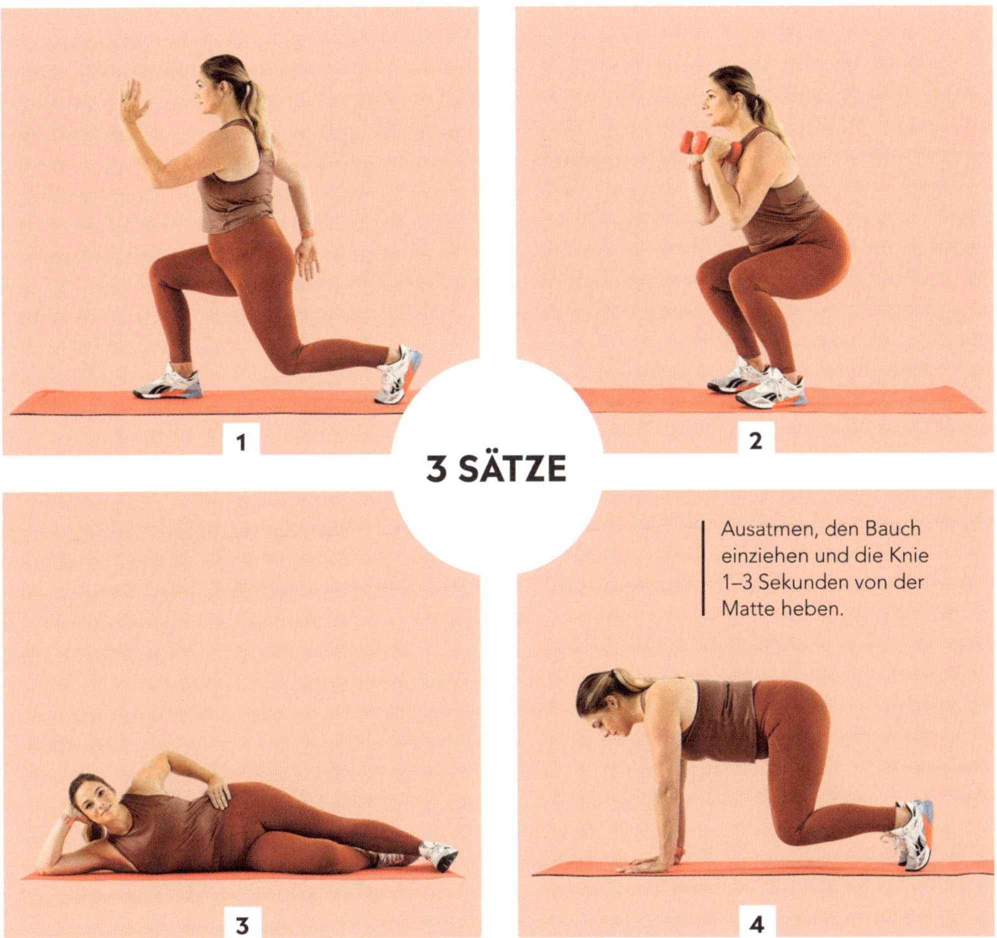
1
2
3 SÄTZE
Ausatmen, den Bauch einziehen und die Knie 1–3 Sekunden von der Matte heben.
3
4

UNTERKÖRPER WORKOUT 7

ÜBUNGSFOLGE A

1. Rumänisches Kreuzheben 10× (S. 41)

2. Ausfallschritt mit Knieheben 10× pro Seite (S. 38)

3. Beckenlift 15× (S. 43)

4. Seitlicher Unterarmstütz mit Hüftheben 10× pro Seite (S. 59)

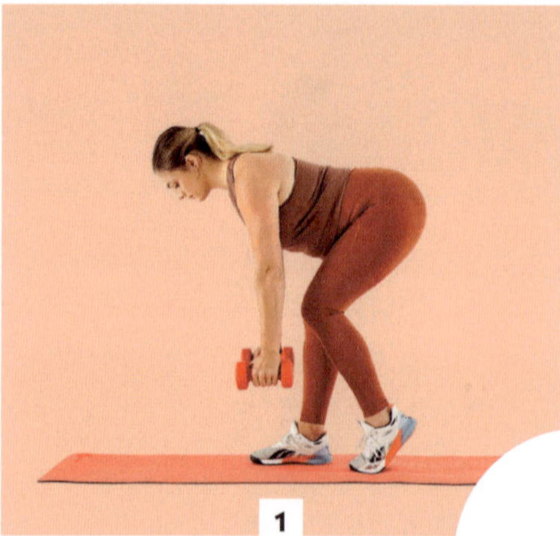

1

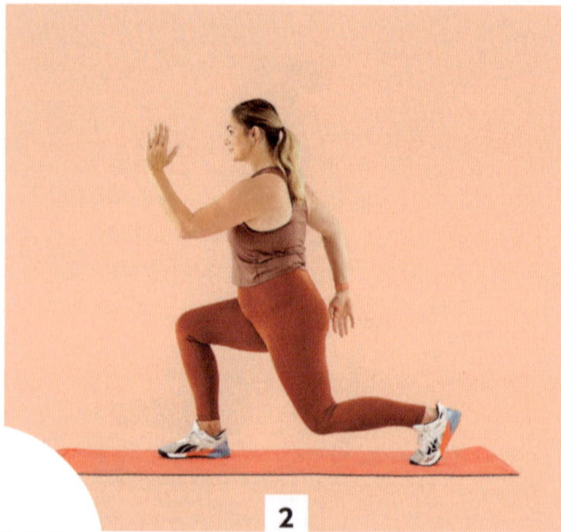

2

3 SÄTZE

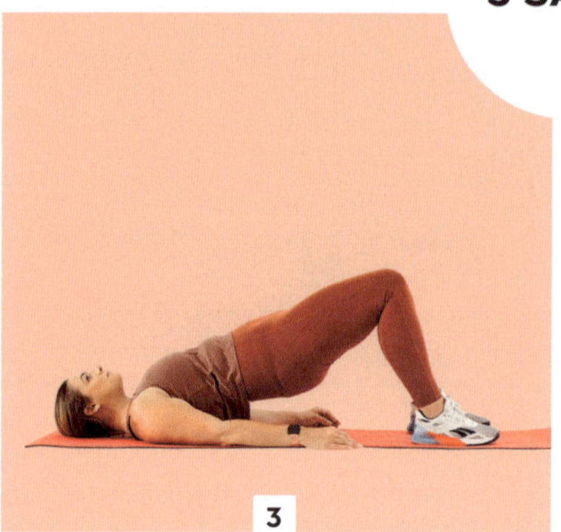

3

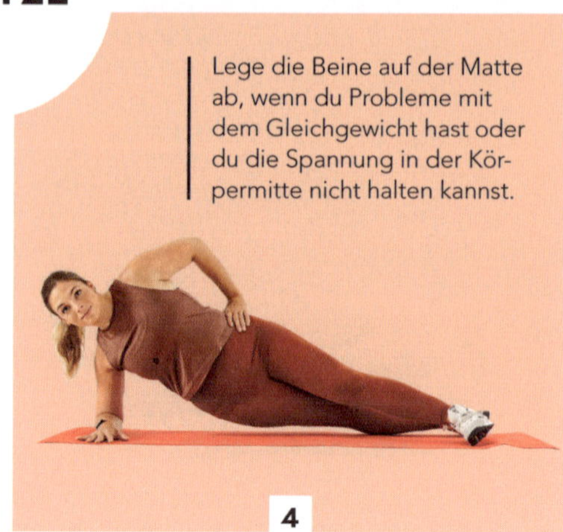

Lege die Beine auf der Matte ab, wenn du Probleme mit dem Gleichgewicht hast oder du die Spannung in der Körpermitte nicht halten kannst.

4

ÜBUNGSFOLGE B

1. Sumo-Kniebeuge 15× (S. 37)

2. Statischer Ausfallschritt 10× pro Seite (S. 39)

3. Beinheben im Liegen 10× pro Seite (S. 44)

4. Crunch im Liegen 10× pro Seite (S. 45)

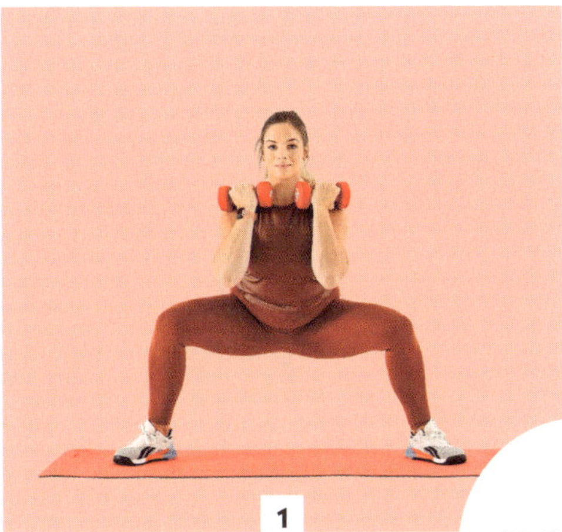

1

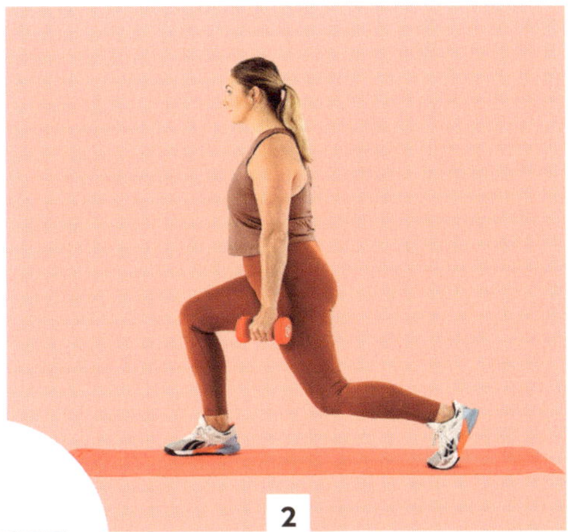

2

3 SÄTZE

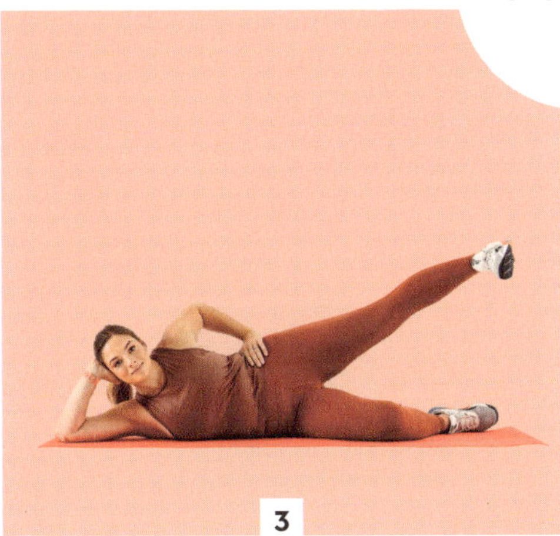

3

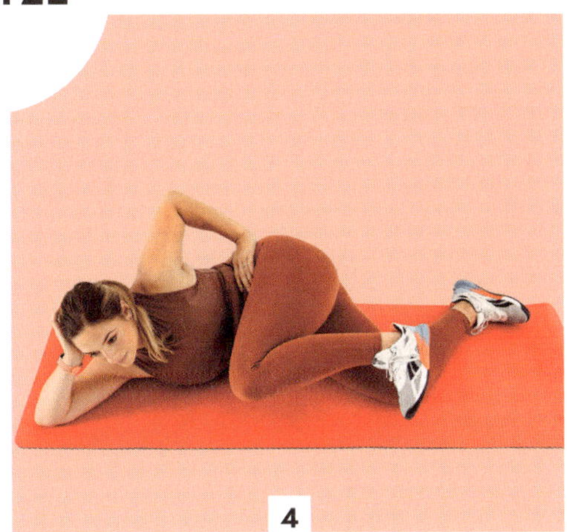

4

UNTERKÖRPER WORKOUT 8

ÜBUNGSFOLGE A

1. Pulsierende Kniebeuge (3× pulsieren) 10× (S. 36)

2. Seitlicher Ausfallschritt 10× im Wechsel (S. 40)

3. Moderater Burpee 10× (S. 45)

4. Beckenlift 15× (S. 43)

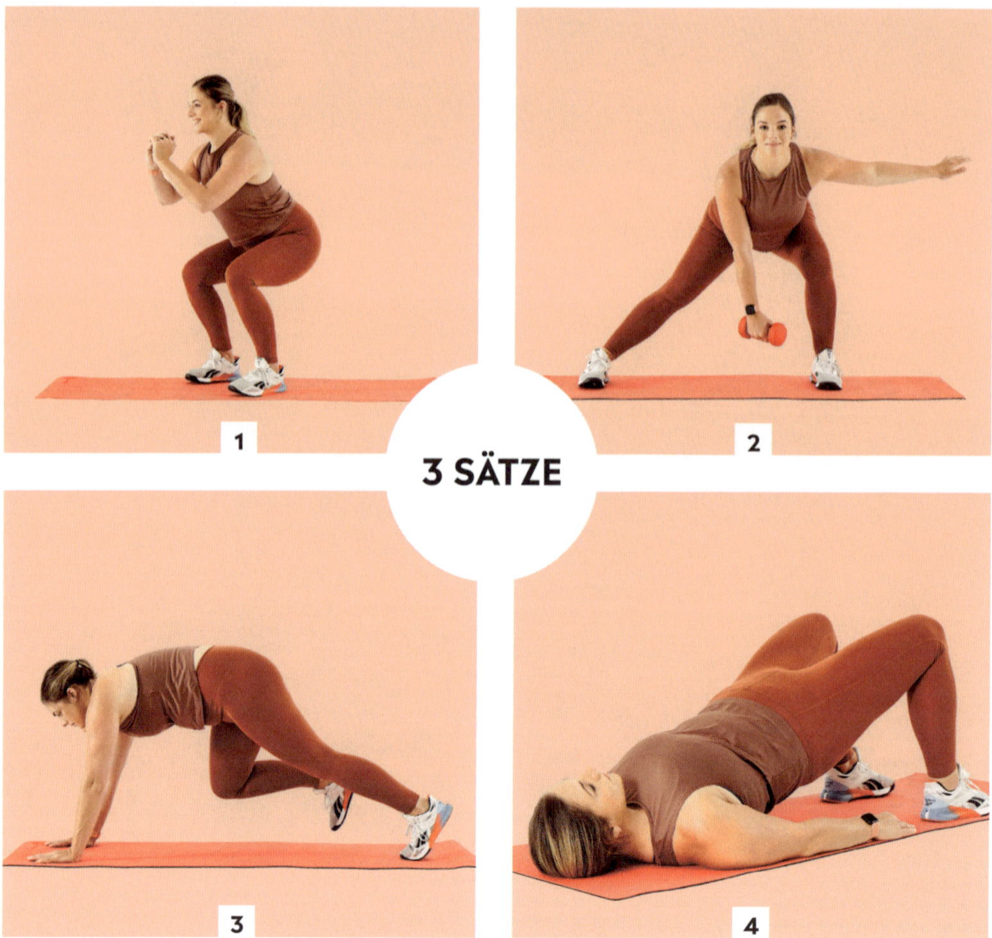

ÜBUNGSFOLGE B

1. Rumänisches Kreuzheben 15× (S. 41)

2. Vogel–Hund 10× pro Seite (S. 60)

3. Rumänisches Kreuzheben in Schrittstellung 10× pro Seite (S. 42)

4. Seitlicher Unterarmstütz mit Hüftheben 10× pro Seite (S. 59)

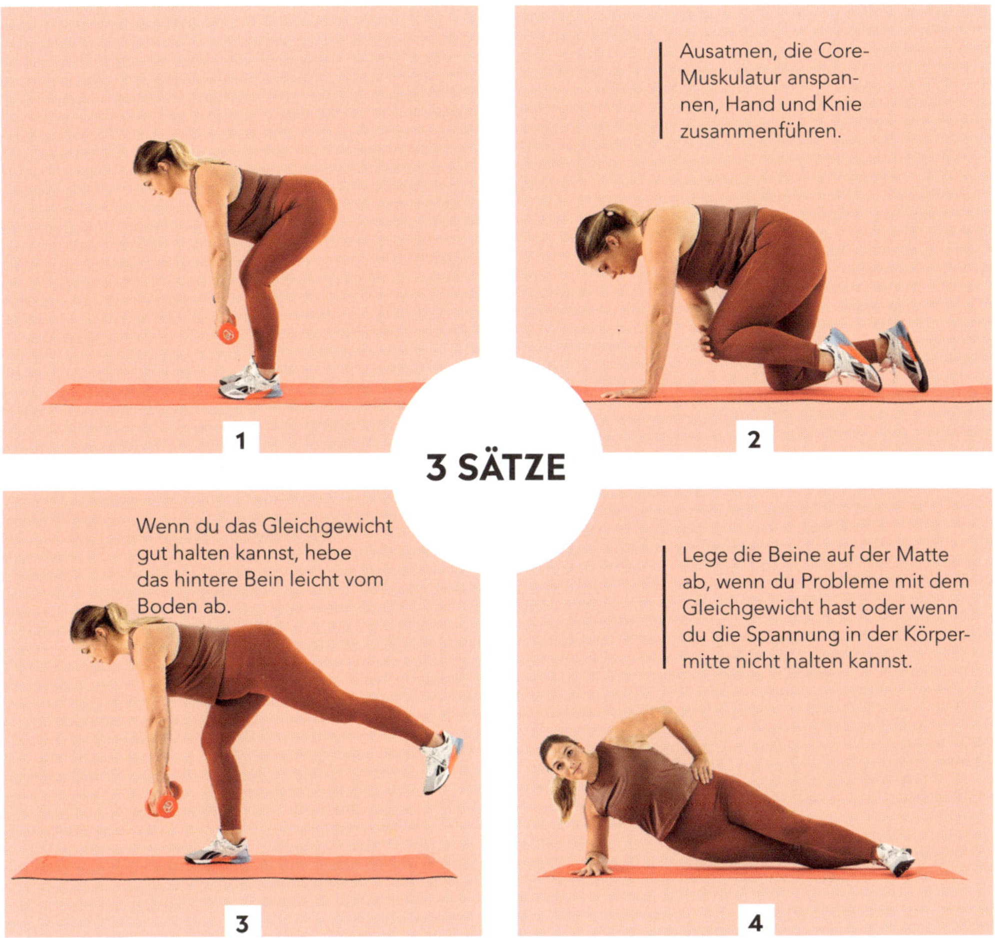
1
Ausatmen, die Core-Muskulatur anspannen, Hand und Knie zusammenführen.
2
3 SÄTZE
Wenn du das Gleichgewicht gut halten kannst, hebe das hintere Bein leicht vom Boden ab.
3
Lege die Beine auf der Matte ab, wenn du Probleme mit dem Gleichgewicht hast oder wenn du die Spannung in der Körpermitte nicht halten kannst.
4

GANZER KÖRPER WORKOUT 9

ÜBUNGSFOLGE A

1. Kniebeuge & Schulterdrücken 10× (S. 37)

2. Brustdrücken im Beckenlift 15× (S. 56)

3. Einarmig rudern in der Vorbeuge 10× pro Seite (S. 51)

4. Seitlicher Unterarmstütz mit Crunch 10× pro Seite (S. 59)

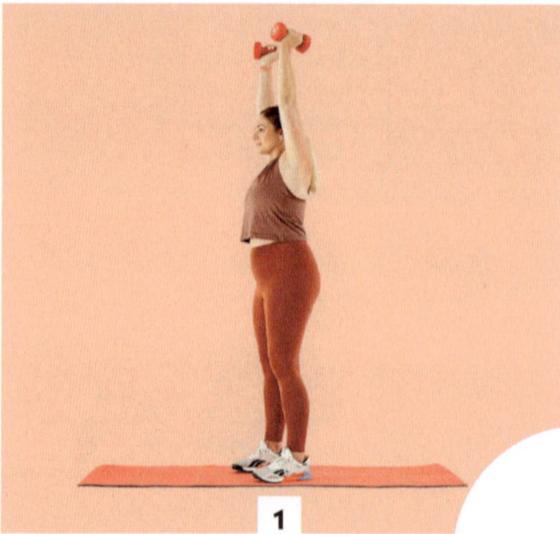

1

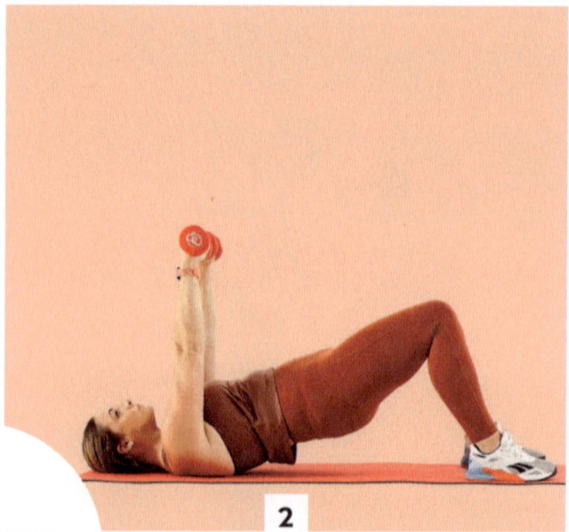

2

3 SÄTZE

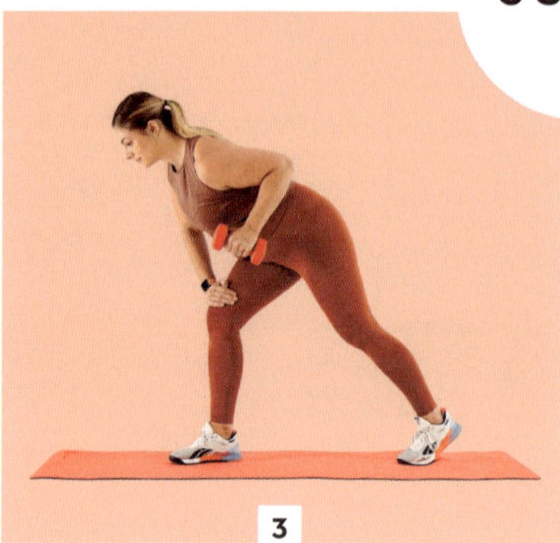

3

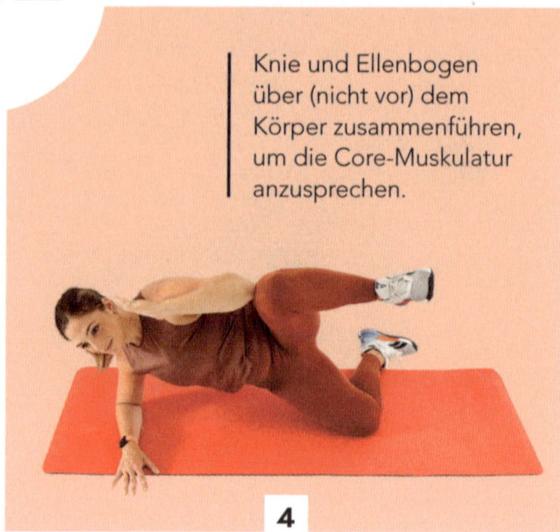

Knie und Ellenbogen über (nicht vor) dem Körper zusammenführen, um die Core-Muskulatur anzusprechen.

4

ÜBUNGSFOLGE B

1. Moderater Burpee 10× (S. 45)

2. Ausfallschritt & Curl 20× im Wechsel (S. 39)

3. Rudern im Liegestütz 10× im Wechsel (S. 51)

4. Schultertippen 20× im Wechsel (S. 60)

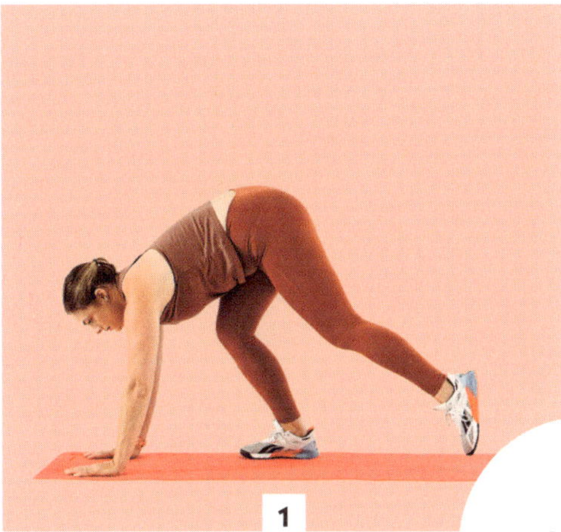

1

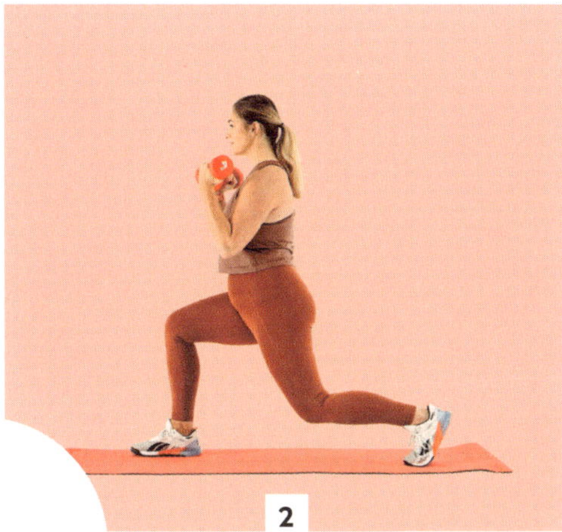

2

3 SÄTZE

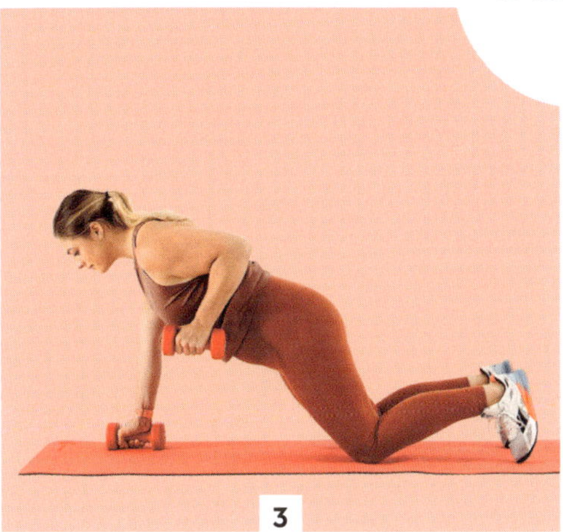

3

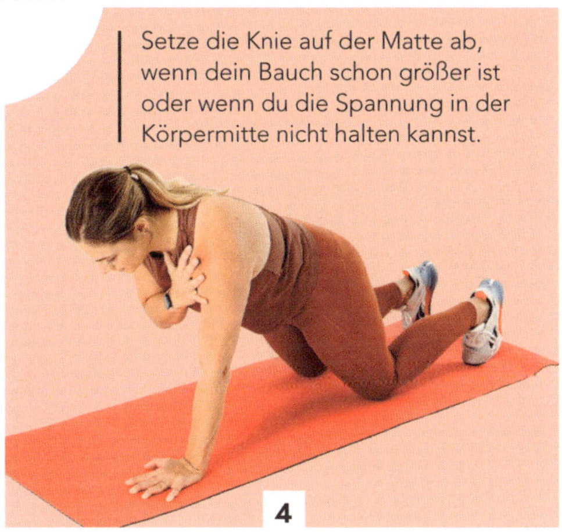

Setze die Knie auf der Matte ab, wenn dein Bauch schon größer ist oder wenn du die Spannung in der Körpermitte nicht halten kannst.

4

GANZER KÖRPER WORKOUT 10

ÜBUNGSFOLGE A

1. Seitlicher Ausfallschritt 10× im Wechsel (S. 40)

2. Front- & Seitheben jeweils 10× (S. 53)

3. Moderater Burpee 10× (S. 45)

4. Brustdrücken 15× (S. 55)

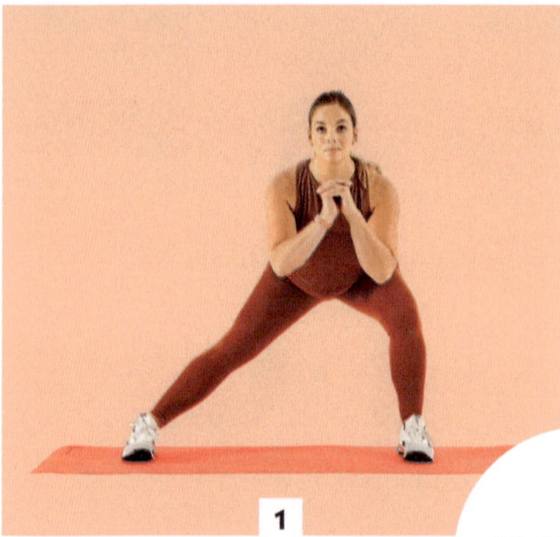

1

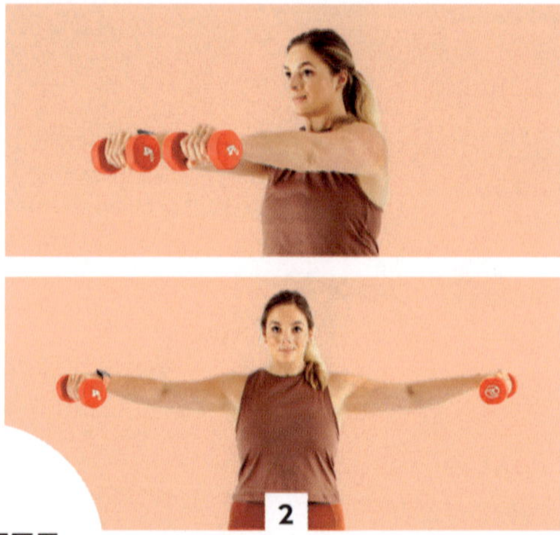

2

3 SÄTZE

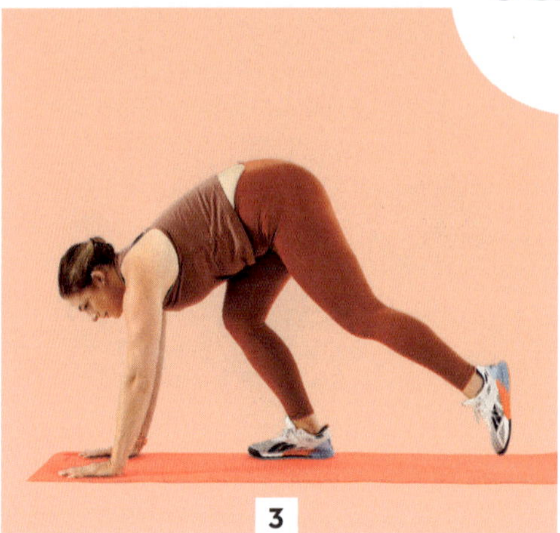

3

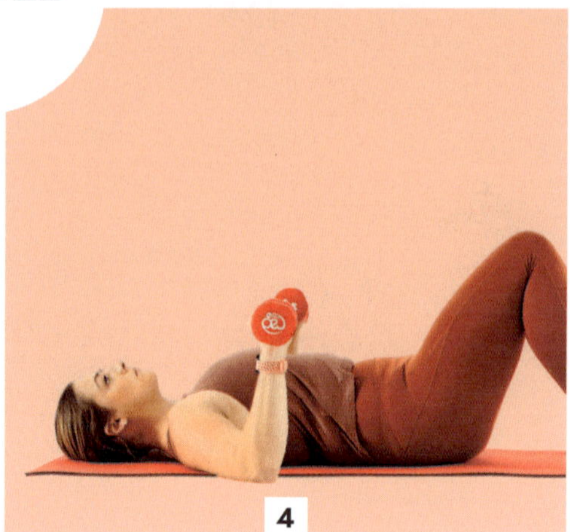

4

ÜBUNGSFOLGE B

1. Pulsierende Kniebeuge (3× pulsieren) 15× (S. 36)

2. Rudern im Liegestütz 10× im Wechsel (S. 51)

3. Ausfallschritt nach hinten 20× im Wechsel (S. 38)

4. Vogel–Hund 10× pro Seite (S. 60)

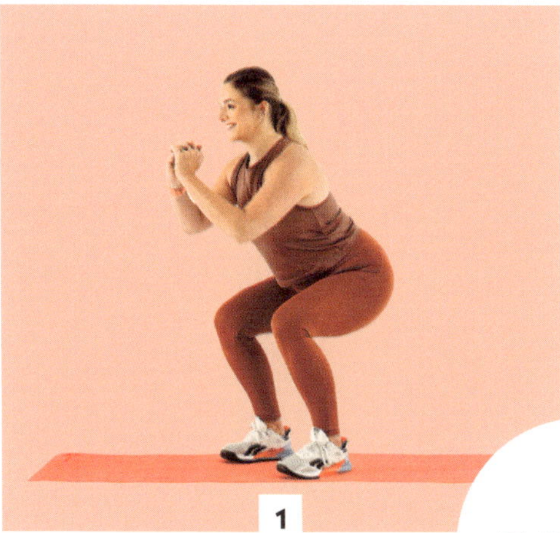

1

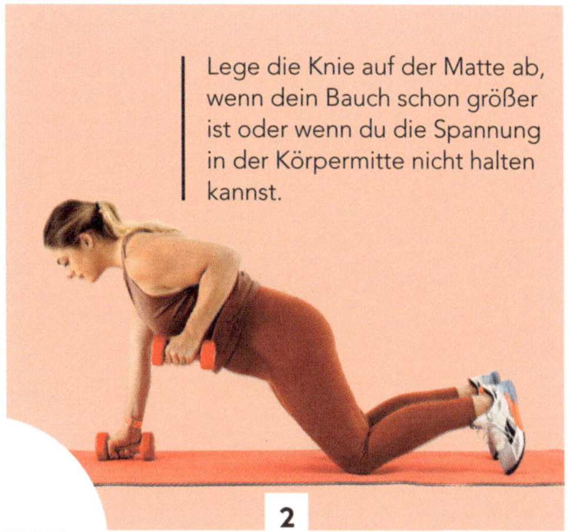
Lege die Knie auf der Matte ab, wenn dein Bauch schon größer ist oder wenn du die Spannung in der Körpermitte nicht halten kannst.

2

3 SÄTZE

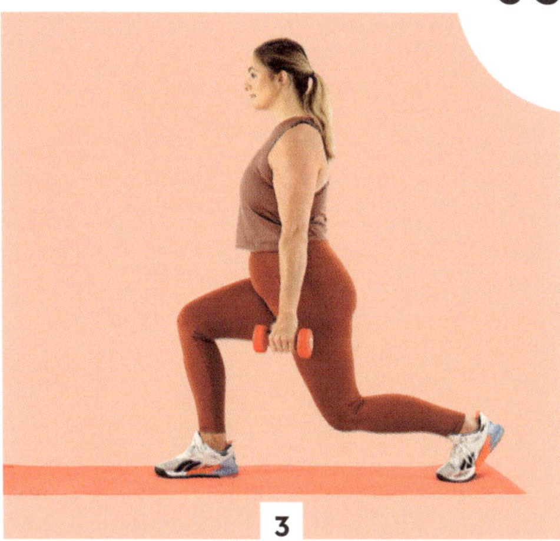

3

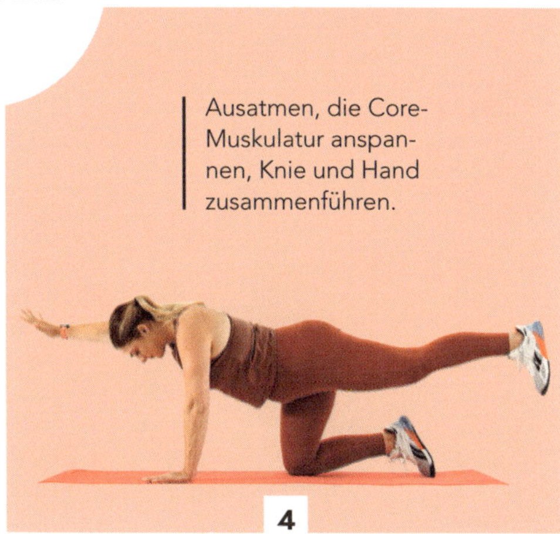
Ausatmen, die Core-Muskulatur anspannen, Knie und Hand zusammenführen.

4

GANZER KÖRPER WORKOUT 11

ÜBUNGSFOLGE A

1. Pulsierende Kniebeuge (3× pulsieren) 15× (S. 36)

2. Trizepsdrücken 15× (S. 55)

3. Einbeiniger Beckenlift 10× pro Seite (S. 43)

4. Seitlicher Unterarmstütz mit Rotation 10× pro Seite (S. 58)

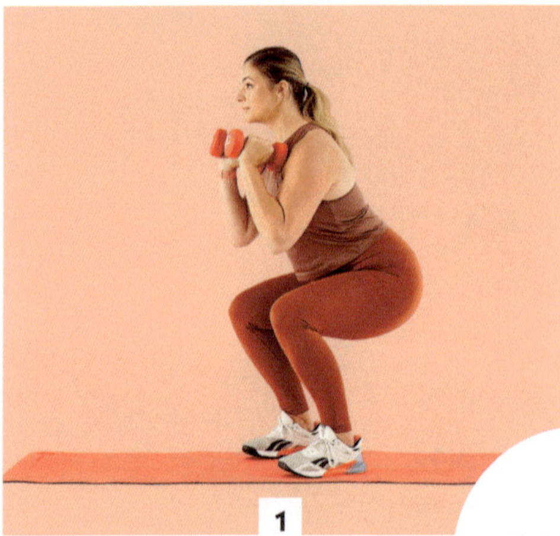

1

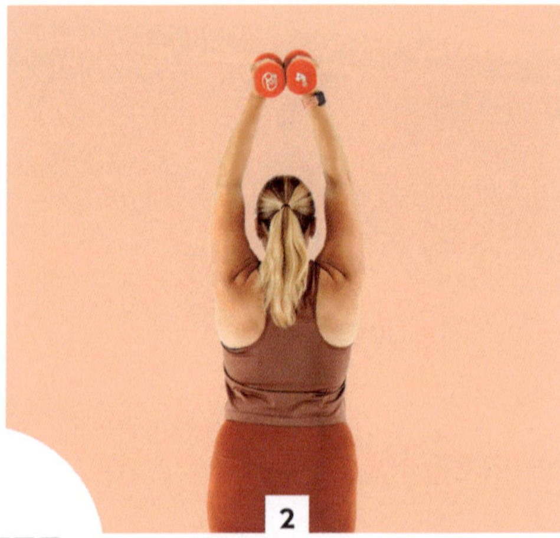

2

3 SÄTZE

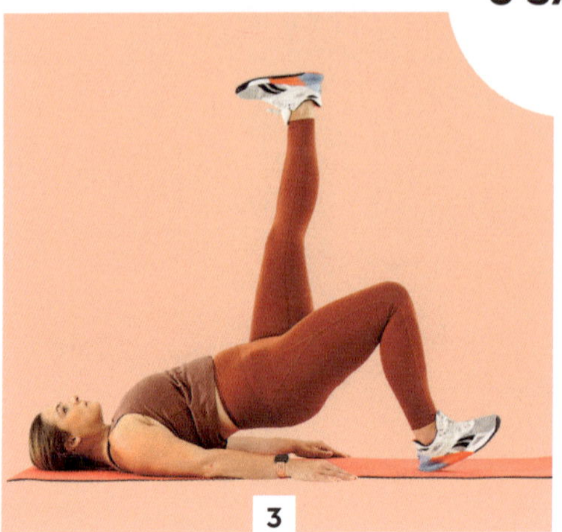

3

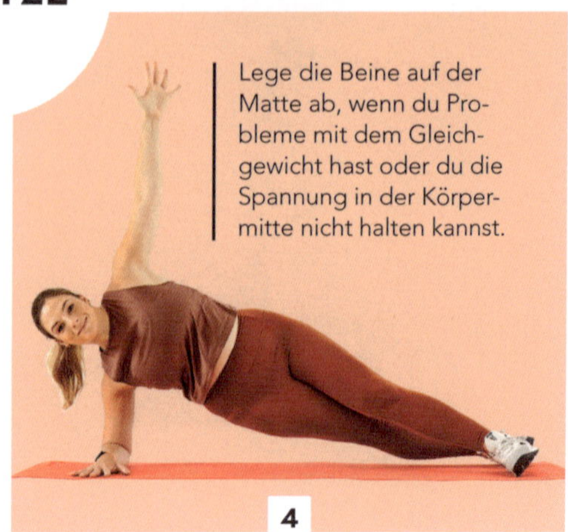

Lege die Beine auf der Matte ab, wenn du Probleme mit dem Gleichgewicht hast oder du die Spannung in der Körpermitte nicht halten kannst.

4

ÜBUNGSFOLGE B

1. Ausfallschritt mit Knieheben 10× pro Seite (S. 38)

2. Rudern im Stand 10× (S. 52)

3. Brustdrücken im Beckenlift 15× (S. 56)

4. Knieheben im Vierfüßlerstand 5–10x (S. 61)

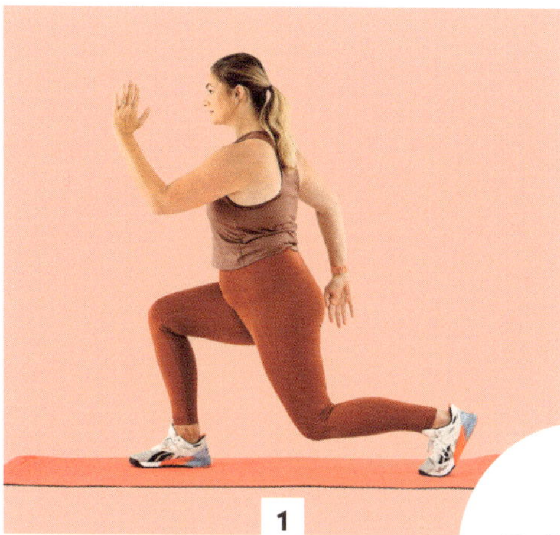

1

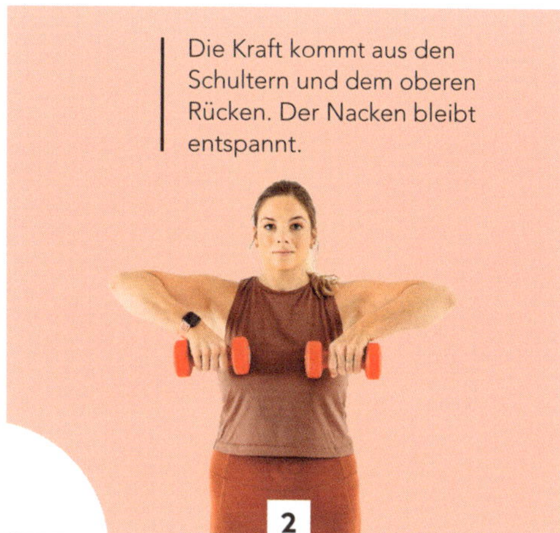

2

3 SÄTZE

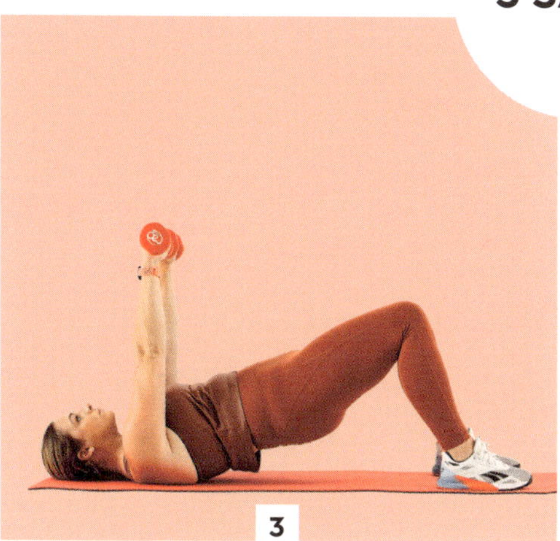

3

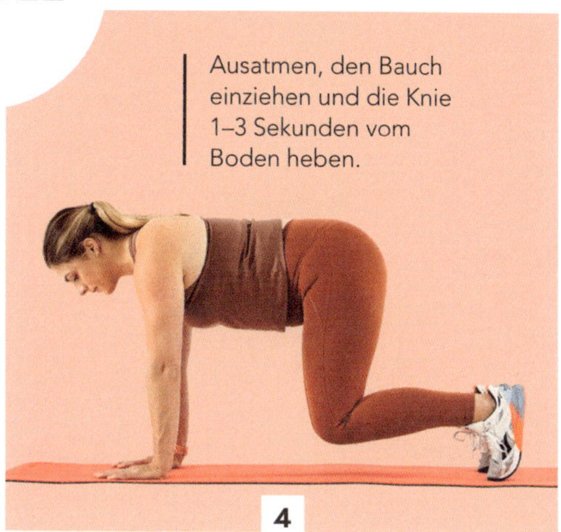

4

GANZER KÖRPER
WORKOUT 12

ÜBUNGSFOLGE A

1. Kniebeuge & Schulterdrücken 10× (S. 37)

2. Liegestütz 1×, jede Schulter tippen 10× (S. 47)

3. Sumo-Kniebeuge 10× (S. 37)

4. Rudern im Stand 10× (S. 52)

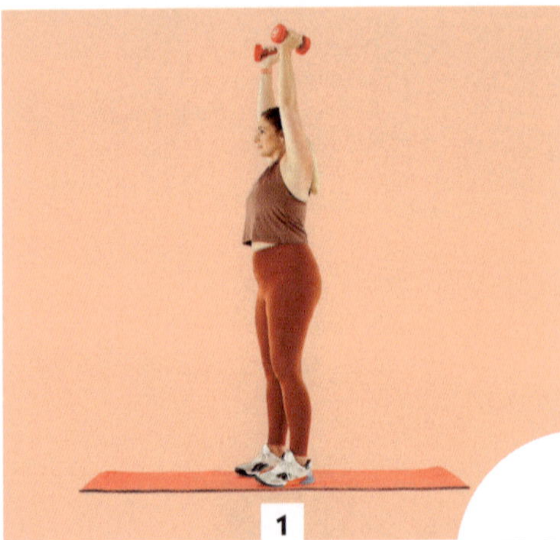
1

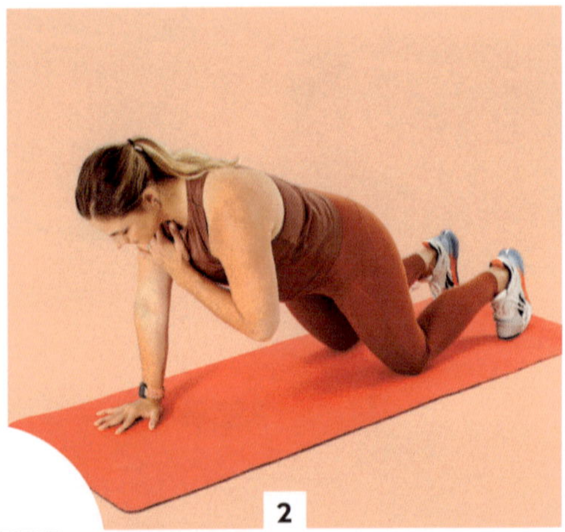
2

3 SÄTZE

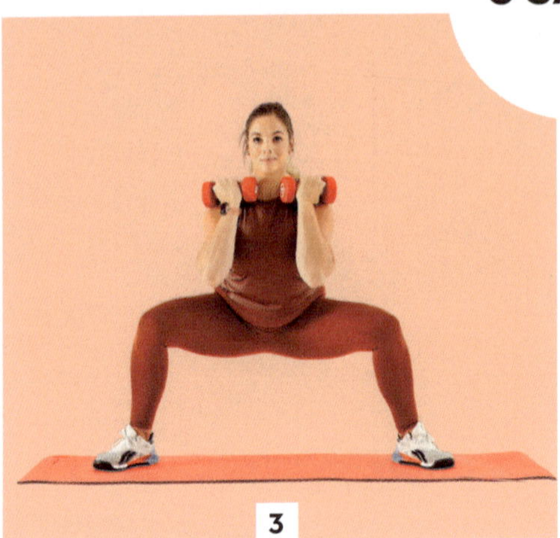
3

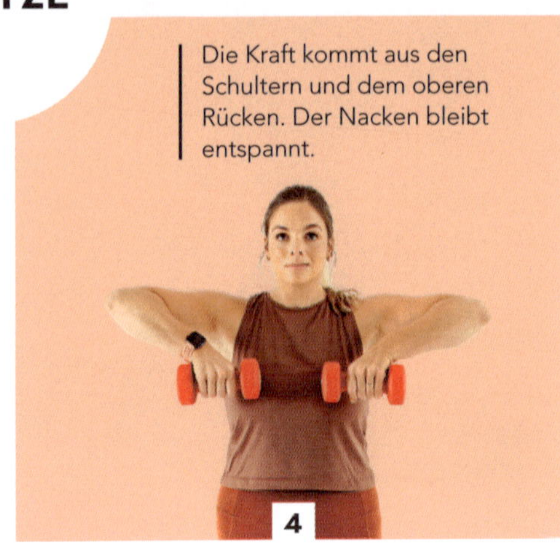
Die Kraft kommt aus den Schultern und dem oberen Rücken. Der Nacken bleibt entspannt.

4

ÜBUNGSFOLGE B

1. Front- & Seitheben jeweils 10× (S. 53)

2. Seitlicher Ausfallschritt 10× im Wechsel (S. 40)

3. Schulterdrücken im Neutralgriff 10× (S. 49)

4. Schultertippen 10–20× im Wechsel (S. 60)

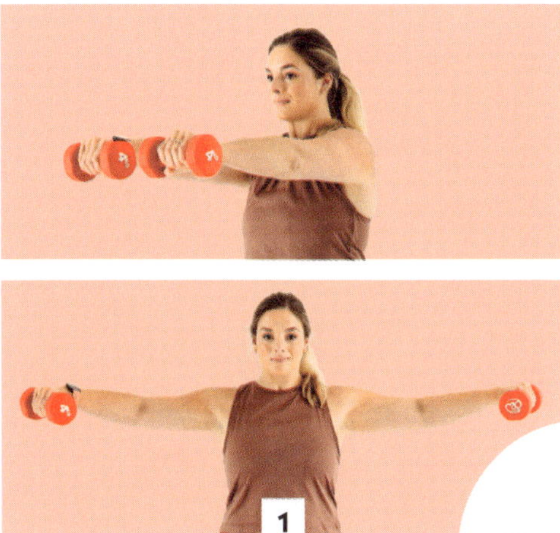

1

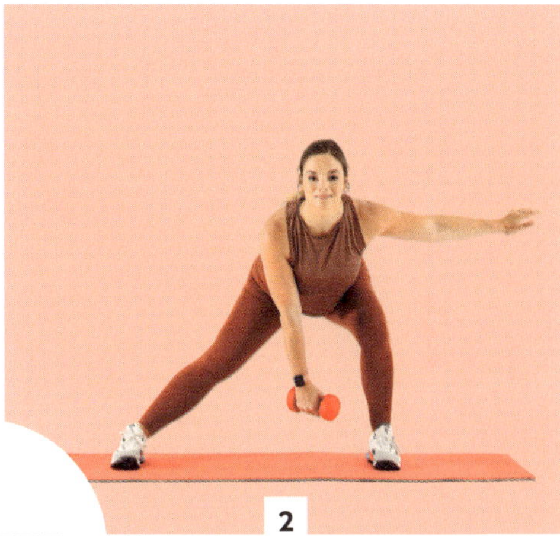

2

3 SÄTZE

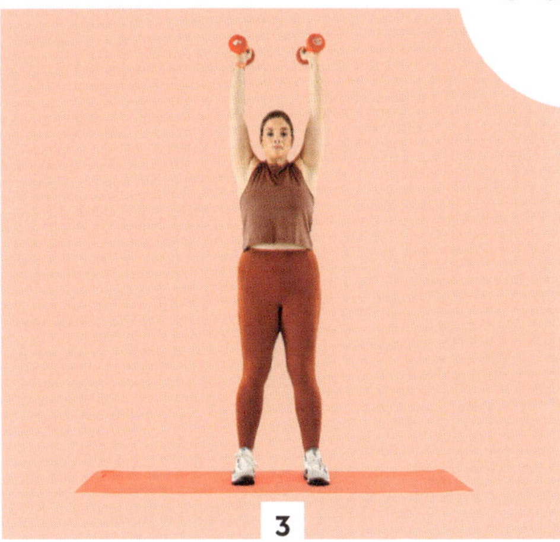

3

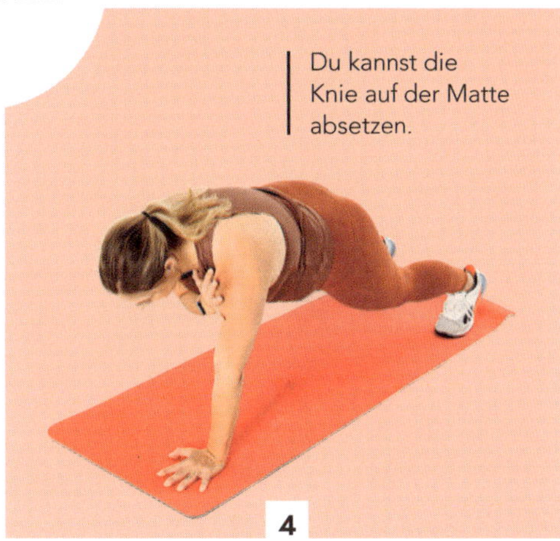

Du kannst die Knie auf der Matte absetzen.

4

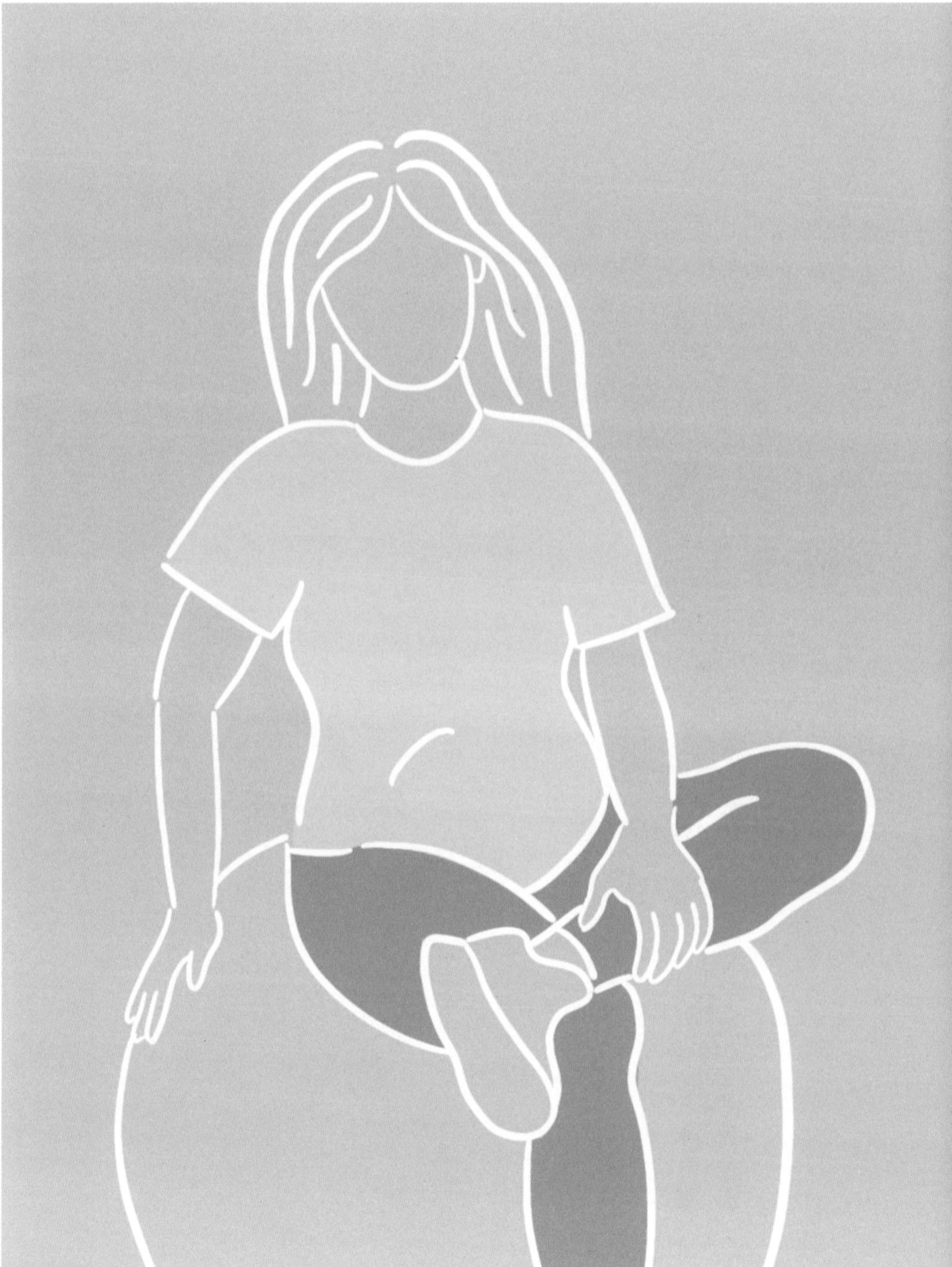

ZWEITES TRIMESTER

Woche 13–27

Nicht alle Frauen »strahlen« in der Schwangerschaft, aber viele haben im mittleren Drittel mehr Energie und weniger Beschwerden. Deinen Babybauch kannst du jetzt nicht mehr verstecken.

WOMIT **MUSST DU RECHNEN?**

Das zweite Schwangerschaftsdrittel umfasst die Wochen 13–27. Für viele Paare ist es ein wichtiger Meilenstein, denn spätestens jetzt teilen sie Freunden und Verwandten mit, dass sie Nachwuchs erwarten. Ich konnte es kaum erwarten. Gleichzeitig war ich auch schrecklich nervös, stellte mir ständig »was wenn«-Fragen und googelte die unmöglichsten Dinge. Und natürlich hoffte ich inständig, dass der Ultraschall in der 12. Woche uns gute Nachrichten bescheren würde.

So kam es dann auch. Wahrscheinlich war da wieder dieser Hinweis »sehr nervös« in meinen Unterlagen, denn auf Vorgeplänkel wurde verzichtet. Ein bisschen kalten Glibber auf den Bauch für den Ultraschall und wenige Augenblicke später konnten wir ein sehr agiles Baby sehen. Das Lächeln der Ärztin war fast so strahlend wie unseres. George drückte die ganze Zeit meine Hand. Wir konnten kaum fassen, wie viel unser Baby seit dem letzten Ultraschall gewachsen und wie aktiv es war. Es sah aus, als sei es mit einem Workout beschäftigt. Von wem es das wohl hatte?

Die Untersuchung dauerte etwas länger, weil es schwierig war, all die Maße zu nehmen, aber das war mir egal. Umso länger konnte ich unser Baby auf dem Bildschirm sehen. Alles sah gut aus und auch in der Stimme der Ärztin schwang keinerlei Zweifel mit. Wir stellten viele Fragen und bekamen Antworten darauf. Unser Glück konnten wir kaum fassen. Natürlich hatten wir vorher schon eine Menge Ultraschallbilder gesehen, aber diese bekamen wir ausgedruckt mit. Unser zweites Trimester konnte starten.

GEHT ES DIR BESSER?

Man sagt ja, dass im zweiten Schwangerschaftsdrittel alles besser wird und die unangenehmen Beschwerden endlich verschwinden. Das kann so sein, muss aber nicht. Manche Frauen haben Pech und leiden die ganzen neun Monate lang an Übelkeit oder anderen Beschwerden. Ich hoffe, du gehörst nicht dazu.

Welche Beschwerden du auch hast und wie lange sie auch dauern: Versuche nicht, dich mit anderen Frauen zu verglei-

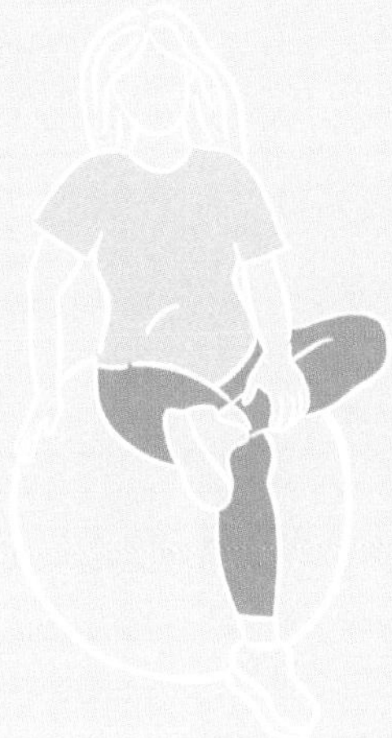

DEIN BABY UND DU **IM ZWEITEN TRIMESTER**

Für viele Frauen ist dies die angenehmste und schönste Phase der Schwangerschaft. Das Baby ist in den letzten Wochen kräftig gewachsen. Es hat manchmal Schluckauf, kann gähnen, schlucken und durch das Fruchtwasser sogar schmecken, was du isst. Keine Sorge, es wird trotzdem nicht mit einer angeborenen Leidenschaft für Schokolade (oder Chips) zur Welt kommen.

Die Sinne des Babys entwickeln sich. Es kann deine Stimme und die deines Partners hören, also sprecht viel mit ihm und spielt deinem Bauch schöne Musik vor.

Auch Geruchssinn und Augen entwickeln sich. Wenn du gegen Ende des Trimesters einen hellen Lichtstrahl auf den Bauch richtest oder in die Hände klatschst, wird es sich wahrscheinlich bewegen.

Das Baby wächst und nimmt weiterhin an Gewicht zu: vom Ende des ersten Trimesters bis zur 23. Woche etwa ein ganzes Kilogramm.

chen. Wenn es dir schrecklich geht und keine Linderung in Sicht ist, sprich mit deinem Arzt. Es gibt Medikamente, die er dir verordnen kann. Das heißt nicht, dass mit dir oder deinem Baby etwas nicht in Ordnung ist. Jede Frau ist eben anders. Bei mir kam der magische Energieschub nicht in der 12. Woche. Ich war weiterhin erschöpft. Die ersten Wochen des zweiten Trimesters habe ich mich gefragt, ob ich je wieder in Schwung kommen würde. Aber um die 20. Woche

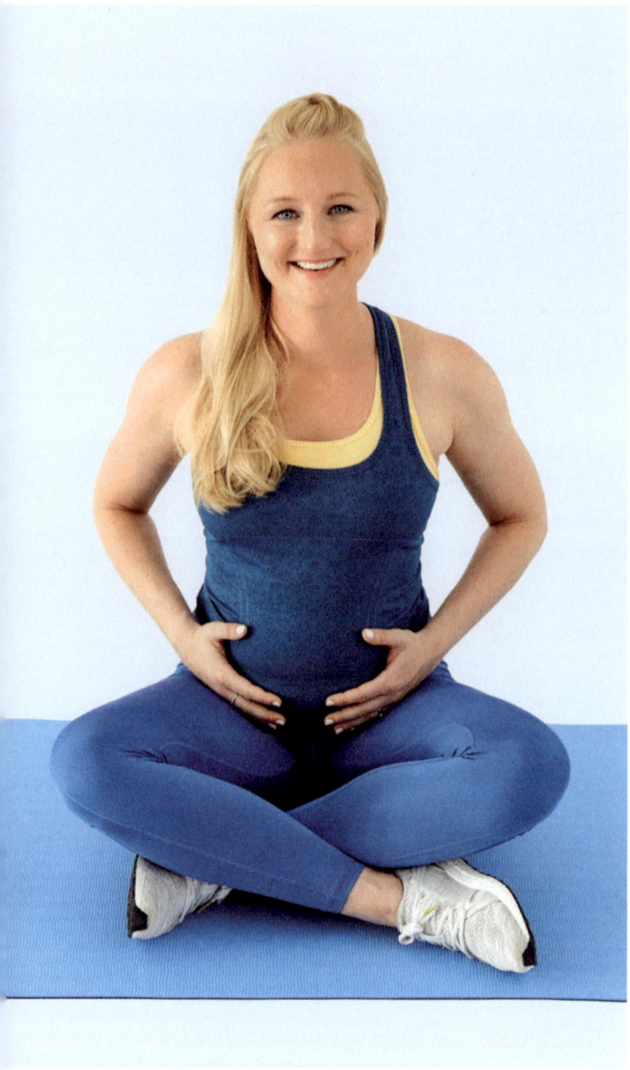

herum wurde es besser und darüber war ich sehr dankbar. Ich hatte wieder Energie, mehr Lust auf Sport und mehr Freude daran, unter Menschen zu gehen.

DEIN BAUCH

Wenn dies deine erste Schwangerschaft ist, kann es etwas dauern, bis man den Babybauch sieht. Das muss aber nicht so sein. Bei mir dauerte es etwa 18 Wochen, bevor man etwas sah. Manche meiner Freundinnen bekamen schon mit 10 Wochen ein Bäuchlein. Auch dies ist so ein Fall, in dem du dich nicht mit anderen vergleichen solltest, erst recht nicht bei der ersten Schwangerschaft, wenn alles noch neu ist.

Wenn der Bauch zu wachsen beginnt, kommt eine seltsame Phase: Die Leute fragen sich, ob du schwanger bist oder nur zugenommen hast. In der Zeit habe ich ständig weite Pullover getragen. Vielleicht tragen manche Frauen extra enge Sachen, um Klarheit zu schaffen. Ich habe mich lieber für weitere und bequeme Kleidung entschieden, bis der Bauch deutlich sichtbar wurde.

DIE ERSTEN TRITTE

Manche Frauen spüren die ersten Kindsbewegungen um die 16. Woche. Andere, vor allem in der ersten Schwangerschaft, nehmen sie erst deutlich später wahr. Mir wurde bei der Untersuchung in der 12. Woche gesagt, dass meine Plazenta vor dem Baby läge. Das wirkt sich nicht negativ auf die Schwangerschaft aus, kann aber bedeuten, dass man die Bewegungen später spürt. Na prima, als ob ich nicht nervös genug war! Nun musste ich also länger warten, bis ich die beruhigenden Tritte spürte. Trotzdem achtete ich genau auf alles, was ein Tritt sein könnte. Manchmal ist das von normaler Luft im Darm nicht so leicht zu unterscheiden.

Etwa in der 18. Woche nahm ich eine oder zwei kleine Bewegungen wahr, ähnlich wie Popcorn in der Mikrowelle, aber sie waren undeutlich und kamen nur alle paar Tage. Ich hatte irgendwo gehört, es fühle sich wie ein Flattern an. Bei mir nicht. Am Anfang der 20. Woche saß ich im Auto und spürte plötzlich einen deutlichen Tritt. Zuerst erschrak ich, dann musste ich lachen – vor Glück und vor allem vor Erleichterung.

Die ersten Kindsbewegungen waren ein wichtiger Meilenstein für mich. Es beruhigte mich sehr zu fühlen, dass das Baby sich bewegt. George musste unbedingt auch die Bewegungen spüren. Jedes Mal, wenn ich dachte, es könnte passieren, rief ich ihn. Und genau dann blieb das Baby schlagartig still. Das ging etwa eine Woche lang so.

Eines Abends legte George seinen Kopf auf meinen Bauch und das Baby trat ihm direkt gegen den Kopf. Das hat er definitiv gespürt. Von da an legte er immer abends vor dem Schlafengehen seine Hände auf meinen Bauch, erzählte dem Baby etwas und spürte die Tritte, die schnell kräftiger und regelmäßiger wurden. Es war, als ob wir unserem Baby Gute Nacht sagten.

Ich habe die Tritte und Bewegungen allerdings auch nachts oft gespürt. Vor allem gegen 3 Uhr veranstaltete es eine wahre Tanzparty. Offenbar hatte es Spaß.

SPORT IM **ZWEITEN TRIMESTER**

Wenn dein Energielevel steigt, hast du vielleicht wieder Lust, dein Trainingsprogramm aufzunehmen. Aber übertreibe es nicht. Ob schwanger oder nicht: Wer zwölf Wochen ausgesetzt hat, sollte nicht gleich mit Vollgas starten. Sei nett zu dir und gewöhne dich langsam wieder an den Sport. Wenn du im ersten Trimester regelmäßig trainiert hast, bleibe dran – und zwar in einem Maß, das sich für dich gut anfühlt.

ÜBUNGEN ANPASSEN

Es ist durchaus empfehlenswert, mit Kurzhanteln zu trainieren, sofern sich Gewicht und Intensität angenehm anfühlen. Dein Körper hat sich in den letzten Wochen verändert. Gib ihm Zeit und starte nach einer Pause mit leichteren Gewichten als vorher.

Manche Übungen musst du im zweiten Trimester abwandeln, weil dein Bauch größer wird. Du musst deine Haltung verändern, um Platz für ihn zu schaffen. Vielleicht möchtest du auch die Einstellung deines Spinning-Rads verändern, damit du gut sitzen kannst, oder bei Kniebeugen und beim Kreuzheben die Beine etwas weiter öffnen, damit der Bauch nicht im Weg ist.

Von längerem Liegen auf dem Rücken wird vom zweiten Trimester an abgeraten, weil das Gewicht von Uterus und Baby auf die *Vena cava* (Hohlvene) drücken kann. Durch diese große Vene fließt das Blut aus dem Unterkörper zurück zum Herzen. Aber keine Angst, bevor etwas Gefährliches geschieht, wirst du kurzatmig oder dich unwohl fühlen. Wenn solche Signale auftreten, hast du genug Zeit, deine Position zu verändern, etwa indem du die Höhe einer Trainingsbank verstellst oder dich zu Hause mit

WENN DEIN BABY WÄCHST, VERSCHIEBT SICH DER KÖRPERSCHWERPUNKT NACH VORN UND DEINE HALTUNG ÄNDERT SICH. TRAINING IST HILFREICH, DAMIT SICH DEIN KÖRPER AN DIESE VERÄNDERUNG ANPASSEN KANN.

dem Rücken an ein Sofa oder ein großes Kissen lehnst, um dich aufzurichten bzw. aufrechter zu sitzen. Du kannst dich aber gern zwischen zwei Übungspositionen für einen Moment auf den Rücken legen – nur nicht zu lange. Achte gut auf dich.

Wenn dein Baby wächst, verschiebt sich der Körperschwerpunkt nach vorn und deine Haltung ändert sich. Training ist hilfreich, damit sich dein Körper an diese Veränderung anpassen kann. Meist kippt das Becken leicht nach vorn und die Krümmung des unteren Rückens verstärkt sich. Auch das zunehmende Gewicht der Brüste belastet den Rücken, was sich durch ein unangenehmes Gefühl oder Verspannungen äußern kann. Die richtige BH-Größe ist darum nicht nur für deine Brüste wichtig, sondern auch für Nacken und Rücken.

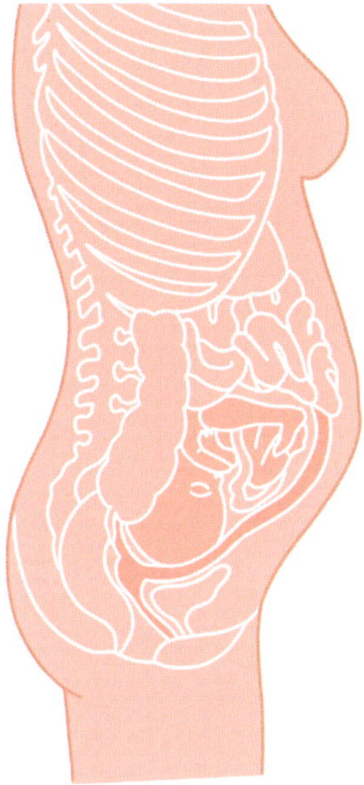

ZWEITES TRIMESTER

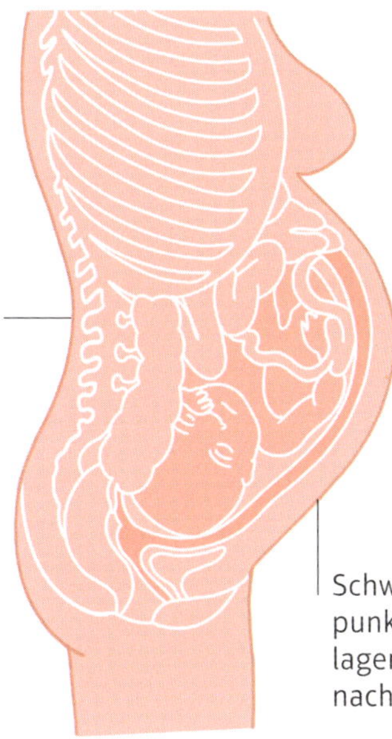

DRITTES TRIMESTER

CARDIO-TRAINING

Wie im ersten Trimester hängt die Art des Cardio-Trainings davon ab, wie du dich fühlst. Solange du die Trainingsintensität im Blick behältst und deine Pulsfrequenz angenehm ist, kannst du weitertrainieren. Wenn dein Bauch größer wird, wird dir das Training schwerer fallen. Stelle dich darauf ein und lass dich nicht entmutigen. Dein Körper muss sich mehr anstrengen, um fit zu bleiben. Viele Frauen hören am Ende des zweiten Trimesters zu laufen auf. Wenn du aber

WENN DEIN BAUCH GRÖSSER WIRD, MUSS SICH DEIN KÖRPER MEHR ANSTRENGEN, UM FIT ZU BLEIBEN.

eine trainierte Läuferin bist, kommt dein Körper vielleicht gut mit der Anforderung zurecht. Achte einfach gut auf dich selbst und nimm auch kleinere Beschwerden ernst.

KRAFTTRAINING

Je weiter die Schwangerschaft voranschreitet, desto wichtiger wird deine Kraft. Ob du schwere, leichte oder gar keine Hanteln verwendest: Behalte dein normales Krafttraining ruhig bei, dann werden Veränderungen der Haltung dich weniger belasten, weil dein Körper kräftig genug ist, um sie abzufangen. Vergiss beim Training nicht den Oberkörper, denn seine Kraft wirst du häufig zum Heben und Tragen brauchen, wenn das Baby erst einmal geboren ist.

Halte dich auch dann an die Regel der 8–10 Wiederholungen, wenn du an Gewichtstraining gewöhnt bist. Wenn du die 8–10 Wiederholungen einer Übung nur mit großer Anstrengung schaffst, nimm leichtere Hanteln und steigere dich allmählich.

STARKER CORE

Im zweiten Trimester ist es wichtig, die Körpermitte zu schützen, weil sich die Bauchwand durch das wachsende Baby dehnt. Es ist ganz normal, dass die Core-Muskeln gedehnt werden, denn sonst hätte das Baby nicht genug Platz. Keine Sorge, die Dehnung tut nicht weh, wahrscheinlich spürst du sie gar nicht.

Du solltest beim Trainieren aber nun vorgeschlagene Varianten der Übungen wählen, die mit deinen Bauchmuskeln schonend umgehen.

Rektusdiastase

Die Bauchmuskulatur hat in der Mitte eine natürliche Lücke, die durch eine Bindegewebsnaht namens *Linea alba* geschlossen wird. Die *Linea alba* dehnt sich, um Platz für das wachsende Baby zu schaffen. Das ist sinnvoll und notwendig. Der Fachbegriff für dieses Bindegewebe, das auch die »Sixpack-Muskeln« (*Rectus abdominis* oder gerader Bauchmuskel) verbindet, ist Rektusdiastase. Du hast diese Muskeln tatsächlich, auch wenn man kein Sixpack sieht.

Studien zufolge tritt bei allen schwangeren Frauen um die 35. Woche eine gewisse Rektusdiastase auf. Du hast also nichts falsch gemacht. Aber die

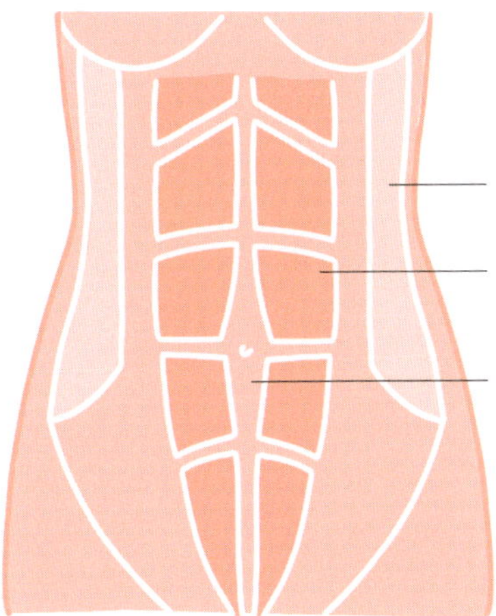

NORMALES ABDOMEN

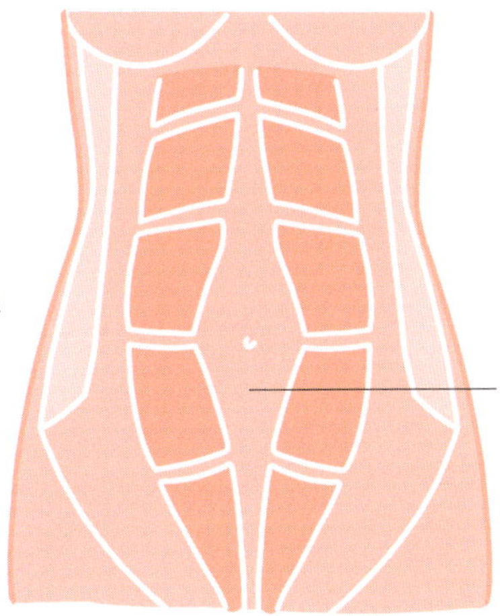

DIASTASE

Vorstellung dieser Dehnung verursacht vielen Schwangeren Stress oder Angst und allein das Wort »Rektusdiastase« kann zum Schreckgespenst werden. Klare Risikofaktoren für eine Diastase lassen

ES IST GANZ NORMAL, DASS DIE CORE-MUSKELN GEDEHNT WERDEN, DENN SONST HÄTTE DAS BABY NICHT GENUG PLATZ IM BAUCH.

sich nicht benennen. Neben der Veranlagung spielen auch die Länge des Rumpfs und die Anzahl der Schwangerschaften eine Rolle. Manche Frauen haben schon zu Beginn der Schwangerschaft eine etwas breitere Lücke zwischen ihren Muskeln.

Vielleicht wirst du beim Training eine Wölbung in der Mitte des Bauchs beobachten, vor allem bei Sit-ups, Crunches, Übungen im Liegestütz und beim Heben beider Beine, möglicherweise auch bei anderen Übungen. Weil jeder Körper anders ist, lässt sich nicht genau definieren, wann du eine Übung abbrechen solltest. Wichtig ist nur, dass du weißt, worauf du achten musst und wann du deine Übungen abwandeln oder beenden solltest.

Wenn dein Bauch also eine Kegelform annimmt, liegt es daran, dass deine Bauchmuskulatur mit der Übung gerade überfordert ist. Dann musst du die Übung verändern. Das bedeutet nicht, dass du das Core-Training ganz abbrechen musst.

Core-Training mit Bauch

In den Workouts für das zweite Trimester findest du verschiedene Möglichkeiten, um Core-Übungen abzuwandeln. Andererseits ist es aber auch möglich, durch die richtige Atmung die Körpermitte bewusst in Übungen für den Ober- oder Unterkörper einzubeziehen.

Wenn du die tiefe Zwerchfellatmung beherrschst und weißt, wie du deine tiefen Bauchmuskeln anspannen kannst, tust du während der Schwangerschaft viel für deinen Bauch. Denke an die Regel der drei »A« (siehe S. 75).

Vielleicht stellst du fest, dass sich dein Bauch auch im Alltag wölbt, etwa beim Aufstehen aus dem Bett oder vom Sofa oder beim Aussteigen aus der Badewanne. Bei solchen Bewegungen entsteht ein höherer Druck im Bauchbereich. Gewöhne dir an, dich wenn möglich auf die Seite zu drehen, auf alle viere zu kommen und erst dann aufzustehen, und behalte dies auch nach der Geburt eine Weile bei. Es sieht nicht besonders elegant aus, hilft aber ungemein. Erhebliche Belastungen für den Bauch treten auch bei Verstopfung auf, vor allem wenn du beim Stuhlgang pressen musst. Trinke reichlich Wasser und achte auf eine ballaststoffreiche Ernährung. Es kann auch helfen, wenn du ein Fußbänkchen vor die Toilette stellst und tief atmest. Bei anhaltender Verstopfung solltest du dich an einen Arzt oder deine Hebamme wenden.

TRAINING **IM STUDIO**

Die Übungen in diesem Buch kannst du überall ausführen. Wenn du Mitglied in einem Fitnessstudio bist, kannst du auch das dortige Equipment nutzen.

Selbstverständlich kannst du auch während der Schwangerschaft im Studio trainieren. Wenn du hinsichtlich der Benutzung von Geräten unsicher bist oder dich unwohl fühlst, wende dich an die Trainer oder Mitarbeiter.

Crosstrainer, Ergometer oder Spinning-Räder kannst du bedenkenlos benutzen, eventuell muss aber die Einstellung verändert werden, damit du nicht fällst. Trainiere nur so schnell, wie es sich für dich angenehm anfühlt, nicht mehr als 70% deines Maximums.

Dasselbe gilt für Kurse, die du besuchen möchtest. Trainiere in deinem eigenen Tempo und informiere die Kursleitung über deine Schwangerschaft.

ZWEITES TRIMESTER **TRAININGSPLAN**

Ich nehme an, dass du dich nach dem ermüdenden ersten Schwangerschaftsdrittel jetzt etwas schwungvoller fühlst. Wenn das nicht der Fall ist: Keine Sorge, dein Energielevel wird sich in den nächsten Wochen verbessern. Auch dieses Kapitel umfasst 12 Workouts. Der genaue Ablauf der einzelnen Übungen ist im Übersichtskapitel auf den Seiten 36–61 erklärt. Achte bitte auch auf die Hinweise zu den Varianten direkt bei den Übungsfotos. Vergiss nicht, dich vorher aufzuwärmen und dir nach dem Training Zeit für ein Cool-down zu nehmen (siehe S. 26–33). Du wirst feststellen, dass einige Übungen leicht abgewandelt sind, um Rücksicht auf deinen Bauch zu nehmen, der sich nun zu wölben beginnt. Grundsätzlich sollten dir die Übungen aber schon aus dem ersten Trimester vertraut sein. Die Anzahl der Wiederholungen ist nur ein Richtwert. Du kannst mehr oder weniger durchführen, je nachdem, wie du dich fühlst. Höre immer auf deinen Körper. Trinke reichlich Wasser und lege Ruhepausen ein, wenn du sie brauchst. Dein Körper muss jetzt mehr Gewicht tragen. Wundere dich also nicht, wenn dir manche Übungen nun etwas schwerer fallen als früher.

OBERKÖRPER WORKOUT 1

ÜBUNGSFOLGE A

1. Rudern im Liegestütz 10× im Wechsel (S. 51)

2. Liegestütz 10× (S. 46)

3. Schulterdrücken im Neutralgriff 10× (S. 49)

4. Trizeps-Dips 10× (S. 54)

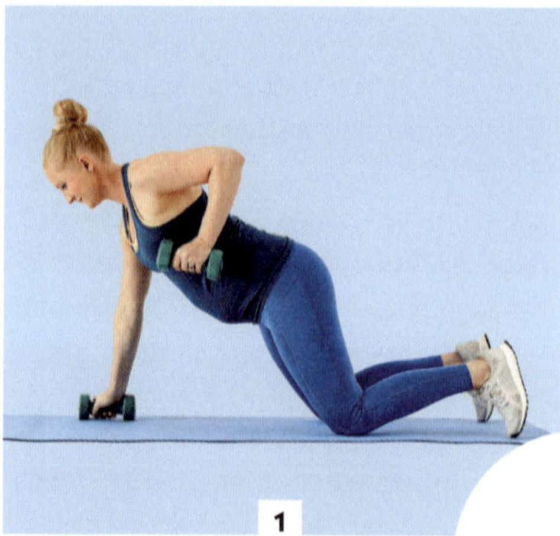

1

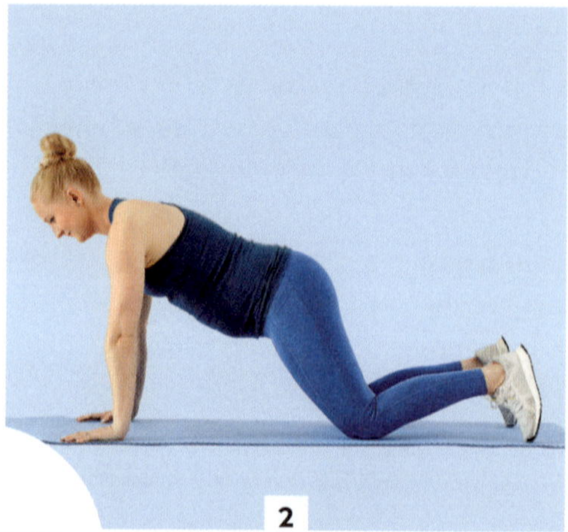

2

3 SÄTZE

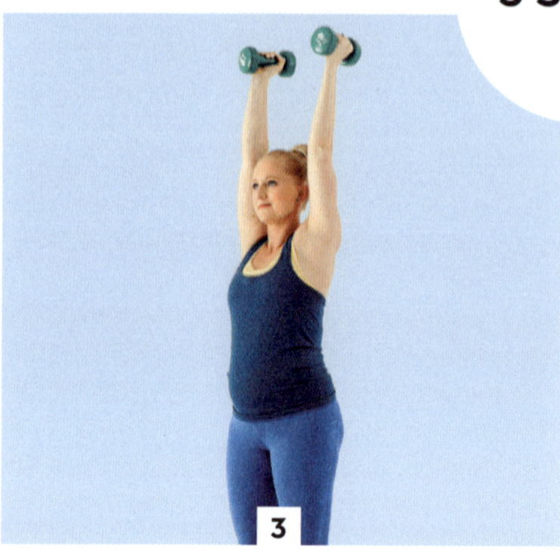

3

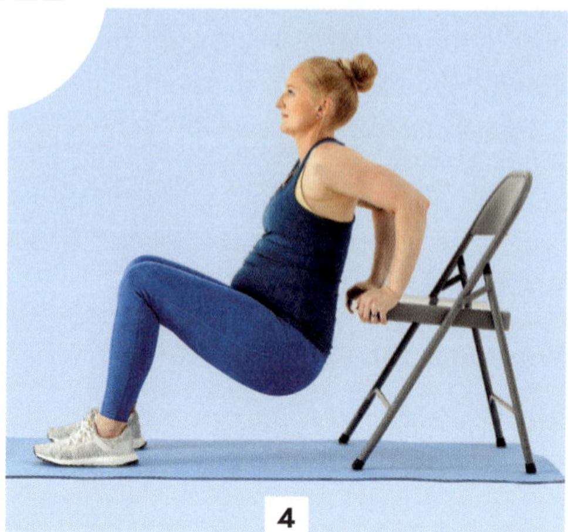

4

ÜBUNGSFOLGE B

1. Schulterdrücken im Obergriff 10× (S. 49)

2. Bizeps-Curl 10× (S. 52)

3. Beckenlift im Armstütz 10× (S. 46)

4. Bauchatmung 5× (S. 61)

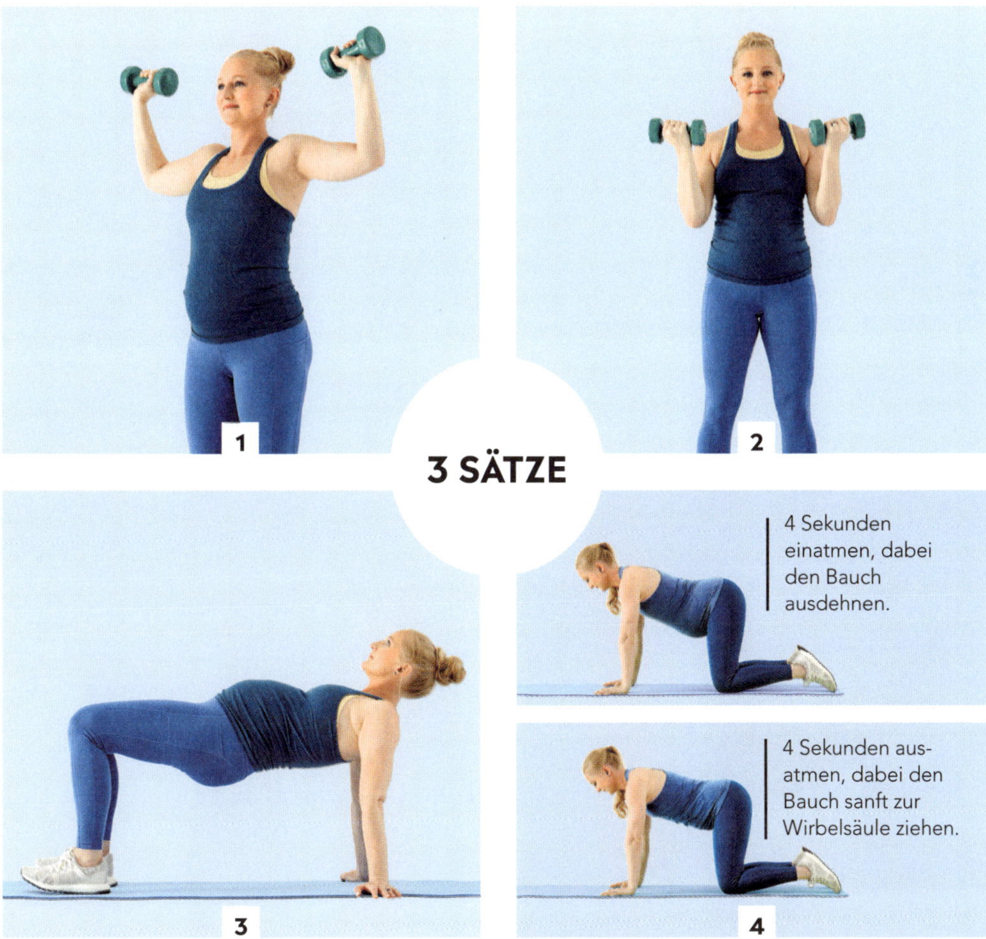
1
2
3 SÄTZE
4 Sekunden einatmen, dabei den Bauch ausdehnen.
4 Sekunden aus-atmen, dabei den Bauch sanft zur Wirbelsäule ziehen.
3
4

OBERKÖRPER WORKOUT 2

ÜBUNGSFOLGE A

1. Curl & Drücken 10× (S. 50)

2. Einarmig rudern in der Vorbeuge 10× (S. 51)

3. Liegestütz 10× (S. 46)

4. Seitheben 10× (S. 53)

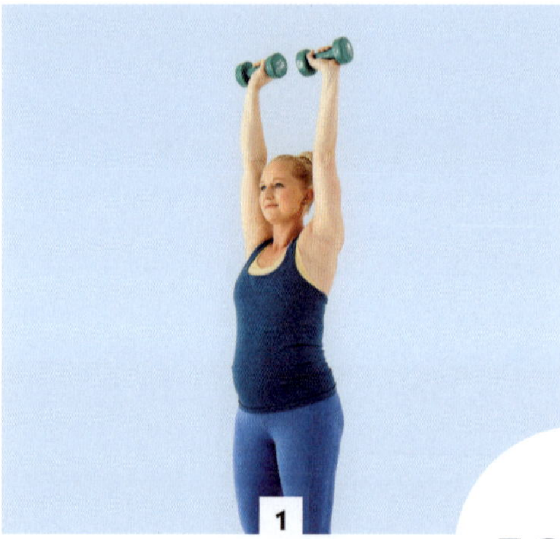
1

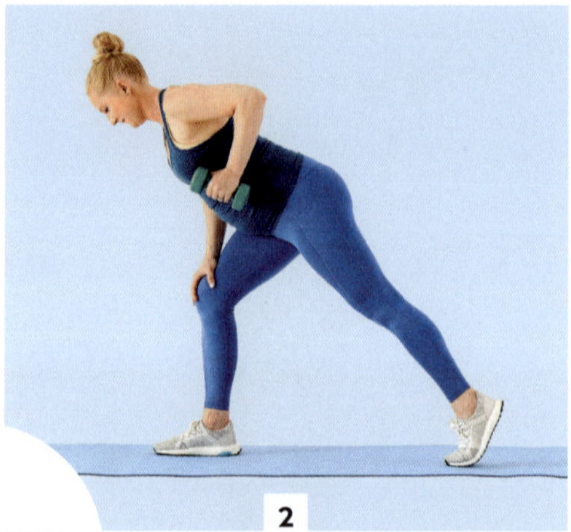
2

3 SÄTZE

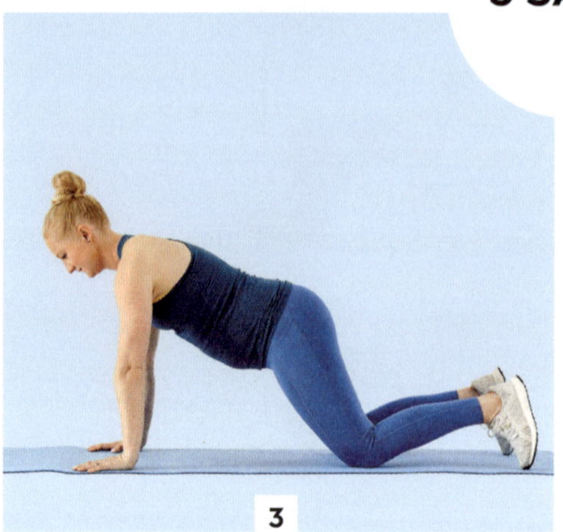
3

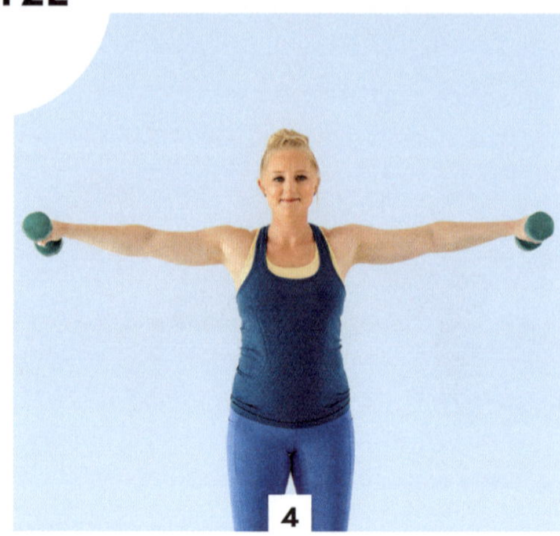
4

ÜBUNGSFOLGE B

1. Vogel–Hund 10× pro Seite (S. 60)

2. Rudern im Liegestütz 10× im Wechsel (S. 51)

3. Schulterdrücken im Obergriff 10× (S. 49)

4. Bizeps-Curl 10× (S. 52)

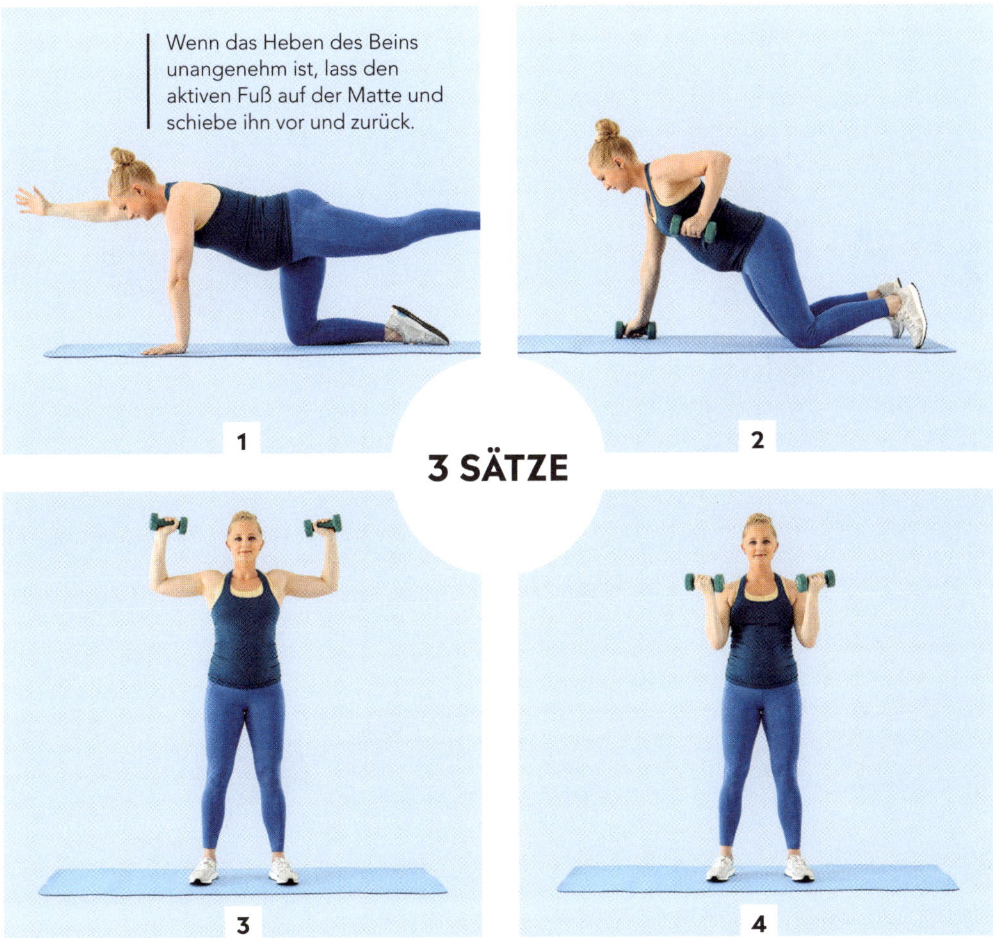
Wenn das Heben des Beins unangenehm ist, lass den aktiven Fuß auf der Matte und schiebe ihn vor und zurück.
1
2
3 SÄTZE
3
4

OBERKÖRPER WORKOUT 3

ÜBUNGSFOLGE A

1. Trizepsdrücken 10× (S. 55)

2. Brustdrücken im Beckenlift 10× (S. 56)

3. Schulterdrücken im Obergriff 10× (S. 49)

4. Knieheben im Vierfüßlerstand 5–10× (S. 61)

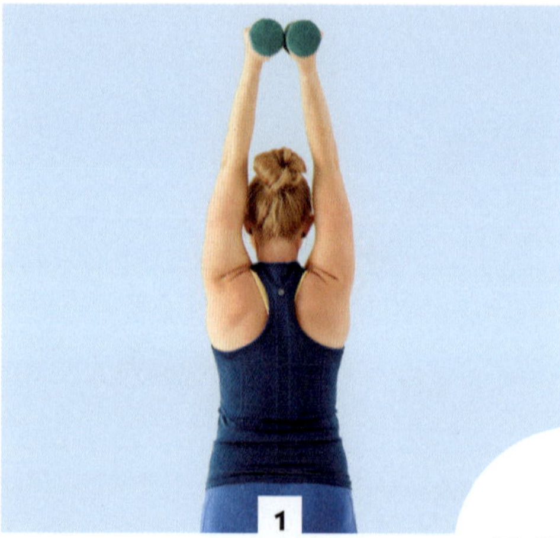

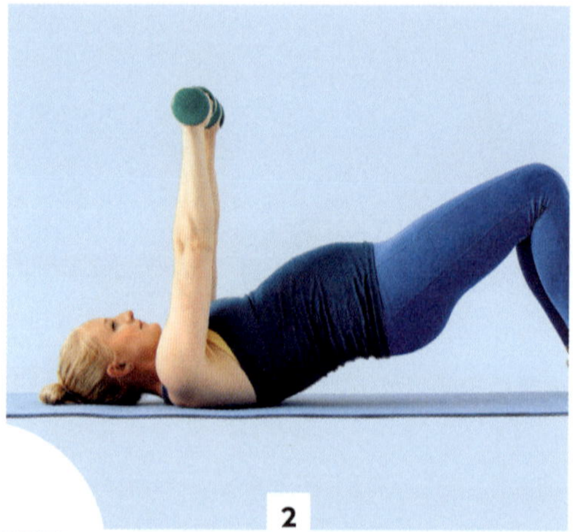

3 SÄTZE

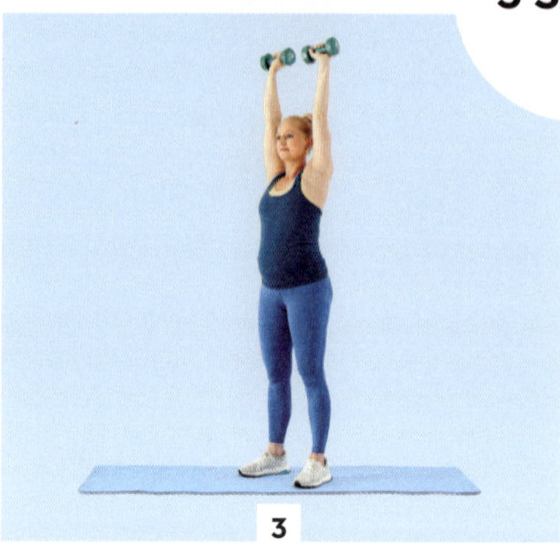

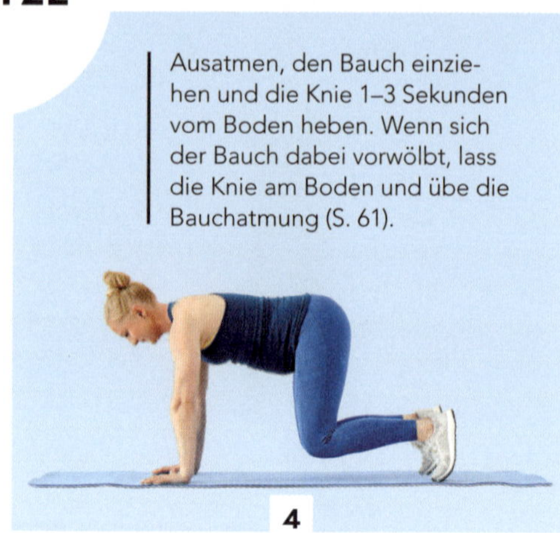

Ausatmen, den Bauch einziehen und die Knie 1–3 Sekunden vom Boden heben. Wenn sich der Bauch dabei vorwölbt, lass die Knie am Boden und übe die Bauchatmung (S. 61).

ÜBUNGSFOLGE B

1. Rudern im Liegestütz 10× im Wechsel (S. 51)

2. Schulterdrücken 20× im Wechsel (S. 48)

3. Kurzhantel-Flys im Beckenlift 10× (S. 57)

4. Armheben 10× im Wechsel (S. 47)

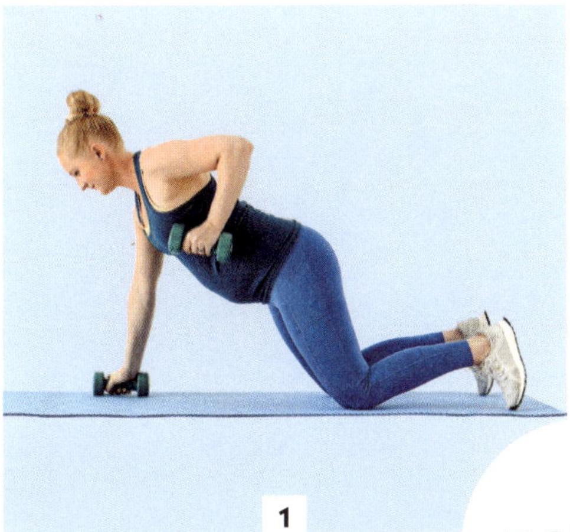

1

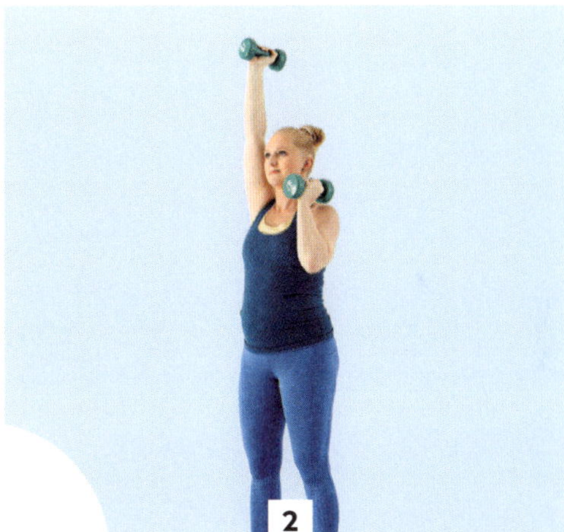

2

3 SÄTZE

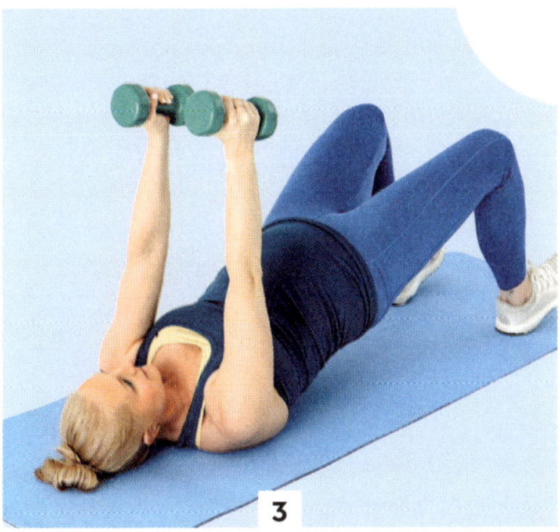

3

Ausatmen, die Core-Muskulatur anspannen und den Arm heben. Das Becken gerade halten.

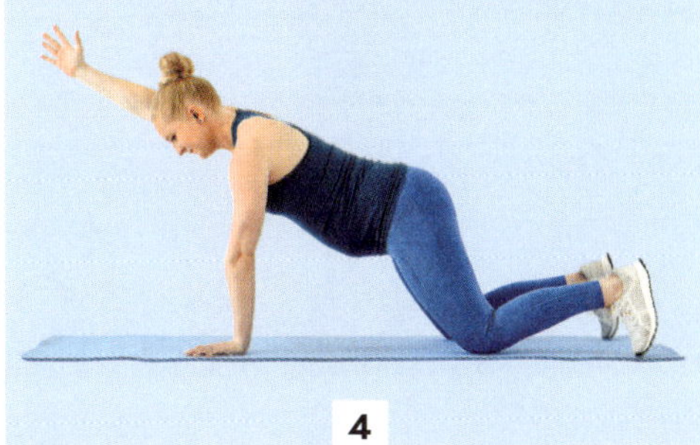

4

OBERKÖRPER WORKOUT 4

ÜBUNGSFOLGE A

1. Schulterdrücken im Neutralgriff 10× (S. 49)

2. Liegestütz 1×, jede Schulter tippen 10× (S. 47)

3. Front- & Seitheben jeweils 10× (S. 53)

4. Seitlicher Unterarmstütz mit Crunch 10× pro Seite (S. 59)

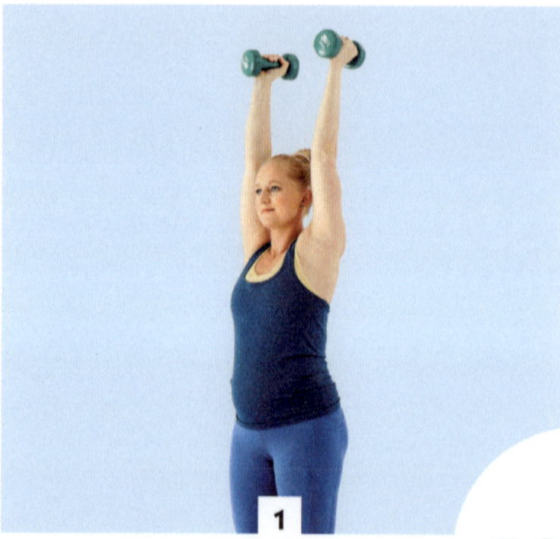

1

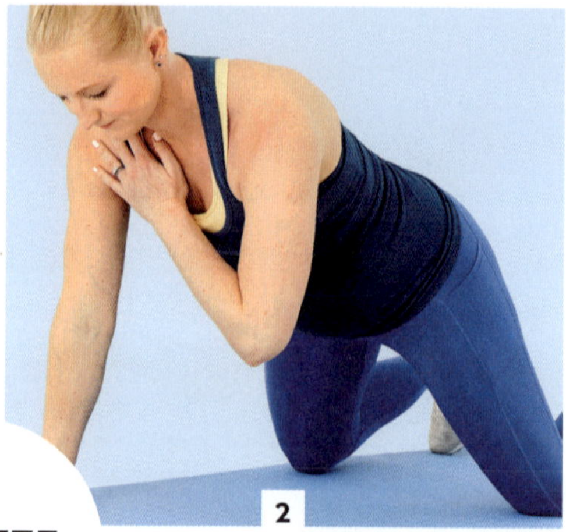

2

3 SÄTZE

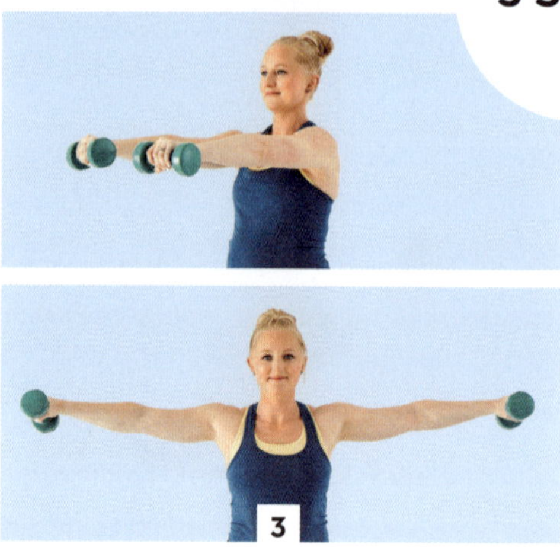

3

Knie und Ellenbogen über (nicht vor) dem Körper zusammenführen, um die Core-Muskulatur zu aktivieren. Wenn das Beinheben unangenehm ist, führe nur die Armbewegung aus.

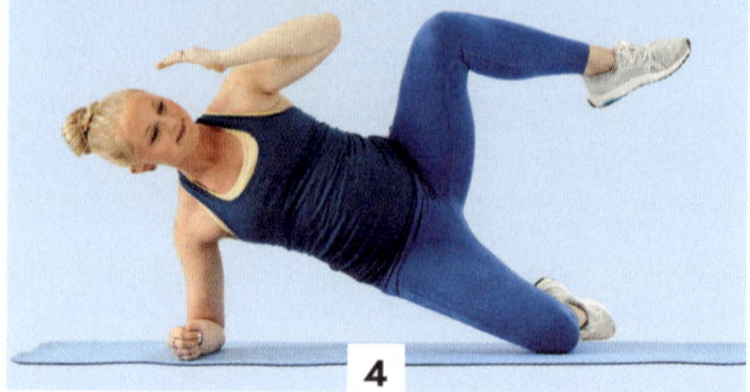

4

ÜBUNGSFOLGE B

1. Schulterdrücken im Obergriff 10× (S. 49)

2. Stütz-Liegestütz-Wechsel 10× (S. 48)

3. Trizeps-Dips 10× (S. 54)

4. Bauchatmung 5× (S. 61)

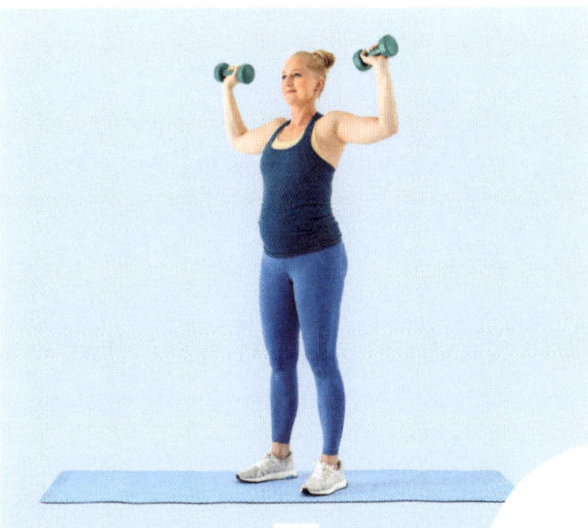

1

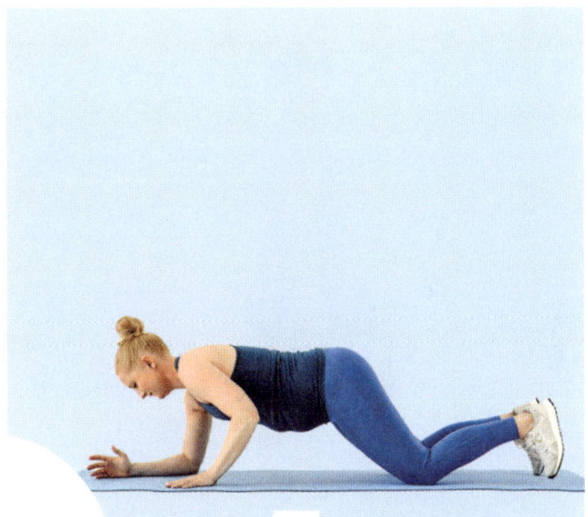

2

3 SÄTZE

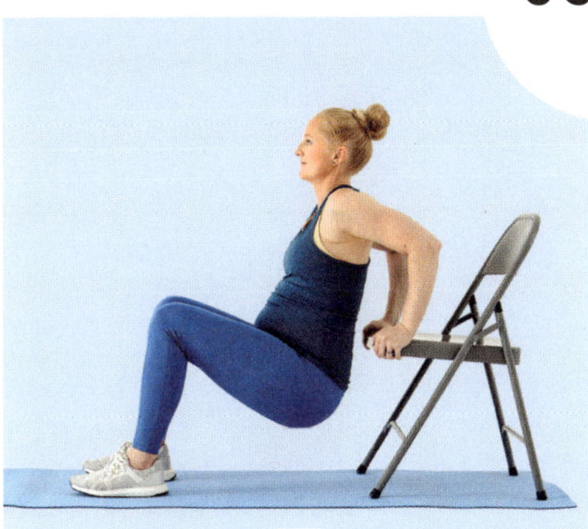

3

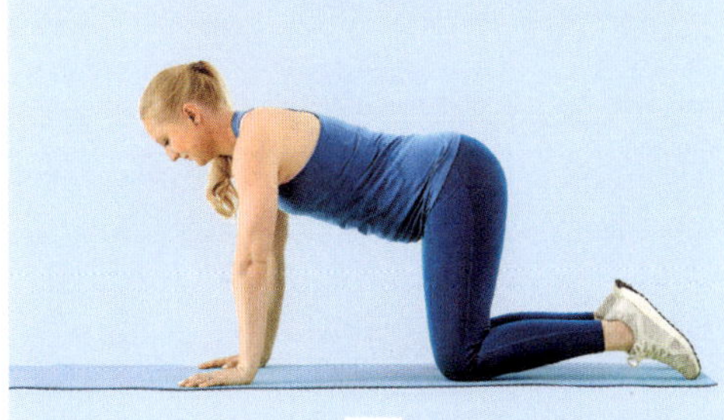

4 Sekunden einatmen, dabei den Bauch ausdehnen. 4 Sekunden ausatmen, dabei den Bauch sanft zur Wirbelsäule ziehen.

4

UNTERKÖRPER WORKOUT 5

ÜBUNGSFOLGE A

1. Ausfallschritt nach hinten 20× im Wechsel (S. 38)

2. Halbe Vorbeuge 10× (S. 41)

3. Marschieren im Beckenlift 10–20× im Wechsel (S. 44)

4. Vogel–Hund 10× pro Seite (S. 60)

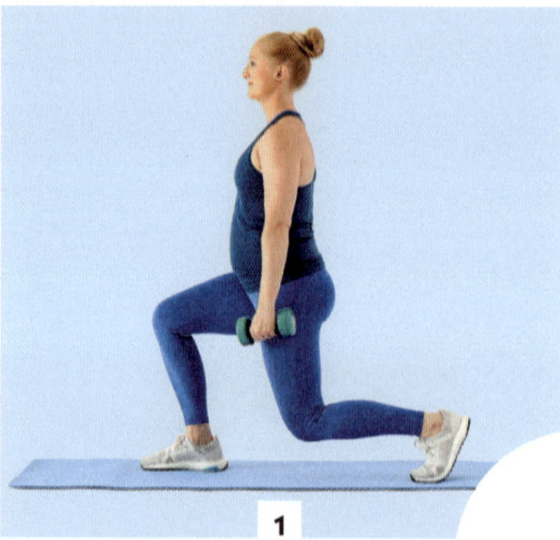

1

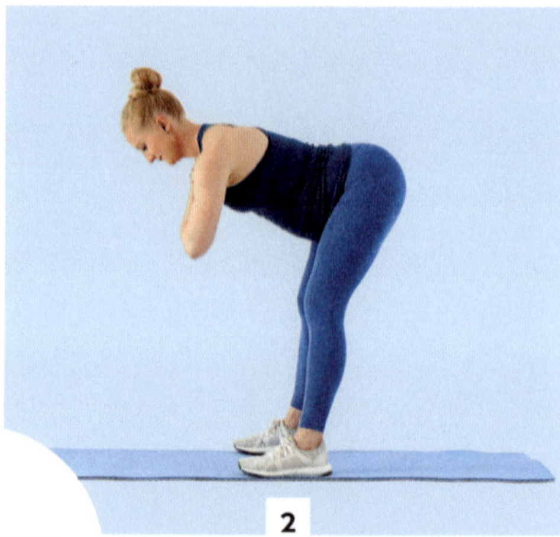

2

3 SÄTZE

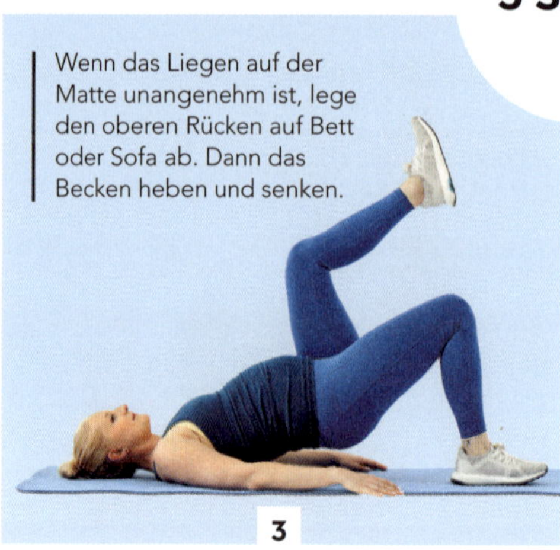

Wenn das Liegen auf der Matte unangenehm ist, lege den oberen Rücken auf Bett oder Sofa ab. Dann das Becken heben und senken.

3

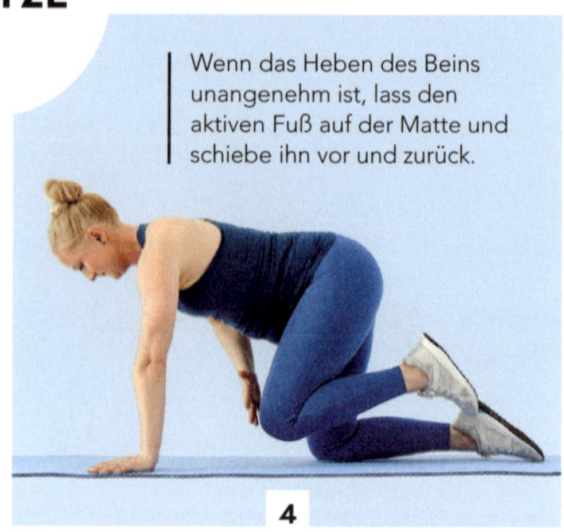

Wenn das Heben des Beins unangenehm ist, lass den aktiven Fuß auf der Matte und schiebe ihn vor und zurück.

4

ÜBUNGSFOLGE B

1. Ausfallschritt mit Knieheben 10× pro Seite (S. 38)

2. Sumo-Kniebeuge 10× (S. 37)

3. Einbeiniger Beckenlift 10× pro Seite (S. 43)

4. Seitlicher Unterarmstütz mit Rotation 10× pro Seite (S. 58)

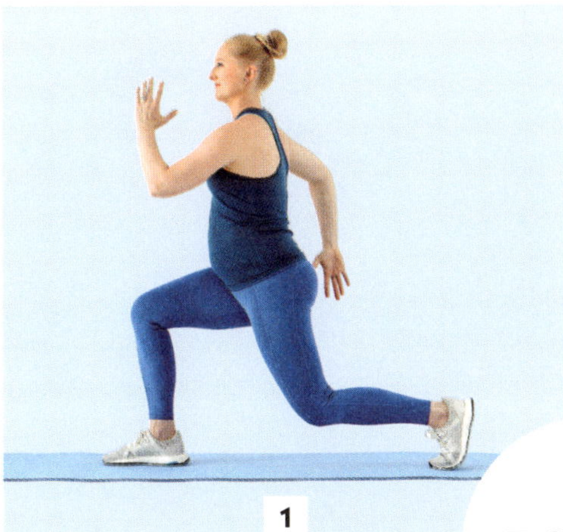

1

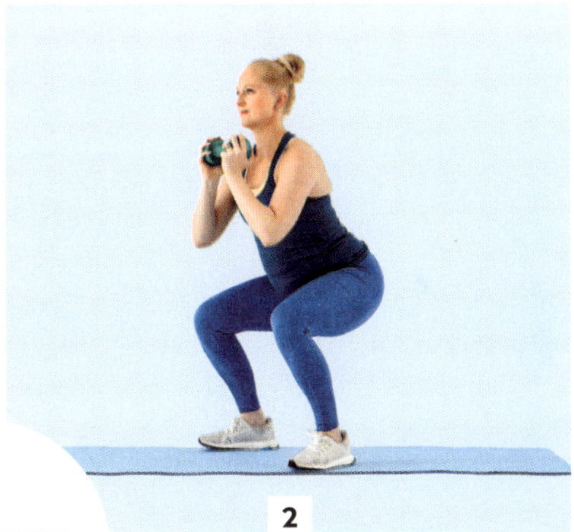

2

3 SÄTZE

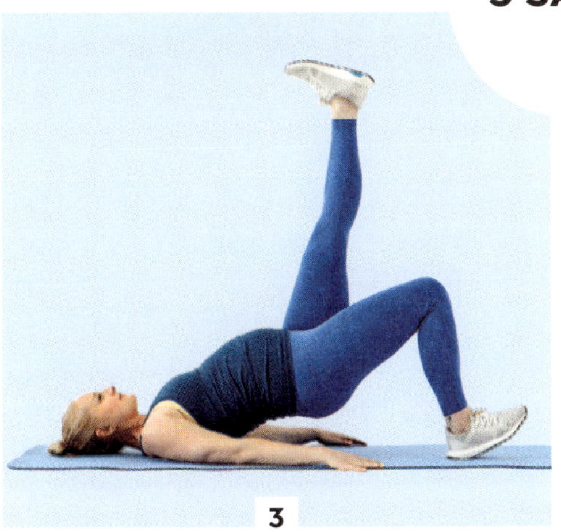

3

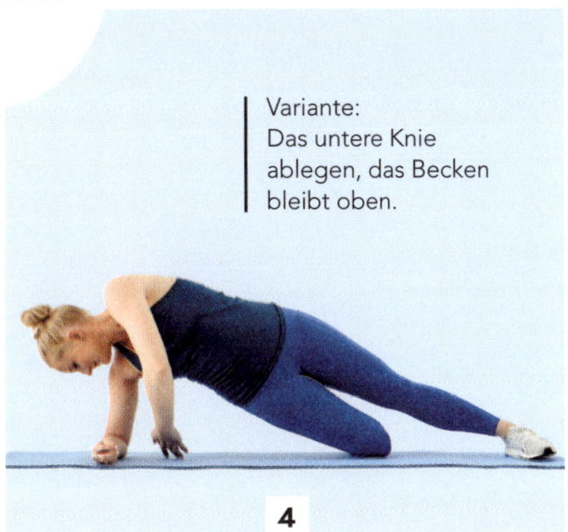

Variante:
Das untere Knie ablegen, das Becken bleibt oben.

4

UNTERKÖRPER WORKOUT 6

ÜBUNGSFOLGE A

ÜBUNGSFOLGE A

1. Sumo-Kreuzheben 10× (S. 42)
2. Statischer seitlicher Ausfallschritt 10× im Wechsel (S. 40)
3. Crunch im Liegen 10× pro Seite (S. 45)
4. Seitlicher Unterarmstütz mit Rotation 10× pro Seite (S. 58)

3 SÄTZE

ÜBUNGSFOLGE B

1. Rumänisches Kreuzheben in Schrittstellung 10× pro Seite (S. 42)
2. Sumo-Kniebeuge 10× (S. 37)
3. Beckenlift 10× (S. 43)
4. Schultertippen 10× im Wechsel (S. 60)

3 SÄTZE

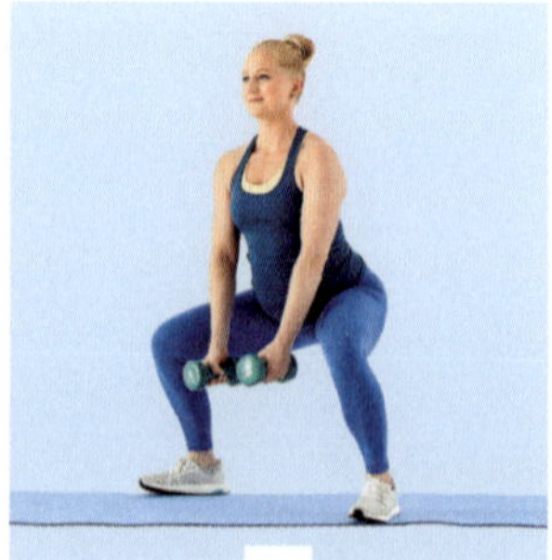

1

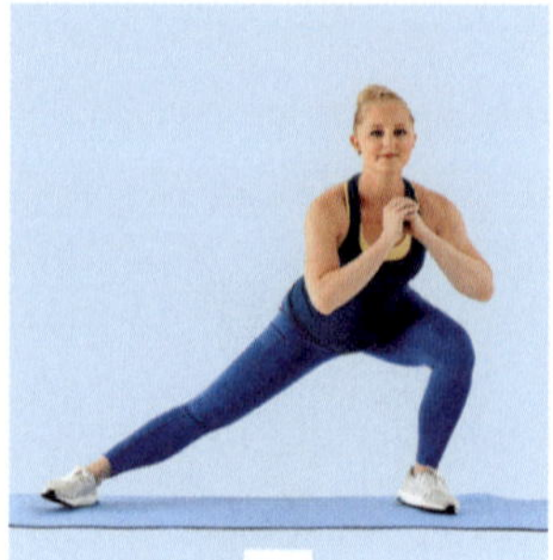

2

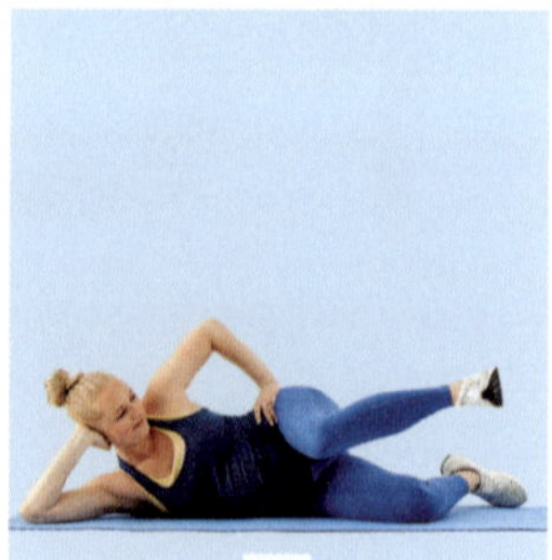

3

Variante: Das untere Knie ablegen, das Becken bleibt oben.

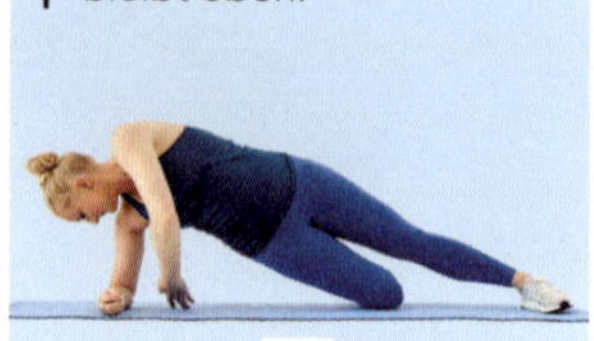

4

ÜBUNGSFOLGE B

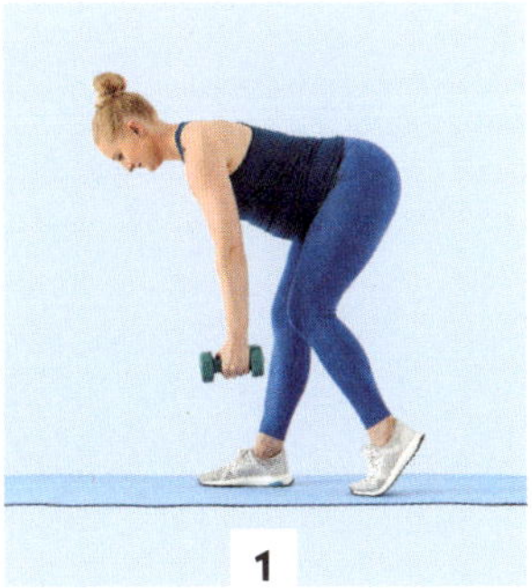

1

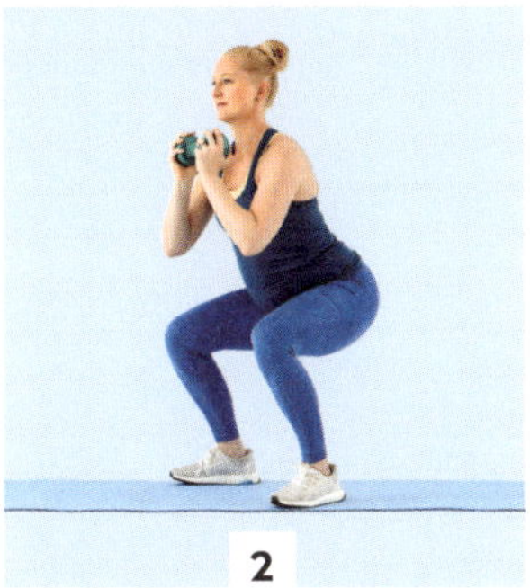

2

Wenn das Liegen auf der Matte unangenehm ist, lege den oberen Rücken auf Bett oder Sofa ab. Dann das Becken heben und senken.

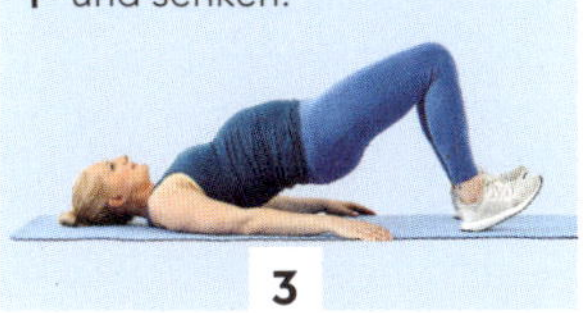

3

Lass dir Zeit und halte das Becken möglichst ruhig.

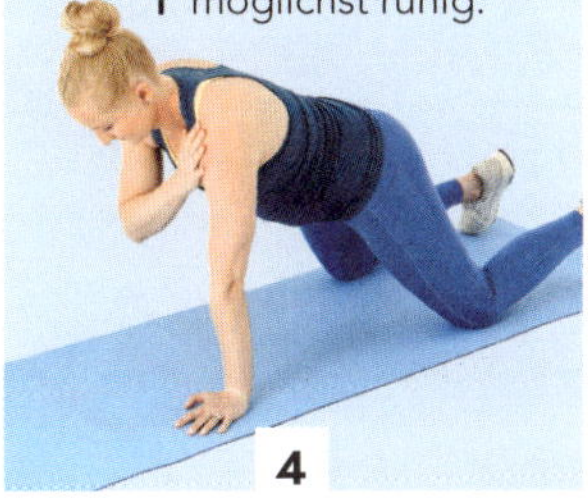

4

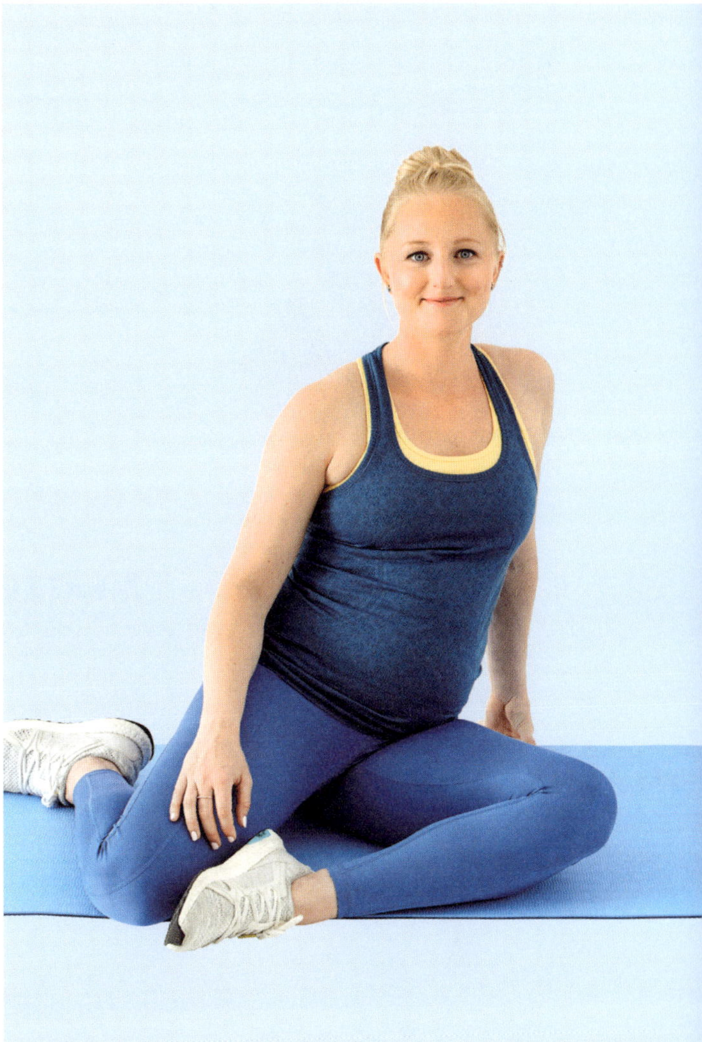

UNTERKÖRPER WORKOUT 7

ÜBUNGSFOLGE A

1. Sumo-Kniebeuge 15× (S. 37)

2. Seitlicher Unterarmstütz mit Hüftheben 10× pro Seite (S. 59)

3. Beckenlift im Armstütz 10× (S. 46)

4. Beinheben im Liegen 10× pro Seite (S. 44)

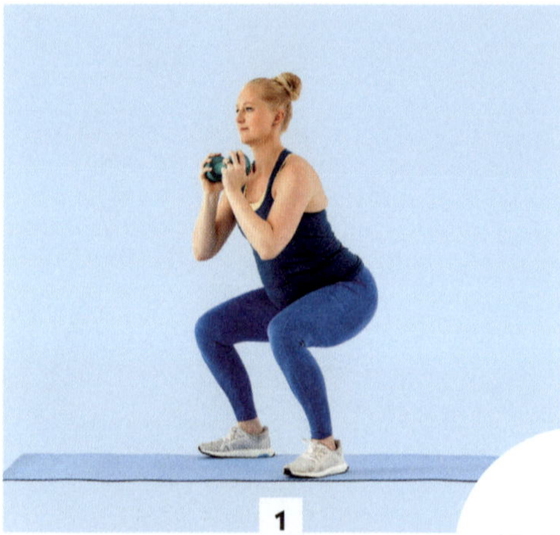

1

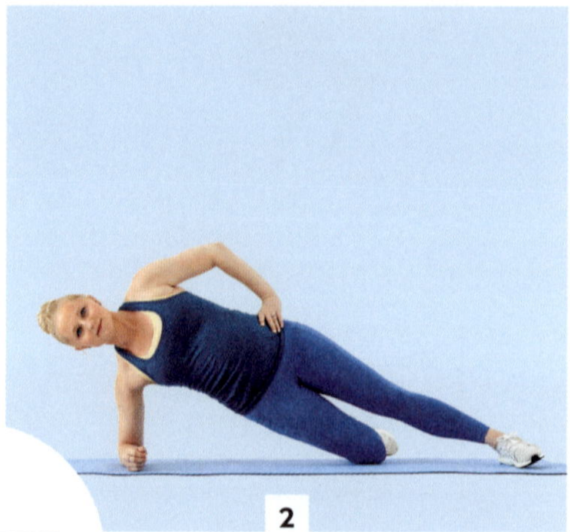

2

3 SÄTZE

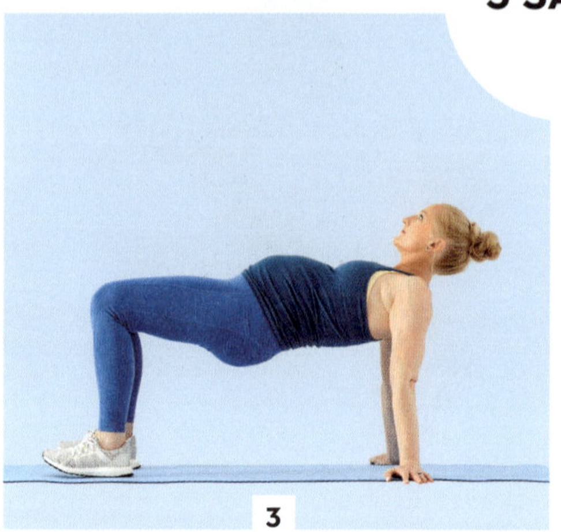

3

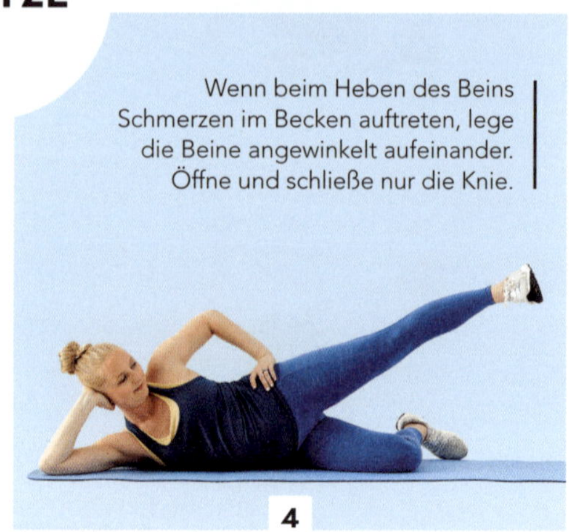
Wenn beim Heben des Beins Schmerzen im Becken auftreten, lege die Beine angewinkelt aufeinander. Öffne und schließe nur die Knie.

4

ÜBUNGSFOLGE B

1. Einbeiniger Beckenlift 10× pro Seite (S. 43)
2. Rumänisches Kreuzheben 10× (S. 41)
3. Ausfallschritt mit Knieheben 10× pro Seite (S. 38)
4. Schultertippen 10–20× im Wechsel (S. 60)

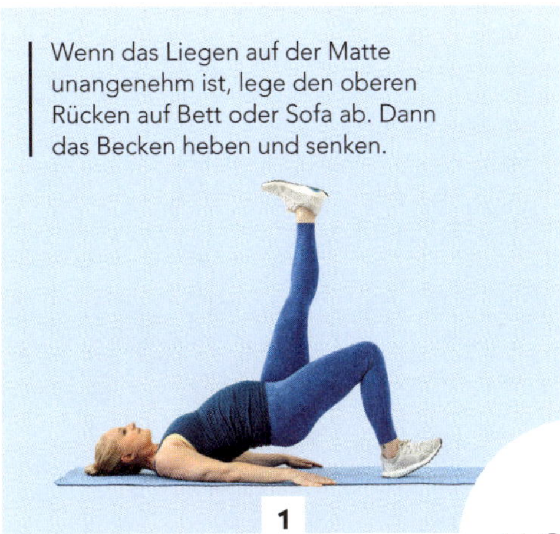

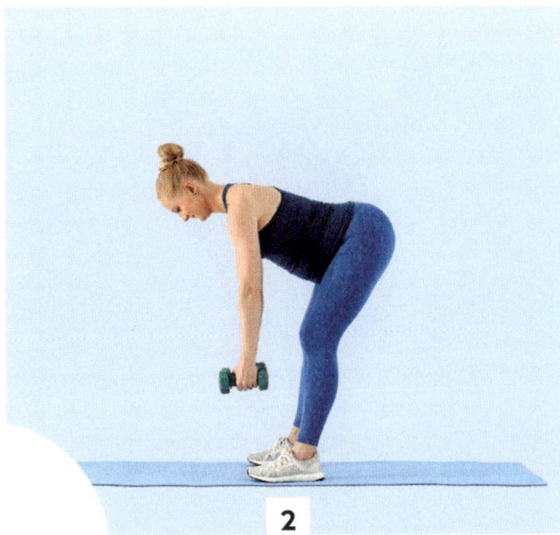

3 SÄTZE

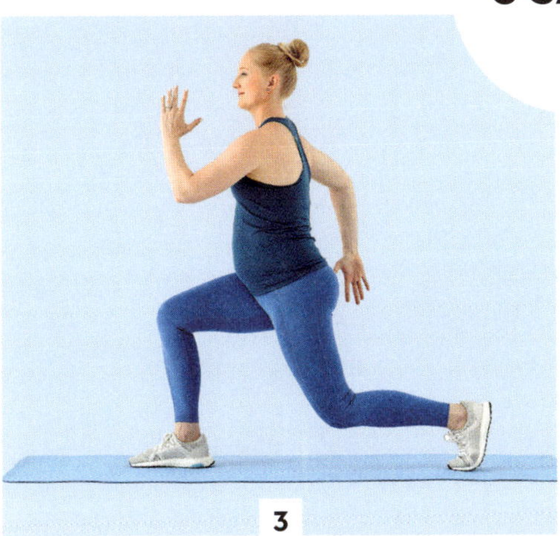

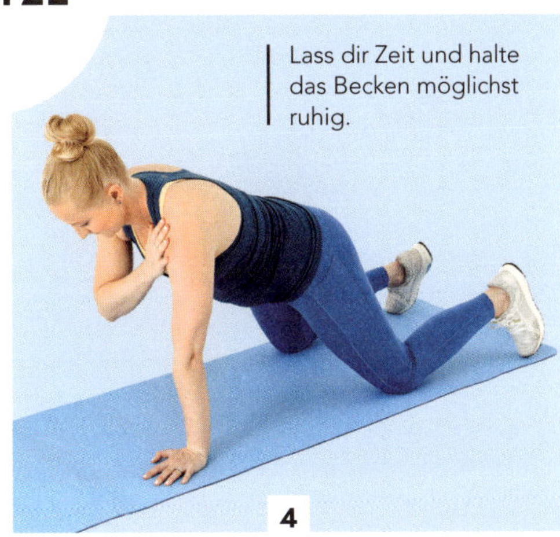

UNTERKÖRPER
WORKOUT 8

ÜBUNGSFOLGE A

1. Halbe Vorbeuge 10× (S. 41)

2. Einbeiniger Beckenlift 10× pro Seite (S. 43)

3. Rumänisches Kreuzheben in Schrittstellung 10× pro Seite (S. 42)

4. Vogel–Hund 10× pro Seite (S. 60)

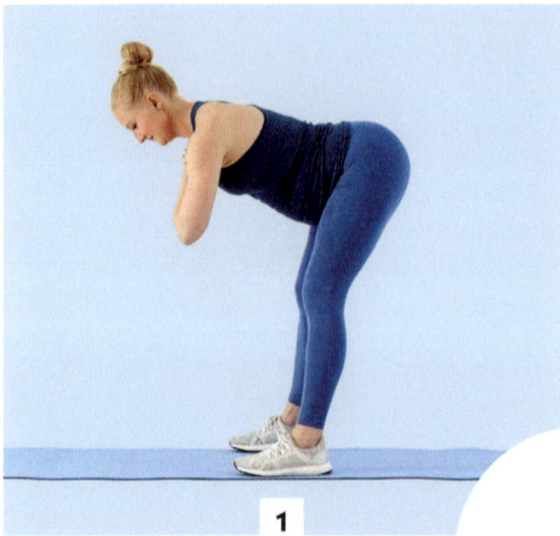

1

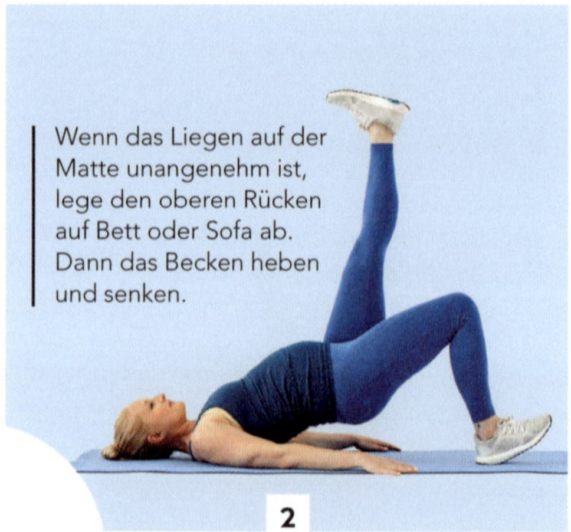

Wenn das Liegen auf der Matte unangenehm ist, lege den oberen Rücken auf Bett oder Sofa ab. Dann das Becken heben und senken.

2

3 SÄTZE

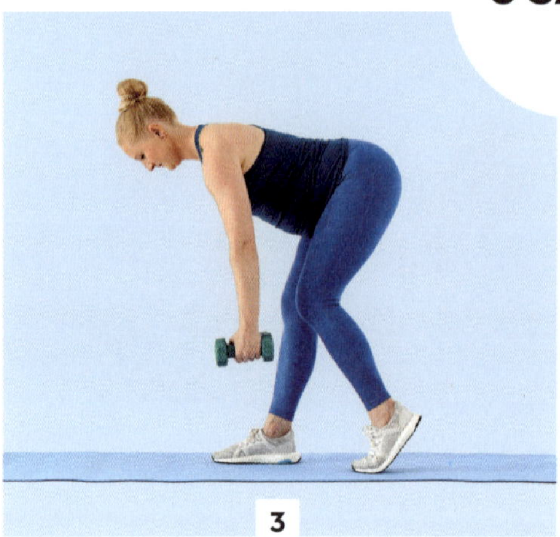

3

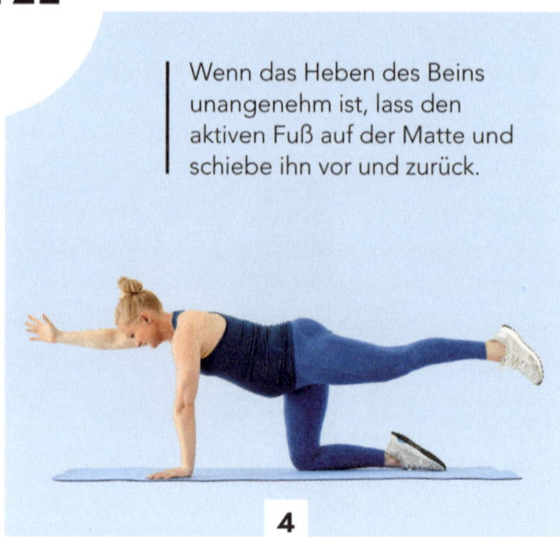

Wenn das Heben des Beins unangenehm ist, lass den aktiven Fuß auf der Matte und schiebe ihn vor und zurück.

4

ÜBUNGSFOLGE B

1. Pulsierende Kniebeuge (3× pulsieren) 10× (S. 36)

2. Crunch im Liegen 10× pro Seite (S. 45)

3. Ausfallschritt nach hinten 20× im Wechsel (S. 38)

4. Seitlicher Unterarmstütz mit Hüftheben 10× pro Seite (S. 59)

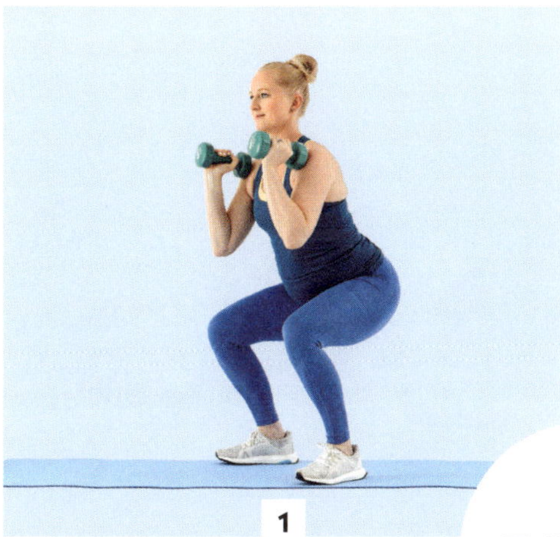

1

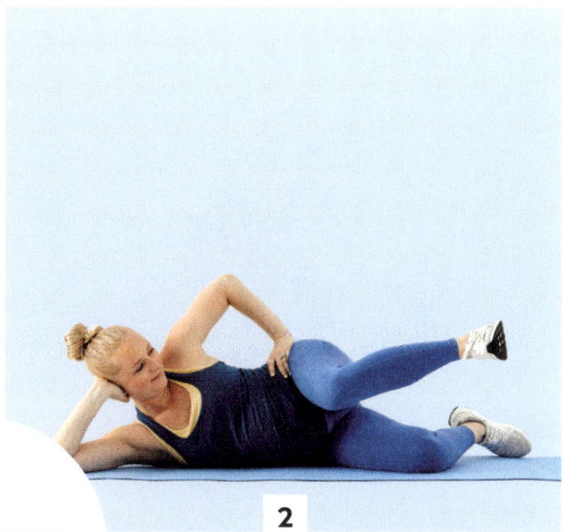

2

3 SÄTZE

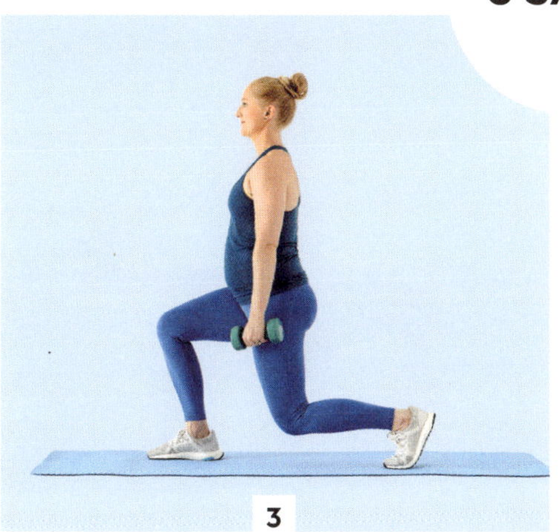

3

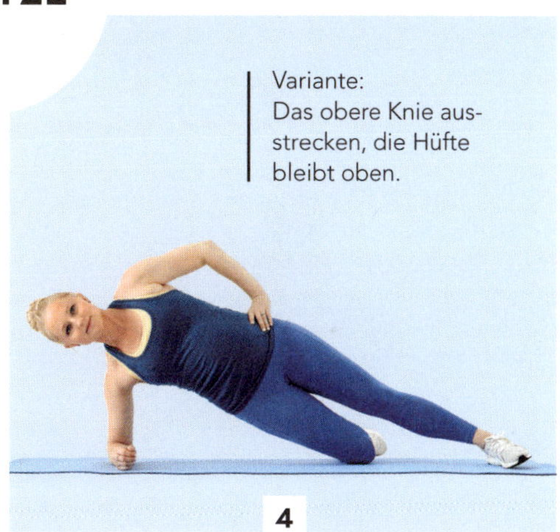

Variante:
Das obere Knie ausstrecken, die Hüfte bleibt oben.

4

GANZER KÖRPER
WORKOUT 9

ÜBUNGSFOLGE A

1. Kniebeuge & Schulterdrücken 10× (S. 37)

2. Stütz-Liegestütz-Wechsel 10× (S. 48)

3. Statischer Ausfallschritt 10× pro Seite (S. 39)

4. Beckenlift im Armstütz 10× (S. 46)

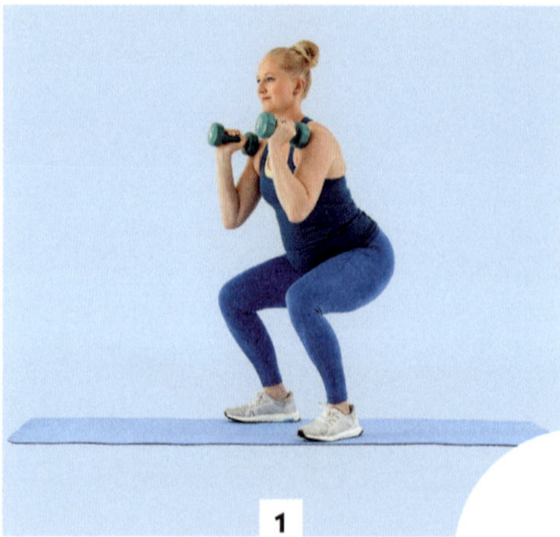
1

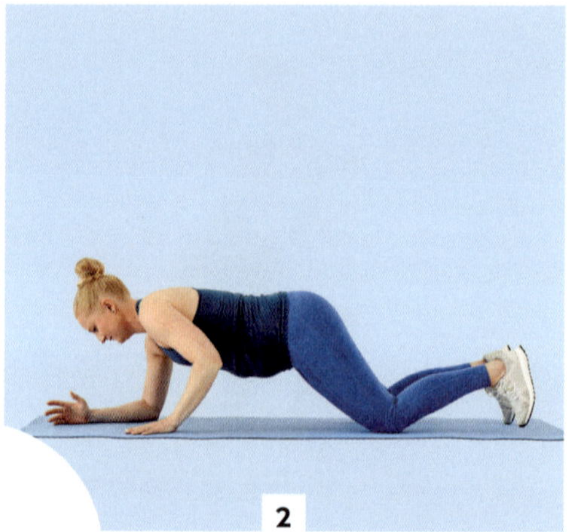
2

3 SÄTZE

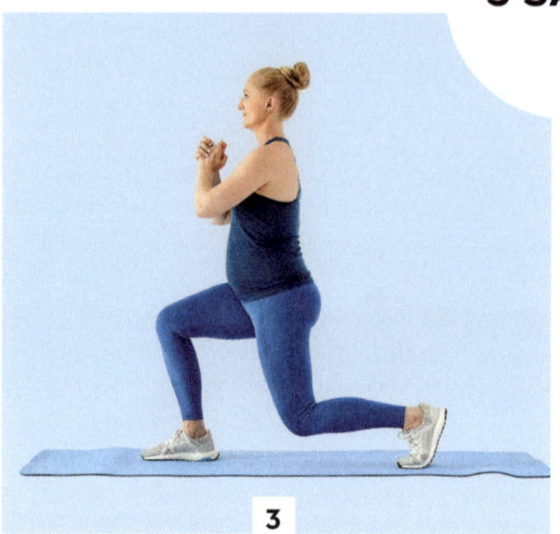
3

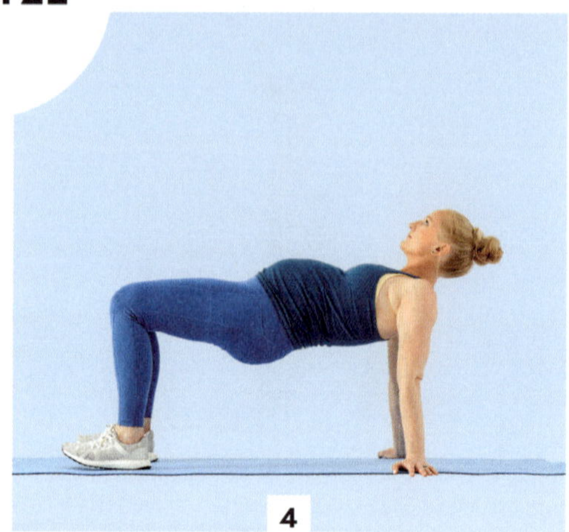
4

ÜBUNGSFOLGE B

1. Ausfallschritt & Curl 20× im Wechsel (S. 39)

2. Schulterdrücken 10× im Wechsel (S. 48)

3. Seitlicher Ausfallschritt 10× im Wechsel (S. 40)

4. Armheben 10× im Wechsel (S. 47)

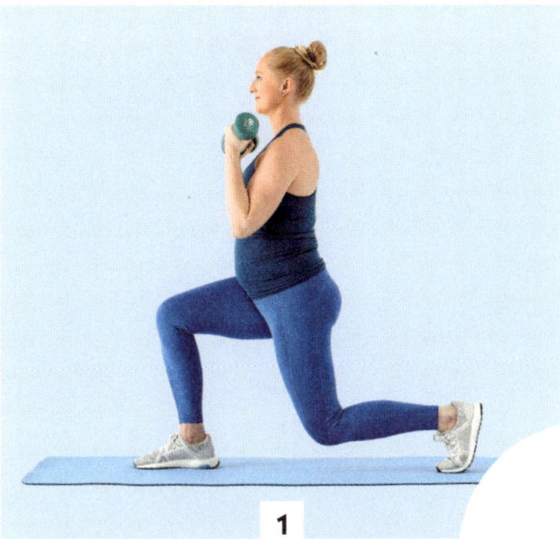

1

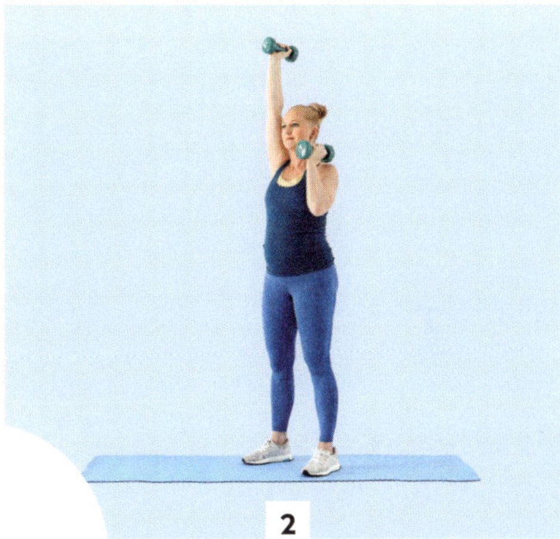

2

3 SÄTZE

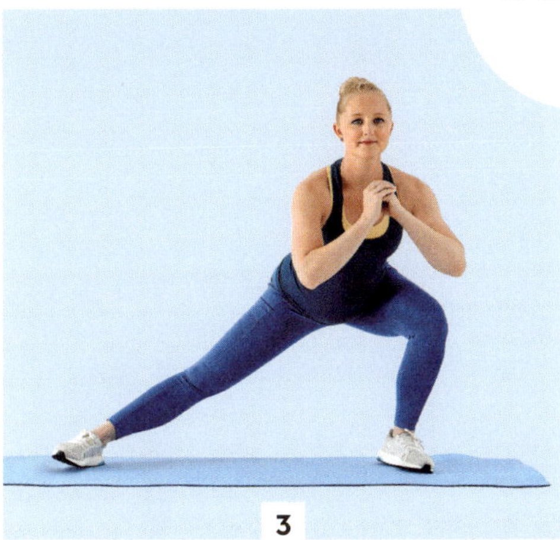

3

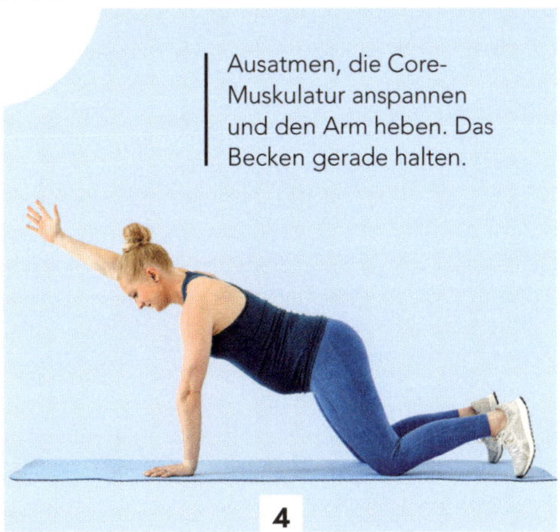

Ausatmen, die Core-Muskulatur anspannen und den Arm heben. Das Becken gerade halten.

4

GANZER KÖRPER WORKOUT 10

ÜBUNGSFOLGE A

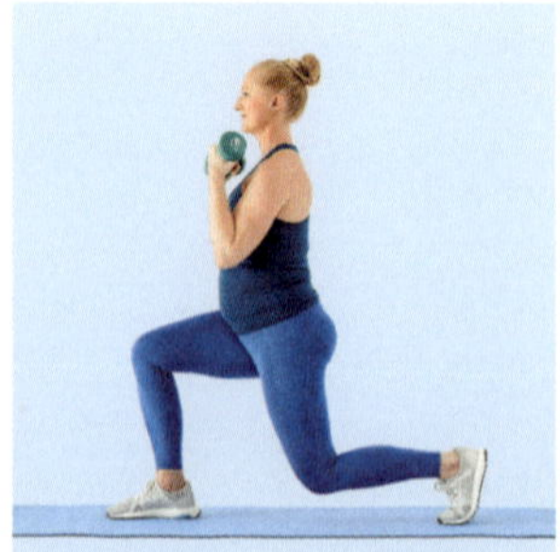

1

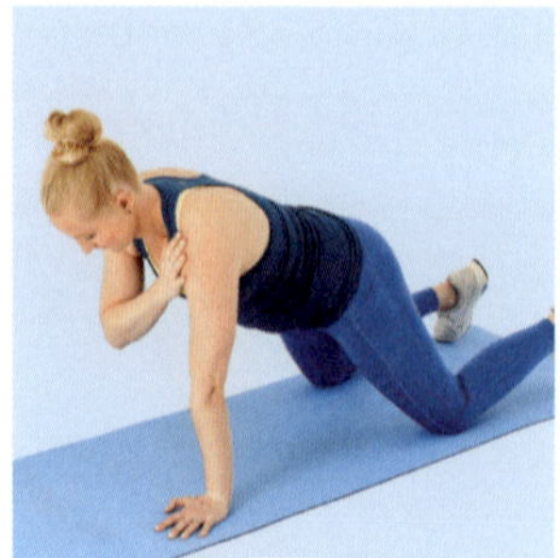

2

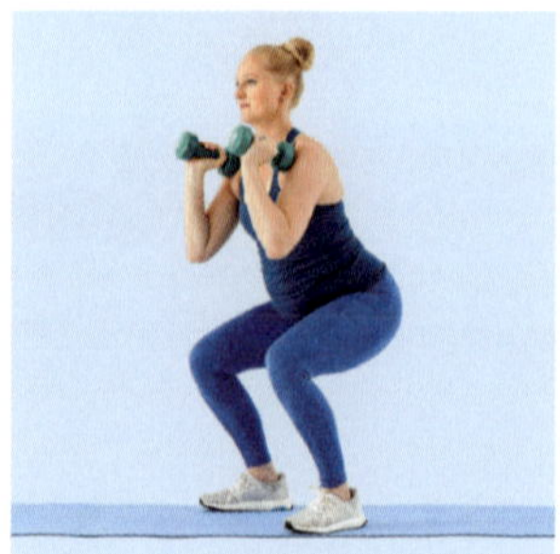

3

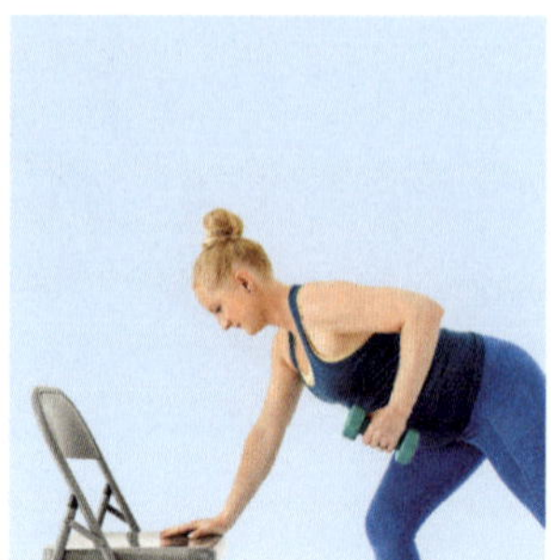

4

ÜBUNGSFOLGE A

1. Ausfallschritt & Curl 10× im Wechsel (S. 39)

2. Liegestütz 1×, jede Schulter tippen 10× (S. 47)

3. Kniebeuge & Schulterdrücken 10× (S. 37)

4. Einarmig rudern in der Vorbeuge 10× pro Seite (S. 51)

3 SÄTZE

ÜBUNGSFOLGE B

1. Sumo-Kniebeuge 10× (S. 37)

2. Trizeps-Dips 10× (S. 54)

3. Stütz-Liegestütz-Wechsel 10× (S. 48)

4. Vogel–Hund 10× pro Seite (S. 60)

3 SÄTZE

ÜBUNGSFOLGE B

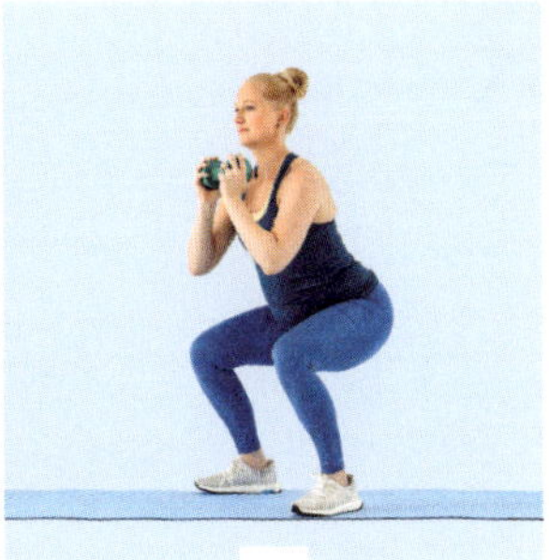

1

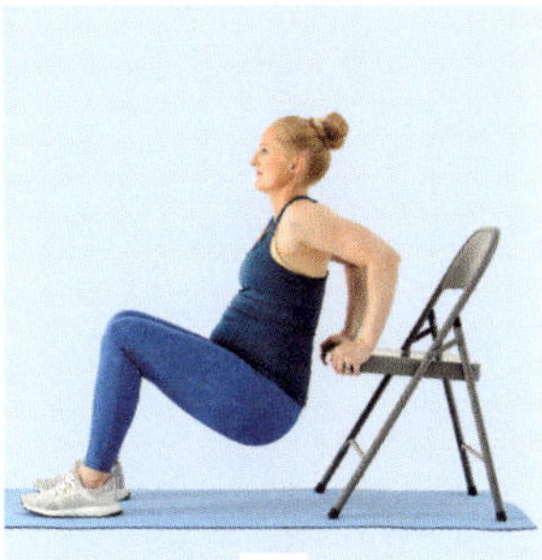

2

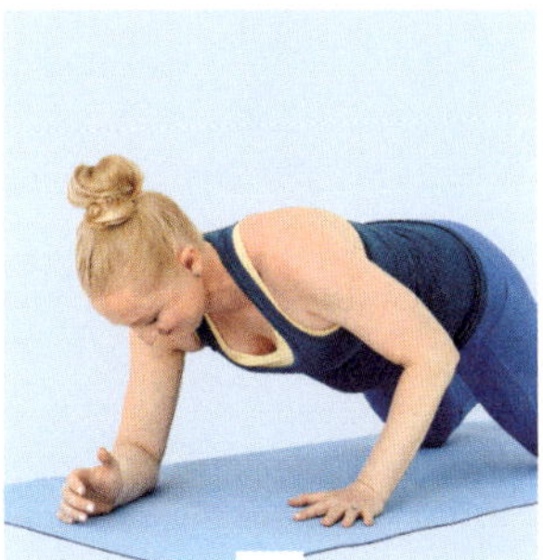

3

Wenn das Heben des Beins unangenehm ist, lass den aktiven Fuß auf der Matte und schiebe ihn vor und zurück.

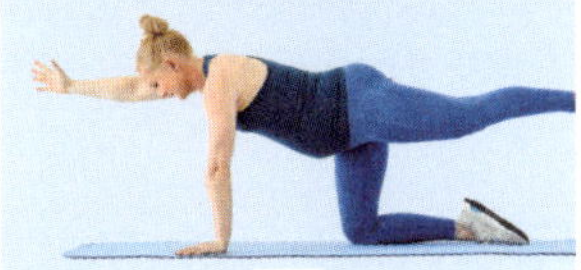

4

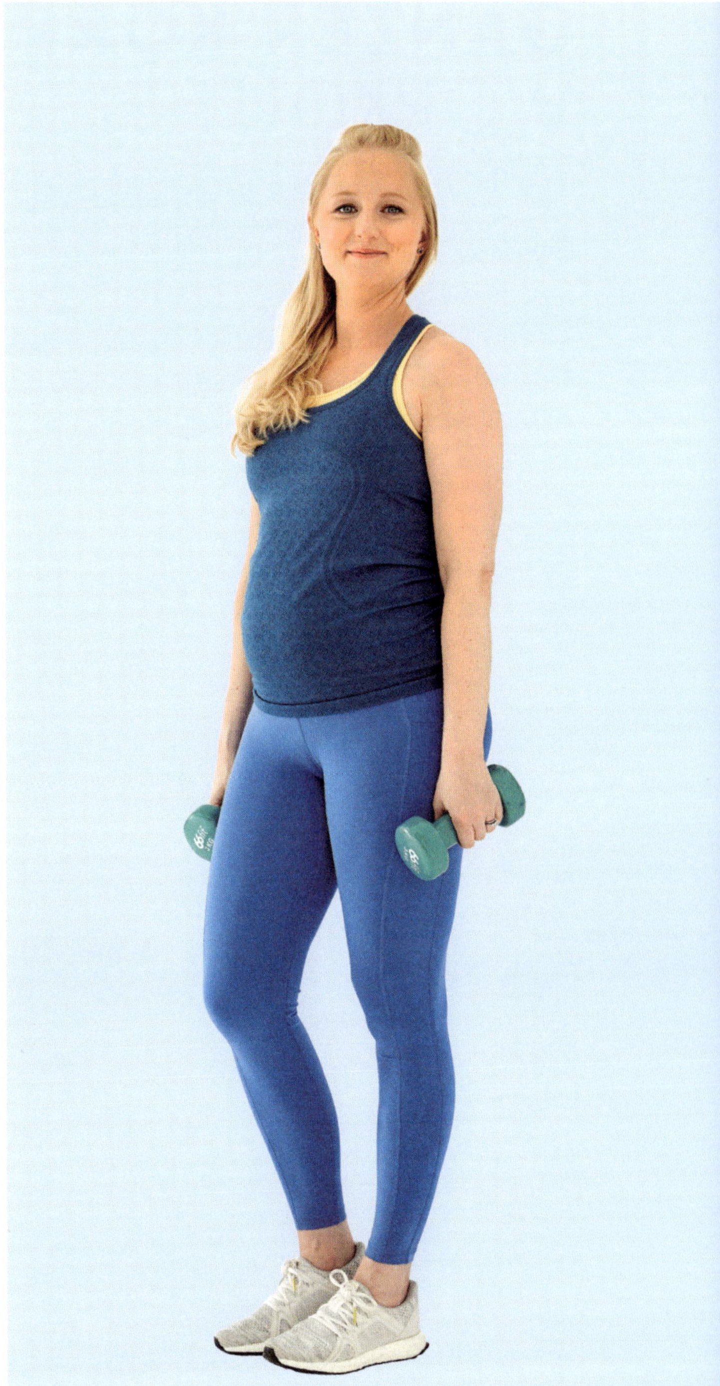

GANZER KÖRPER WORKOUT 11

ÜBUNGSFOLGE A

1. Kniebeuge & Schulterdrücken 10× (S. 37)

2. Rudern in der Vorbeuge 10× (S. 50)

3. Ausfallschritt nach hinten 20x im Wechsel (S. 38)

4. Beckenlift im Armstütz 10× (S. 46)

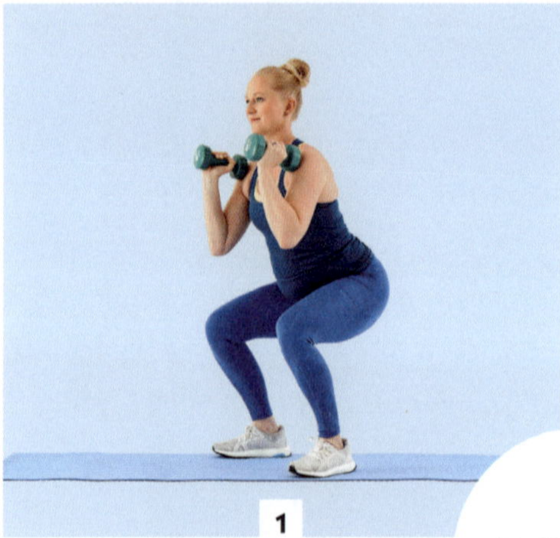

1

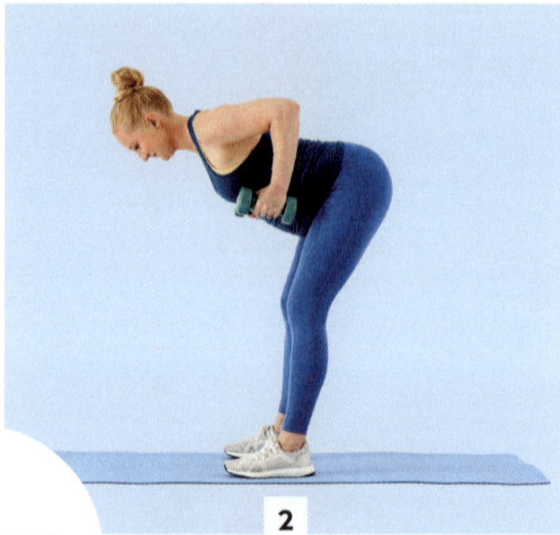

2

3 SÄTZE

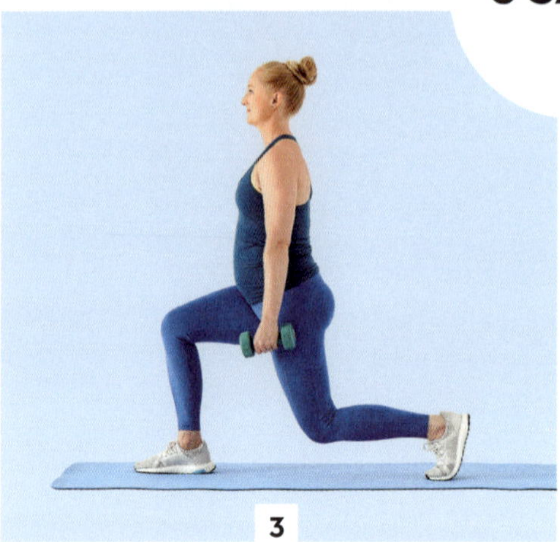

3

Die Hände nach außen drehen, damit die Haltung angenehmer wird.

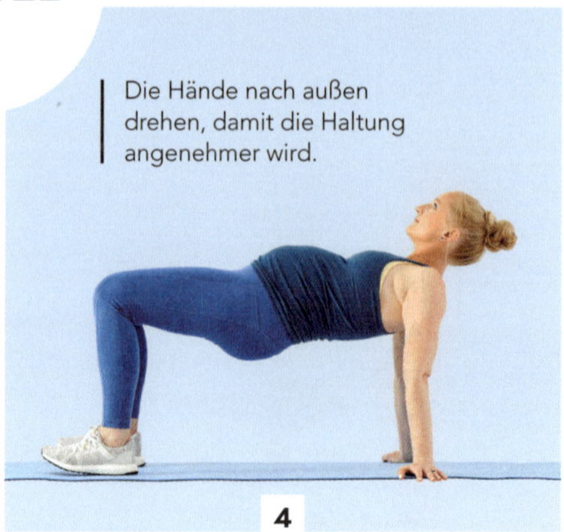

4

ÜBUNGSFOLGE B

1. Liegestütz 10× (S. 46)

2. Sumo-Kniebeuge 10× (S. 37)

3. Trizeps-Dips 10× (S. 54)

4. Seitlicher Unterarmstütz mit Rotation 10× pro Seite (S. 58)

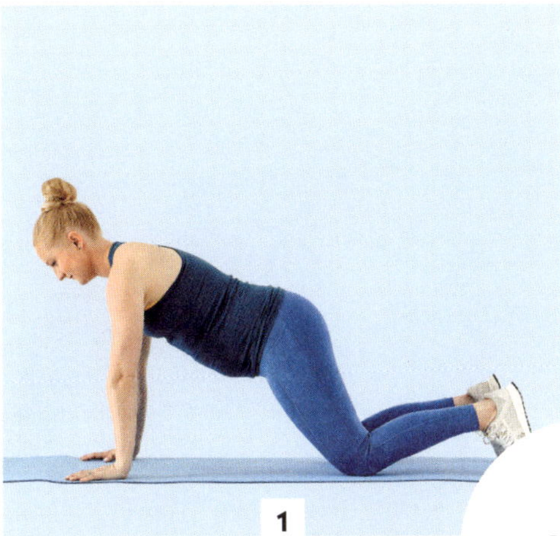

1

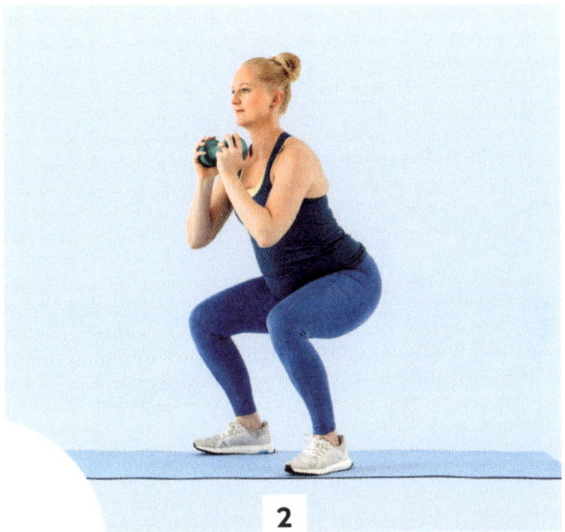

2

3 SÄTZE

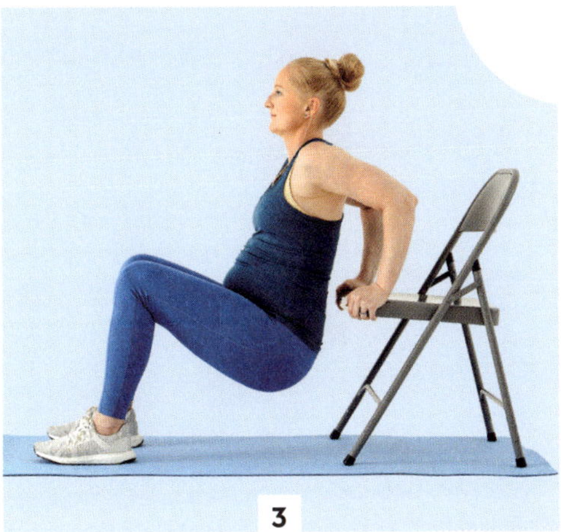

3

Lege beide Knie ab, wenn der Bauch sich vorwölbt oder du Schmerzen im Becken hast.

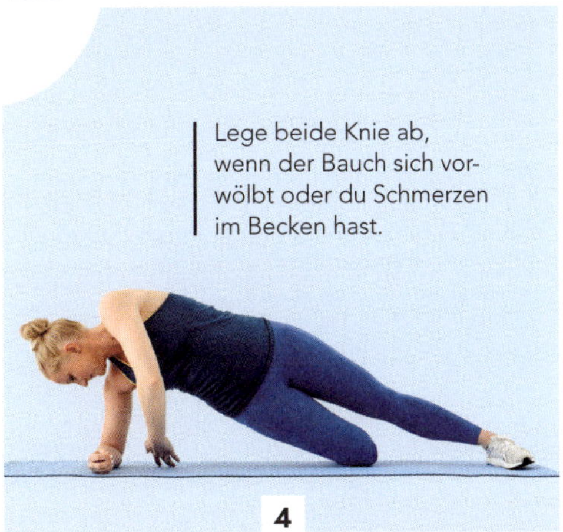

4

GANZER KÖRPER WORKOUT 12

ÜBUNGSFOLGE A

1. Seitlicher Ausfallschritt 10× im Wechsel (S. 40)

2. Einarmig rudern in der Vorbeuge 10× pro Seite (S. 51)

3. Brustdrücken im Beckenlift 10× (S. 56)

4. Armheben 10× im Wechsel (S. 47)

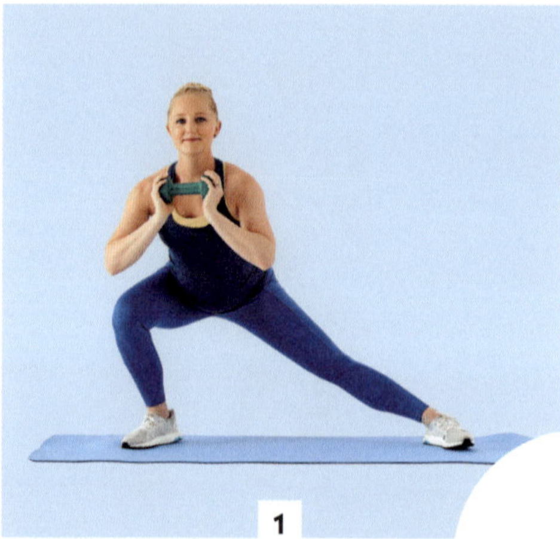

1

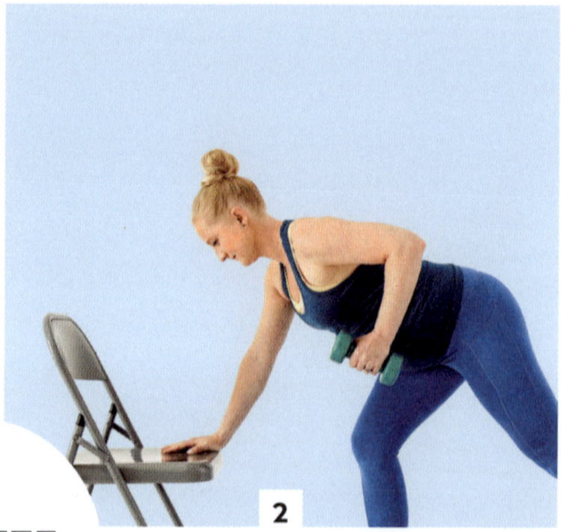

2

3 SÄTZE

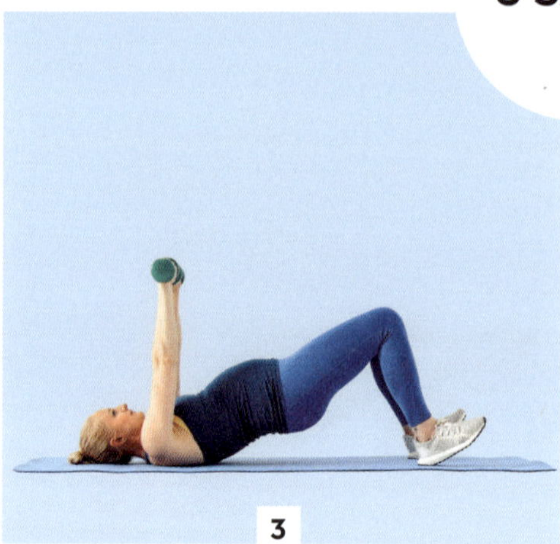

3

Ausatmen, die Core-Muskulatur anspannen und den Arm heben. Das Becken gerade halten.

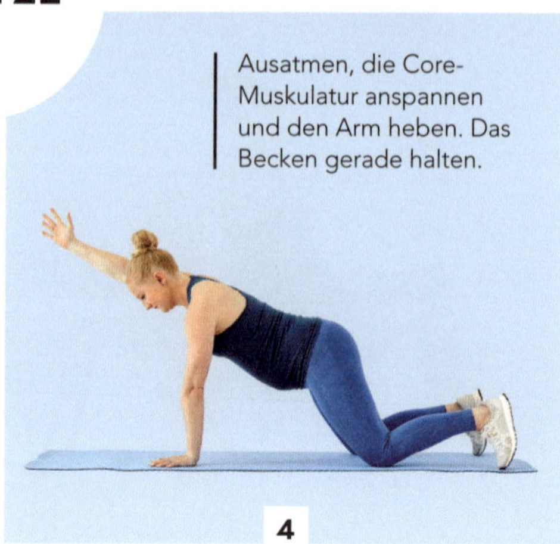

4

ÜBUNGSFOLGE B

1. Kniebeuge & Schulterdrücken 10× (S. 37)

2. Trizepsdrücken 10× (S. 55)

3. Sumo-Kreuzheben 10× (S. 42)

4. Rudern im Stand 10× (S. 52)

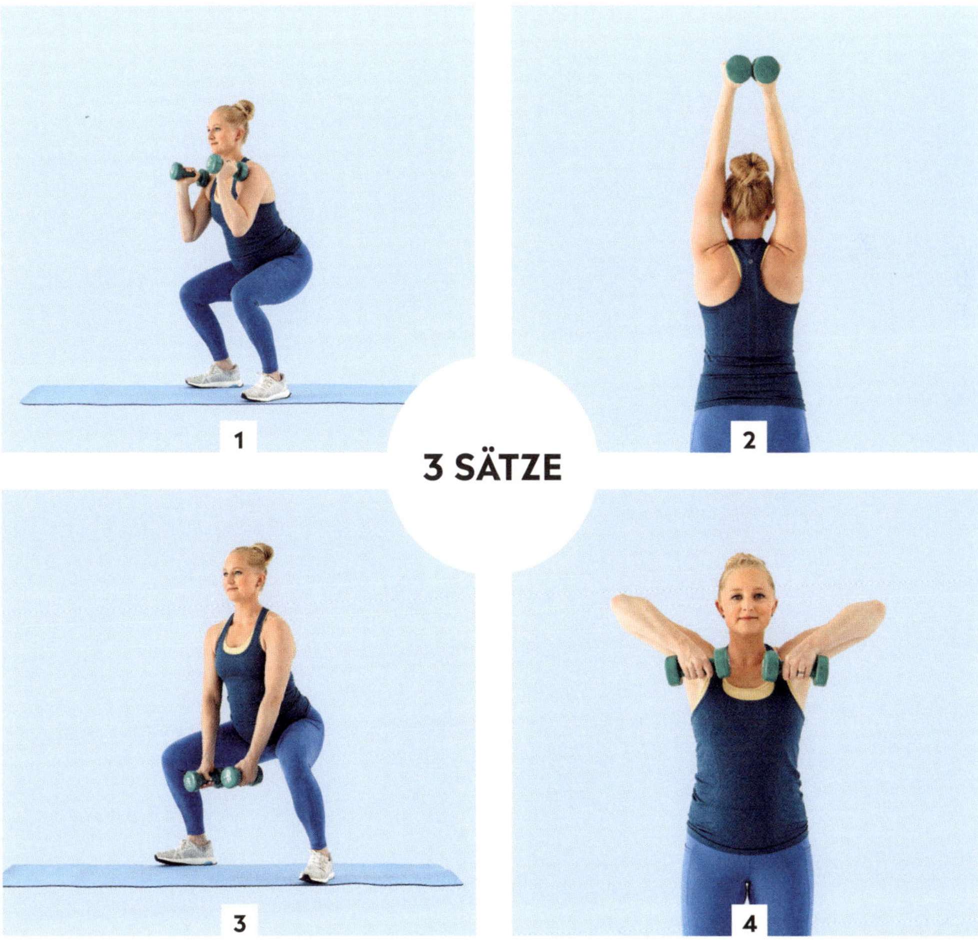

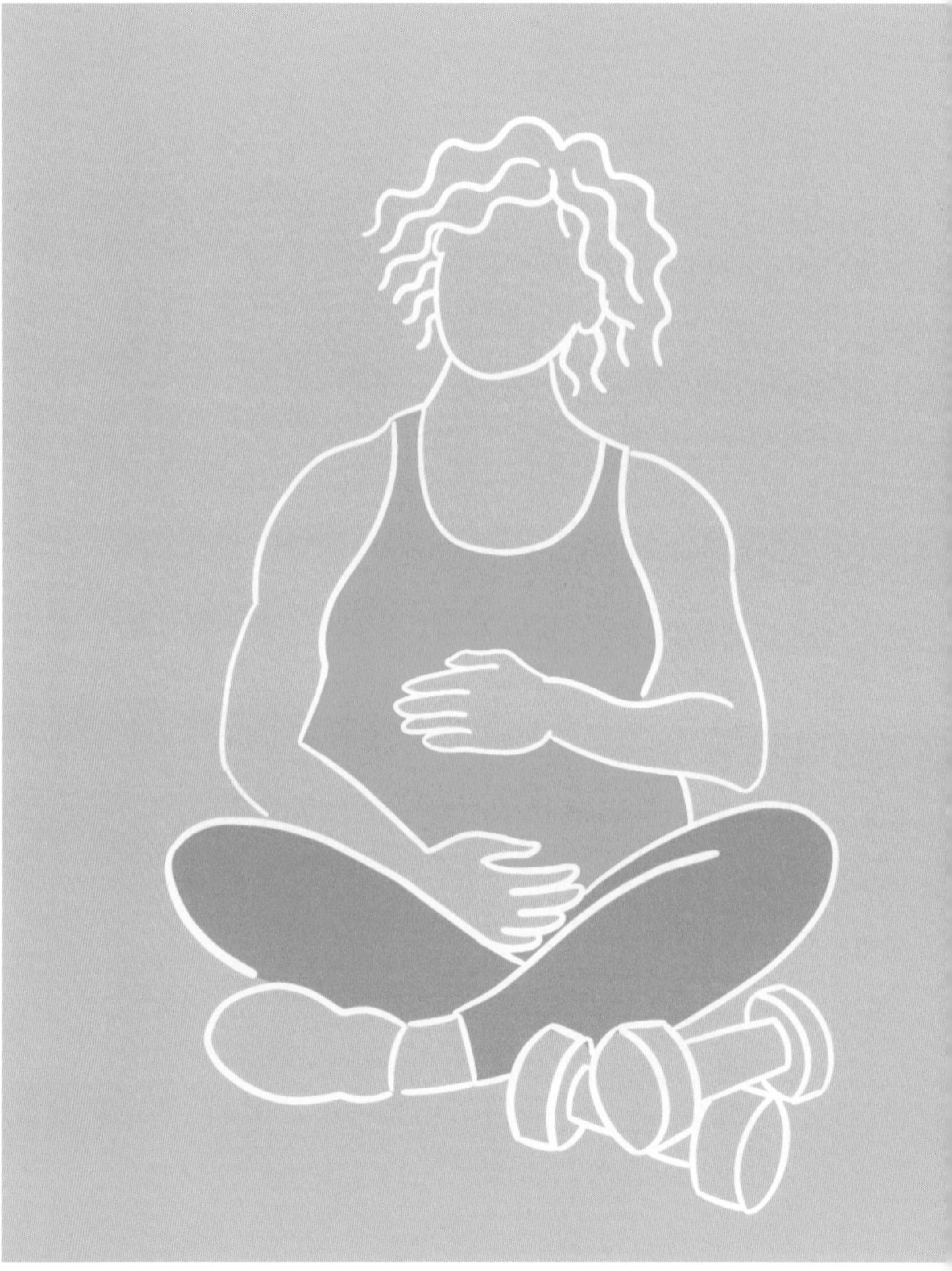

DRITTES TRIMESTER

Woche 28–40

Im dritten Trimester ermüdest du schneller, denn das Gewicht des Bauchs kostet Kraft. Jetzt ist es besonders wichtig, gut für dich zu sorgen und dich auch mental auf die Wehen und die Entbindung einzustellen. Bereite dich auf die Ankunft deines Babys vor.

WOMIT **MUSST DU RECHNEN?**

Glückwunsch, du hast das dritte Trimester erreicht. Es beginnt in Woche 28 und endet mit der Geburt. Vielleicht sagen manche Leute: »Oh, deine Schwangerschaft ging aber schnell« und du denkst: »Oh nein, ich fühle mich, als ob ich seit einem Jahr schwanger bin.« Es ist normal, wenn es dir so vorkommt, dass die Schwangerschaft endlos dauert. So ging es mir auch. Aber als das dritte Trimester begann, schien es doch etwas schneller zu gehen.

Ich konnte kaum glauben, dass wir es so weit geschafft hatten. Wieder ein Meilenstein! Mein Bauch war bis zur 31. Woche recht kompakt, aber dann schien er sich über Nacht zu verdoppeln. Vielleicht nicht ganz, aber es kam mir so vor. Plötzlich fühlte ich mich »richtig« schwanger und bekam alle möglichen lästigen Wehwehchen. Man möchte meinen, dass eine Personal Trainerin doch bestimmt keine Schwangerschaftsbeschwerden bekommt. Irrtum!

MEIN BAUCH WAR BIS ZUR 31. WOCHE RECHT KOMPAKT, ABER DANN SCHIEN ER SICH ÜBER NACHT ZU VERDOPPELN. VIELLEICHT NICHT GANZ, ABER ES KAM MIR SO VOR. PLÖTZLICH FÜHLTE ICH MICH »RICHTIG« SCHWANGER.

SCHMERZEN

Niemand kann vorhersehen, wie der Körper auf eine Schwangerschaft reagiert. Selbst wenn man alle Empfehlungen beherzigt, können Beschwerden auftreten. Ich hatte in den letzten Wochen gelegentlich Schmerzen im Becken, also musste ich meine Workouts immer wieder verändern, damit sie angenehm für mich waren. Ich beherzigte die Tipps, die ich im ersten Trimester aufgeführt habe (siehe S. 69). Mein unterer Rücken tat weh, wenn ich viel auf den Beinen war, an anderen Tagen ging es mir gut. Die Übelkeit klopfte wieder an. Nicht so schlimm wie in der frühen Schwangerschaft, aber sie überraschte

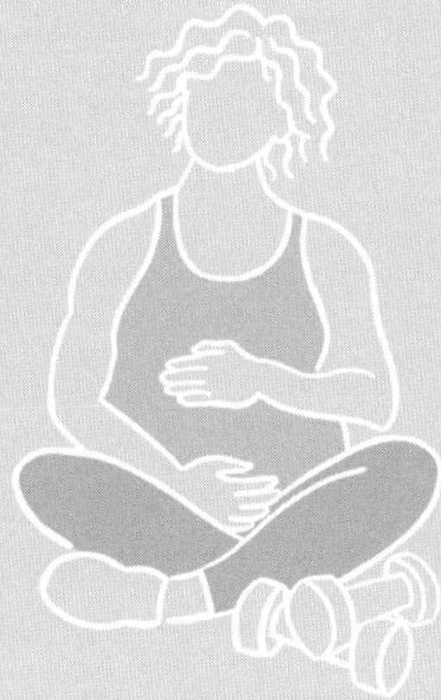

DEIN BABY UND DU **IM DRITTEN TRIMESTER**

Zwei Drittel des Weges habt ihr schon geschafft, aber es liegt noch einiges vor euch. Da das Baby bis zur Geburt kräftig zunimmt, ist es kein Wunder, dass seine Tritte mit der Zeit immer stärker werden. Du spürst sie bis hoch zu den Rippen und bis hinab zur Blase. Das kann aufregend und unangenehm zugleich sein. Manchmal fühlen sich die Bewegungen wie Stöße an, dann wieder wie Zappeln. Das Baby hat aber immer genug Bewegungsfreiheit. Falls du feststellst, dass die Bewegungen nachlassen, informiere deine Hebamme.

Damit die Knochen des Babys härter werden, wird deinem Körper Kalzium entzogen. Deswegen solltest du jetzt viel kalziumreiche Lebensmittel wie Milchprodukte und grünes Blattgemüse zu dir nehmen, um selbst genug Kalzium zu bekommen.

Die Haut des Babys verliert allmählich ihre Transparenz und lagert weiterhin Fettreserven ein. Gleichzeitig verliert es zunehmend die Käseschmiere, die weißlich-wachsige Substanz, die es warmhält, bevor die eigene Fettschicht dick genug ist, um ausreichend zu isolieren.

In der 34. Woche, manchmal auch später, rutscht das Baby tiefer ins Becken – hoffentlich mit dem Kopf nach unten und dem Po nach oben. Wenn der Kopf tiefer ins Becken sinkt, sind meist weniger Tritte gegen die Rippen zu spüren, dafür nimmt der Druck auf Becken und Blase zu. Falls sich das Baby nicht selbst in diese Lage dreht, kann die Hebamme versuchen, es in der 37. Woche manuell zu drehen.

Keine Sorge, wenn das Baby nicht mitspielt: Die Wehen werden trotzdem einsetzen. Der Kopf meines Babys lag in der 36. Woche tief im Becken und trotzdem kam es erst nach dem errechneten Termin zur Welt.

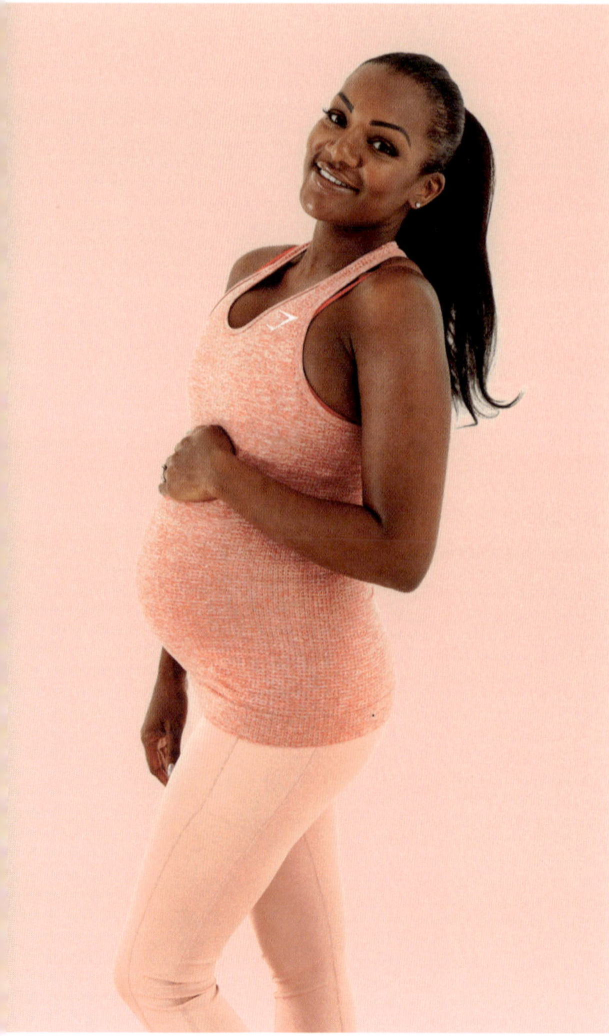

mich gelegentlich, bis ich verstand, dass ich mir Hunger besser nicht leisten sollte. Also habe ich den Vorrat an Snacks wieder aufgestockt.

SCHWIERIGE TAGE

Eine Schwangerschaft ist etwas Unglaubliches. Es hat mich einfach umgehauen, dass in meinem Körper ein kleiner Mensch wuchs. Das heißt aber nicht, dass alle Tage wunderbar waren. Wie ein Teenager hatte ich Probleme mit meinem Selbstbild. Die Veränderungen meines Körpers machten mir zu schaffen. Insgesamt gab ich mir große Mühe, mein psychisches Gleichgewicht zu bewahren, aber in den letzten Wochen gab es Tage, an denen es mir nicht gut gelang.

Als mein Bauch wuchs, fühlte ich mich langsamer, schwerfälliger und manchmal wirklich unbehaglich. An solchen Tagen hatte ich übelste Laune – keineswegs weil ich schwanger war, sondern weil ich es einfach nicht gewohnt war, keine Kontrolle über meinen Körper zu haben. Natürlich kannte ich dieses träge Völlegefühl nach dem Weihnachtsschmaus oder ähnlichen Gelagen, aber jetzt hatte ich dieses Gefühl jeden Tag!

Wegen meiner schlechten Laune hatte ich Schuldgefühle, denn schließlich hatten wir so lange auf ein Baby gewartet und eigentlich war ich doch überglücklich. George sagte mir immer wieder, dass ein schlechter Tag noch lange kein Zeichen für Undankbarkeit sei. Das war sehr hilfreich.

EINE SCHWANGERSCHAFT IST EINE EMOTIONALE ACHTERBAHNFAHRT. HOCHACHTUNG VOR ALLEN PARTNERN, DIE SICH IMMER WIEDER AUF DIE ZUNGE BEISSEN, BIS WIR UNS WIEDER EINKRIEGEN.

HORMONCHAOS

Man vergisst so leicht, wie viele Hormone während der Schwangerschaft im Körper unterwegs sind. Aber gerade sie können eine Menge irrationaler Gedanken und Stimmungsschwankungen auslösen. Wenn Hormonchaos herrscht, kann man gegen die eigene Irrationalität überhaupt nichts tun.

Ein Beispiel? Eines Tages beschloss ich auf dem Rückweg vom Walken, einen Wrap zu essen, der im Kühlschrank lag. Ich träumte von einer leckeren Mahlzeit, kam durch die Tür und sah, dass George gerade den letzten Bissen in den Mund schob. Er konnte nicht wissen, dass ich mich auf den Wrap gefreut hatte, aber ich war total wütend. Ein anderes Mittagessen wollte ich nicht. Ich warf ihm tatsächlich vor, eine Schwangere verhungern zu lassen. Es war absolut lächerlich, aber ich konnte nicht aus meiner Haut, und George lief in den nächsten Laden, um mir einen Wrap zu kaufen.

Ich weiß, dass die meisten schwangeren Frauen solche verrückten Gedanken und Momente haben oder bei einer Kleinigkeit in Tränen ausbrechen. Eine Schwangerschaft ist eine emotionale Achterbahnfahrt. Hochachtung vor allen Partnern, die sich immer wieder auf die Zunge beißen, bis wir uns wieder einkriegen.

SPORT IM **DRITTEN TRIMESTER**

Wie in den anderen Trimestern gibt es große Unterschiede zwischen der ersten und der letzten Woche, darum ist es so wichtig, immer auf deinen Körper zu hören. An manchen Tagen wirst du dich voller Energie fühlen, an anderen am liebsten nur schlafen wollen. Beides ist völlig normal.

Von der 31. Woche an fühlte ich mich so schwer, dass ich alles langsam angehen musste. An manchen Tagen sprang ich morgens voller Schwung aus dem Bett, an anderen fehlte mir jeder Elan. Und da ich nun einmal ein aktiver Typ bin, fiel es mir schwer, damit umzugehen. Ich habe meine Woche anders strukturiert, bewusst Pausen und ruhigere Tage eingebaut und mein Training entsprechend eingeplant.

DAS BABY IST DER BOSS!

Dass das Baby der Boss ist, habe ich auf die harte Tour gelernt, weil ich manchmal zu viel in den Tag gequetscht habe. Wenn das Baby mehr von deiner Energie braucht, nimmt es sich diese. Dann bleibt für dich nicht mehr viel. An solchen Tagen ist es vernünftig, das Training sausen zu lassen und es am nächsten Tag wieder zu versuchen. Diese Gewohnheit solltest du einüben, denn du wirst sie auch brauchen, wenn das Baby erst einmal auf der Welt ist.

DASS DAS BABY DER BOSS IST, HABE ICH AUF DIE HARTE TOUR GELERNT. WENN DAS BABY MEHR VON DEINER ENERGIE BRAUCHT, NIMMT ES SICH DIESE. DANN BLEIBT FÜR DICH NICHT MEHR VIEL.

Der Bauch bestimmt, wie du deine Übungen während der Schwangerschaft abwandeln musst, und das gilt vor allem im letzten Drittel. Manche Übungen lassen sich mit einem großen Babybauch nicht ausführen. Eine Rolle spielen aber auch die Lage des Babys, deine sonstigen Beschwerden und eventuelle Muskelverspannungen. Achte auf die Signale deines Körpers. Selbst wenn du deine

Zehen nicht mehr berühren oder gar sehen kannst, gibt es noch viele Möglichkeiten. Gib also noch nicht auf.

CARDIO-TRAINING

Im dritten Trimester kann sich schon ein Einkauf wie Cardio-Training anfühlen. Ich konnte nicht fassen, wie sehr mich kleine Tätigkeiten angestrengt haben. An anderen Tagen fühlte ich mich gut, konnte spazieren gehen oder bei bester Laune eine halbe Stunde auf dem Spinning-Rad verbringen. Es hing einfach davon ab, wie mein Körper an dem jeweiligen Tag drauf war.

Frauen, die in der Schwangerschaft laufen, habe ich schon immer bewundert. Ich hätte die Energie dafür niemals aufgebracht. Wenn du also noch läufst und es dir dabei gut geht, umso besser. Vergiss nur nie, bei jedem Lauf auf deinen Körper zu achten. Wie fühlen sich meine Hüften an, wie mein Becken? Kann ich beim Laufen gut atmen? Solche Fragen helfen dir, deinen Körper richtig einzuschätzen. Sei ehrlich mit dir und setze notfalls eine Weile aus.

Trinke in der Schwangerschaft vor, während und nach dem Cardio-Training reichlich Wasser und lege regelmäßige Pausen ein. Das gilt für alle Stadien der Schwangerschaft, aber vor allem für das letzte Trimester.

KRAFTTRAINING

Auch im dritten Trimester kannst du mit Gewichten trainieren, wenn es dir dabei gut geht. Wahrscheinlich kannst du nicht mehr hören, dass du auf deinen Körper achten sollst … Wenn dir die Gewichte, die du bisher benutzt hast, noch angenehm sind, dann mach ruhig weiter. Wenn dir aber 8–10 Wiederholungen der Übung schwerfallen, solltest du leichtere Gewichte wählen oder einfach nur mit deinem Körpergewicht arbeiten. Ich weiß aus eigener Erfahrung, dass sich das wie eine kleine Niederlage anfühlen kann, aber Wettkampfgeist ist jetzt nicht angebracht. Fühle dich nicht wie eine Versagerin, wenn du auf leichtere Hanteln umsteigst. Du trägst immerhin rund um die Uhr ein zusätzliches Gewicht in dir, das jeden Tag schwerer wird. Es hat

FÜHLE DICH NICHT WIE EINE VERSAGERIN, WENN DU AUF LEICHTERE HANTELN UMSTEIGST. DU TRÄGST IMMERHIN RUND UM DIE UHR EIN ZUSÄTZLICHES GEWICHT IN DIR, DAS JEDEN TAG SCHWERER WIRD.

nichts mit Versagen zu tun, wenn du dich an diese Tatsache anpasst.

Vernachlässige die Dehnübungen nicht, denn ein verkürzter Muskel ist so nutzlos wie ein schwacher. Ich betone immer wieder, dass Muskeln aktiv sein müssen, damit sie den Bauch tragen. Aber wenn du sie ständig aktivierst, können Verspannungen drohen und diese wieder andere Probleme nach sich ziehen. Führe die Übungen zum Aufwärmen und Abkühlen (siehe S. 26–33) sooft wie möglich durch, auch wenn am jeweiligen Tag kein anderes Training ansteht. Das kostet nicht viel Zeit. Dehnen kannst du die wichtigen Muskeln auch zwischendurch im Alltag, etwa während du wartest, bis das Teewasser kocht oder die Badewanne voll ist.

STARKER CORE

Gegen Ende der Schwangerschaft kannst du die Muskeln in deiner Körpermitte weder sehen noch ertasten, aber sie sind da und sie halten dich aufrecht. Zur Core-Muskulatur gehören neben den Bauchmuskeln auch die Muskeln an den Seiten und im Rücken. Sie spielen beim Tragen des Bauchs eine wichtige Rolle. Um die 35. Woche dehnt sich bei den meisten Frauen die Bindegewebsnaht in der Bauchmitte (siehe S. 113) und man kann beim Training und bei Alltagsaktivitäten eine Wölbung sehen. Sie ist ein wichtiger Indikator dafür, was du dir zumuten kannst. Wenn der Bauch eine Kegelform annimmt, solltest du die entsprechende Bewegung vermeiden oder verändern. Kontrolliere die Anspannung mithilfe der Atmung (siehe S. 75). Wenn das nicht hilft, lass die Übung weg und versuche eine andere.

DIE KLINIKTASCHE **PACKEN**

Als eine Frau aus meinem Geburtsvorbereitungskurs ihr Baby vier Wochen zu früh zur Welt brachte, haben wir anderen sofort begonnen, unsere Kliniktaschen zu packen. Ich habe fast alles online bestellt: Still-BHs, Stilleinlagen, Salbe für die Brustwarzen, riesige Unterhosen, Duftsprays, einen Mini-Ventilator und massenhaft Chips.

Das Packen war gar nicht so einfach. Für wie viele Tage sollte ich planen? Wie warm würde es sein? Wie viele Windeln? Strampler in welcher Größe? Ich stellte mich auf mehrere Tage ein und ahnte, dass ich die Tasche noch mehrmals aus- und umpacken würde, bevor die Wehen einsetzten. In der 34. Woche stand die Tasche griffbereit an der Wohnungstür. Das war ein großer Moment: Jetzt konnte es losgehen.

Besonders praktisch fand ich transparente Kunststoffbeutel mit Reißverschluss, um den Inhalt der Tasche so zu ordnen, dass auch George sich zurechtfand. Ich empfehle, die Tasche zusammen mit dem Partner zu packen, damit er auch den Mini-Ventilator auf Anhieb findet.

WAS ICH **TATSÄCHLICH** BENUTZT HABE

- Zahnbürste und Zahncreme
- Deodorant
- Feuchtes Toilettenpapier
- Trockenshampoo
- Vaseline
- Still-BHs
- Stilleinlagen
- Einweg-Slips
- Badelatschen
- Hemden von George
- Kopfkissen
- Mullwindeln
- Strampler
- Babymütze aus Baumwolle
- Warme Kapuzenjacke für das Baby
- Babydecke
- Windeln
- Feuchttücher für den Babypo

GEBURTSVORBEREITUNG: **MENTAL**

Die Vorbereitung auf die Geburt ähnelt der Vorbereitung auf einen Urlaub, nur weiß man nicht, wann man abreist, wie warm oder kalt es wird, wie lange man bleibt und was in der Zeit passieren wird. Das kann schon beunruhigend sein. Manche Frauen wollen absolut alles über Wehen und Entbindung wissen, andere möglichst wenig. Ich gehöre eher zur ersten Gruppe.

Voller Lerneifer meldete ich George und mich zu einem Geburtsvorbereitungskurs an. Wir lernten dort acht Paare kennen, die in unserer Nähe wohnten und zu einem ähnlichen Termin ihr Baby bekommen sollten. Wir hatten Glück, denn alle waren sehr nett und die Stimmung war locker.

BEIM THEMA WEHEN WAREN VIELE PARTNER SPRACHLOS UND DIE WERDENDEN MÜTTER NICKTEN, ALS WOLLTEN SIE SAGEN: »SIEHST DU, DAS MUSS ICH DURCHMACHEN.«

Uns allen stand ein großes Ereignis bevor und wir alle hatten ähnliche Fragen. Ich hatte naiverweise angenommen, recht gut informiert zu sein, weil ich seit so vielen Jahren mit schwangeren Frauen gearbeitet hatte. Aber als wir alle Eventualitäten genau besprachen, erfuhr ich viel, was ich vorher nicht wusste.

An den Kurstagen konnte ich abends schlecht einschlafen, weil mir all die neuen Informationen durch den Kopf gingen. Aber je mehr ich lernte, desto besser fühlte ich mich gewappnet. Es war sehr hilfreich, dass George mitging und mit mir lernte. Er war erstaunt zu erfahren, wie viele Windeln ein Neugeborenes am Tag braucht. Er hatte gedacht, zwei oder drei genügen. Wir erfuhren etwas über die verschiedenen Wehenphasen und Optionen der medizinischen Unterstützung, aber auch darüber, wie wir uns auf die Heimkehr mit dem Baby vorbereiten sollten. Beim Thema Wehen waren viele Partner sprachlos und die werdenden Mütter nickten, als wollten sie sagen: »Siehst du, das muss ich durchmachen.« Ein Hauptthema war, dass wir immer die Wahl hatten. Nichts würde ohne unsere

Zustimmung geschehen. Während der gesamten Schwangerschaft solltest du alle Fragen stellen, die du hast. Schreibe sie dir auf, damit du sie bei Arztterminen nicht vergisst. Nur wenn du gut informiert bist, kannst du für dich und dein Baby die richtigen Entscheidungen fällen. Ein Geburtsplan kann hilfreich sein, aber betrachte ihn als Präferenzmodell. Während der Entbindung kann sich die Lage schnell ändern, dann musst du offen für andere Optionen sein.

Wir hatten einige Schwangerschaftsbücher gekauft und andere geschenkt bekommen. Alle lagen wochenlang auf unseren Nachttischen und starrten uns an. Kennst du das? Mein Rat: Lies Bücher, die du lesen möchtest, und habe kein schlechtes Gewissen, andere liegen zu lassen.

HYPNOSE

Einige Bekannte hatten uns eine Geburt unter Hypnose empfohlen, weil sie damit sehr gute Erfahrungen gemacht hatten. Ich war fasziniert von dem Gedanken, mein Baby ganz ohne Schmerzen »herauszuatmen«, bis ich verstand, dass ich völlig falsche Vorstellungen hatte. Im Grunde geht es darum, ganz genau zu wissen, was im eigenen Körper vorgeht, um so die Emotionen zu kontrollieren und auch in Stresssituationen, die bei einer Geburt auftreten können, ruhig zu bleiben. Im Wesentlichen handelt es sich um eine Mischung aus Atemtechnik und Visualisierung.

Ich habe mir Audiodateien mit Entspannungstechniken und Affirmationen angehört, die ich sehr beruhigend fand und zur Entbindung mitnehmen wollte. George hörte auch zu, aber er schlief binnen weniger Minuten ein. Nicht ideal, aber ich dachte, wenn sie uns beide so beruhigten, konnten sie nicht schaden. Mir gefiel der Gedanke, dass der Körper weiß, was er bei der Geburt zu tun hat. Das gab mir Sicherheit und Selbstvertrauen.

Denke immer daran, dass es deine Schwangerschaft ist. Nur weil eine Bekannte von der Hypnose begeistert ist, muss sie nicht gut für dich sein. Lass dich zu nichts überreden, von dem du nicht wirklich überzeugt bist.

GEBURTSVORBEREITUNG: **KÖRPERLICH**

Als mein Entbindungstermin näher kam, habe ich mich gefragt, ob ich den Wehen und der Geburt wohl gewachsen bin. Als proaktiver Typ habe ich versucht, mich körperlich vorzubereiten. Ich wusste nicht, ob meine Versuche fruchten würden, aber es war hilfreich, aktiv zu werden. Ich habe Dammmassagen, Beckenbodenentspannung und Dehnungsübungen ausprobiert, um ein gutes, lockeres Körpergefühl zu entwickeln.

DAMMMASSAGE

Manche Frauen massieren ihren Damm, um Rissen vorzubeugen, für andere ist es undenkbar. Ich liefere die Informationen, damit du selbst entscheiden kannst.

Eine Dammmassage ist die gezielte Dehnung des Damms (zwischen Vagina und Anus). Sie kann in den Wochen vor der Entbindung vorgenommen werden und sollte ab der 35. Woche allen Frauen erklärt werden. Die allmähliche Dehnung von Haut, Bindegewebe und Muskeln hilft, das Risiko eines tiefen Dammrisses zu verringern. Die Schmerzen halten sich meist im Rahmen, die Heilung verläuft besser, die Phase der Presswehen kann verkürzt werden und das Risiko von Stuhlinkontinenz kann gesenkt werden.

So wird es gemacht:

1. Hände und Fingernägel gründlich waschen. Gleitmittel auf Vulva und Vagina-Öffnung verteilen. Den Daumen etwa 2,5 cm tief in die Vagina schieben.

2. Stell dir eine Uhr vor – das Schambein liegt auf 12 Uhr, der Anus auf 6 Uhr (siehe gegenüber) – und gehe dann systematisch vor.

3. Mit sanften Streichbewegungen von 3–9 Uhr beginnen, um dich an die Dehnung zu gewöhnen, dann Druck in Richtung Anus (6 Uhr) ausüben und etwa 30 Sekunden halten. Dies kann für alle Bereiche zwischen 3–9 Uhr wiederholt werden. Während der Massage langsam und ruhig atmen. Du sollst Druck und Dehnung spüren, aber keinen Schmerz.

Im Lauf der Wochen den Druck langsam erhöhen. Du kannst später auch beide Daumen einsetzen, um beide Seiten gleichzeitig zu dehnen. Empfohlen werden 2-mal wöchentlich 5–10 Minuten Massage.

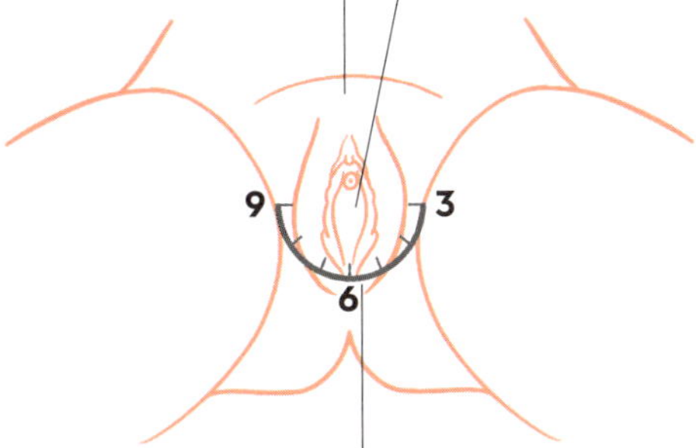

DAMMMASSAGE

Achtung: Keine Dammmassage bei vaginalen Blutungen, aktiven Infektionen oder verletzten Schleimhäuten. Wende dich bei Fragen oder Bedenken an deinen Gynäkologen oder deine Hebamme.

DER BECKENBODEN

Jetzt ist es besonders wichtig, an die tiefe Atmung zu denken und den Beckenboden locker zu lassen. Für die Geburt muss der Beckenboden kräftig, aber flexibel sein. Die Muskeln müssen sich entspannen, um ihre volle Beweglichkeit auszuschöpfen. Studien belegen, dass Beckenbodentraining während der Schwangerschaft kein erhöhtes Risiko für Dammrisse mit sich bringt.

Wenn du Beckenbodenübungen durchführst, atme zwischen den Wiederholungen tief und übe auch ansonsten regelmäßig die Bauchatmung. So viele von uns neigen dazu, Bauch und Beckenboden angespannt zu halten. Ich mache seit meiner Kindheit Gymnastik und übe regelmäßig Sport aus, mein Beckenboden war buchstäblich ständig angespannt. Ich musste hart daran arbeiten, ihn zu entspannen.

REKTUSDIASTASE

Denke daran, beim Training und im Alltag auf Anzeichen einer Rektusdiastase zu achten (siehe S. 113–114). Denke daran, dass sie bei vielen Frauen vorkommt und dass du nichts falsch gemacht hast. Die Muskeln haben sich gedehnt, damit dein Baby wachsen konnte. Das ist erstaunlich und unvermeidbar.

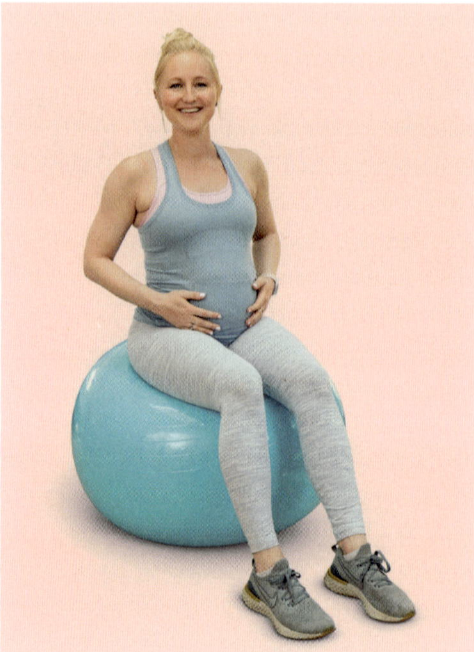

WIR WISSEN INZWISCHEN, DASS DAS BABY DER BOSS IST UND TUT, WAS ES WILL. ES GIBT ABER MÖGLICHKEITEN, IHM IN DIE RICHTIGE LAGE ZU VERHELFEN.

DIE KINDSLAGE

Ideal ist die Schädelendlage: Das Baby liegt mit dem Kopf tief im Becken, sein Rücken an deinem Bauch. Bei optimaler Lage verlaufen die Wehen schneller und weniger schmerzhaft. Das ist zweifellos wünschenswert, aber wenn das Kind anders liegt, besteht kein Grund zur Panik. Erstens kann es sich noch bis zum Geburtstermin drehen und zweitens können Ärzte und Hebammen das Kind noch während der Wehen in die richtige Lage bringen. Wir wissen inzwischen, dass das Baby der Boss ist und tut, was es will. Es gibt aber Möglichkeiten, ihm in die richtige Lage zu verhelfen.

Geburtsbälle

Ein Geburtsball ist ein großer Gymnastikball, wie du ihn aus dem Fitnessstudio kennst. Man kann solche Bälle für wenig Geld kaufen und zu Hause aufpumpen. Der Ball kann gegen Ende der Schwangerschaft als Sitzgelegenheit am Esstisch oder im Büro und sogar als Sofaersatz verwendet werden. Freunde dich mit ihm an, denn er ist ausgesprochen nützlich, um das Baby dazu zu bewegen, sich tief ins Becken zu senken – hoffentlich mit dem Kopf voran.

Auf dem Sofa zusammenzusacken, wird mit der Zeit unbequem und das Aufstehen wird dir immer schwerer fallen. Auf dem Ball sitzt du automatisch in einer besseren Haltung. Wenn du beim Sitzen auf dem Ball wippst oder mit den Hüften Achten beschreibst, sorgst du dafür, dass dein Becken offen bleibt. So hat das Baby bessere Möglichkeiten, sich zu senken.

Ein Ball ist auch während der Wehen hilfreich. Er ist zwar groß und lässt sich schlecht verstauen, aber es lohnt sich wirklich, am Ende der Schwangerschaft einen Ball zur Hand zu haben.

Beine nicht überschlagen

In der 32. Woche empfahl mir meine Hebamme, die Beine nicht überzuschlagen und im Stehen nicht zu kreuzen. Sie erklärte, dass sich dadurch das Becken verengt, was es dem Baby erschwert, die Geburtslage einzunehmen. Ich dachte, das sei kein Problem, bis mir bewusst wurde, wie oft ich mit gekreuzten Beinen sitze oder stehe. Gewöhne dir einen breitbeinigen Sitz an, auch wenn er nicht ladylike aussieht, und bitte ruhig deinen Partner, dich bei Bedarf daran zu erinnern.

Vierfüßlerstand

Du kannst die Schwerkraft nutzen, um deinem Baby beim Einnehmen der Geburtsposition zu helfen, wenn du 2-mal täglich für 10 Minuten den Vierfüßlerstand einnimmst. Strecke dabei deinen Rücken oder nutze die Zeit für Atemübungen (siehe S. 75).

Hüften über den Knien

Wer erschöpft ist, lässt sich gern in einen Sessel oder ein weiches Sofa sinken. Wenn sich aber die Hüften tiefer als die Knie befinden, verengt sich das Becken und es bleibt nicht viel Platz für das Baby, um sich zu senken.

Ein Stapel Kissen kann dir helfen, im Sitzen die Hüften über den Knien zu halten. Alternativ kannst du dich auf deinen Gymnastikball setzen.

DAS BABY **LÄSST SICH ZEIT**

Eine der größten Herausforderungen meiner Schwangerschaft bestand darin, dass sie länger dauerte. Das hatte ich nicht bedacht.

Sobald man den positiven Test in der Hand hat, fängt man an zu rechnen, um den ungefähren Geburtstermin zu ermitteln. Dieser Tag setzt sich im Kopf fest, auch wenn die Hebamme immer wieder erklärt, dass es nur ein geschätzter Termin ist. Man arbeitet auf diesen Tag hin und denkt nicht wirklich über ihn hinaus. Tatsächlich kommen nur etwa 4 Prozent aller Kinder am errechneten Termin zur Welt. Das realistische Zeitfenster liegt zwischen der 37. und der 42. Woche – ein großer und ungenauer Zeitraum. Viele Frauen verraten deshalb nur den voraussichtlichen Monat, um sich selbst Druck zu ersparen.

ENTSPANNEN

Für viele Frauen ist die Wartezeit am Ende wirklich schwierig. Verständlich, denn sie hat etwas von einer tickenden Zeitbombe. Man mag sich nicht weit von zu Hause entfernen, aber möchte sich auch beschäftigen oder ablenken, um nicht jedes winzigste Körpersignal überzuinterpretieren. War das eine Kontraktion? Hat sich mein Bauch etwa gesenkt? Das kann schon stressen. Andererseits hilft es auch nicht, wenn alle sagen, man solle sich entspannen.

Aber natürlich haben sie recht. Es gibt zwar viele tolle Tipps darüber, wie man Wehen anregen kann, aber jede Hebamme wird dir sagen, dass Entspannung der beste Weg ist. Natürlich kannst du versuchen, aktiv etwas zu tun – ob es wirkt, kann dir niemand sagen. Das Baby kommt, wenn es bereit ist. Da haben wir leider kein Mitspracherecht.

MAN WARTET ANGESPANNT UND DA HILFT ES AUCH NICHT, WENN ALLE SAGEN, MAN SOLLE SICH ENTSPANNEN.

Ob du scharfes Curry isst, literweise Himbeerblättertee trinkst, täglich zehn Datteln verspeist oder es trotz Bauch mit Sex versuchst, um das Baby in Bewegung zu bringen: Hauptsache, du bleibst entspannt. Das bedeutet nicht, stundenlang von Duftkerzen umgeben in der Badewanne zu liegen. Wenn du der Duschtyp bist, wirst du in der Wanne nicht entspannen.

Tu einfach, was dir Freude macht – spazieren gehen, schöne Musik hören, mit einer Freundin Tee trinken oder einen Kuchen backen.

IN BEWEGUNG BLEIBEN

Bewegung kann helfen, die Wehen in Gang zu bringen, aber bitte nicht übertreiben. Du möchtest bestimmt nicht mit schmerzenden Muskeln in den Kreißsaal gehen. Nur wenn du dich einigermaßen energiegeladen und biegsam fühlst, kannst du dich in den Wehen so bewegen, dass es dir möglichst gut geht. Ich empfehle, in den letzten Wochen auf Hanteln zu verzichten, denn mit dem Bauch trägst du genug Gewicht.

Unternimm ruhige Spaziergänge. Wenn sich dein Baby schon gesenkt hat, wird viel mehr kaum möglich sein. Setze dich zu Hause oft auf den Geburtsball (siehe S. 156), damit dein Becken offen bleibt und das Baby sich in »Startposition« begibt. Auf dem Ball sitzt du wahrscheinlich ohnehin bequemer. Wenn du auf dem Sofa zusammensinkst, kann das Baby gleichzeitig auf Rippen und Blase drücken.

Verharre nicht zu lange in einer Position. Bleib in Bewegung, damit dein Blut gut zirkulieren kann und du dich nicht steif oder verspannt fühlst.

HANDY**STRESS**

Vielleicht fühlst du dich erschlagen, weil Freunde und Familie dich mit Textnachrichten bombardieren. Sie sind verständlicherweise gespannt, aber wenn sie dir damit auf die Nerven gehen, teile ihnen höflich – aber deutlich – mit, dass du gern etwas Ruhe hättest und dich bei Neuigkeiten bei ihnen melden wirst. Erinnere sie daran, dass du genauso sehnlich auf das Baby wartest wie sie – und wahrscheinlich noch viel mehr.

DRITTES TRIMESTER **TRAININGSPLAN**

Vom Anfang dieses Trimesters bis zu seinem Ende wird sich dein Bauch deutlich vergrößern. Diese Veränderung wirkt sich auch auf dein Training aus, etwa auf die Gewichte, mit denen du trainierst, auf die Anzahl der Pausen, die du brauchst, oder auf das Tempo, in dem du die Übungen durchführst. Dieses Kapitel umfasst weitere 12 Workouts. Die genaue Ausführung der Übungen ist im Übersichtskapitel auf den Seiten 36–61 erklärt. Im dritten Trimester werden manche Übungen nochmals abgewandelt, um Platz für deinen Bauch zu schaffen. Weil dein Bauch schwerer wird, möchtest du vielleicht leichtere Kurzhanteln verwenden oder nur mit deinem Körpergewicht arbeiten. Das ist legitim, denn du trägst ja zusätzliches Gewicht ständig bei dir. Du kennst deinen Körper am besten, entscheide darum selbst, womit es dir gut geht. Vielleicht möchtest du deine Workouts auch einige Wochen vor dem Geburtstermin beenden. Versuche, möglichst häufig Dehnübungen in deinen Alltag einzubauen, und vergiss nicht das Aufwärmen vor dem Workout und Abkühlen danach (siehe S. 26–33).

OBERKÖRPER WORKOUT 1

ÜBUNGSFOLGE A

1. Schulterdrücken im Neutralgriff 10× (S. 49)

2. Rudern in der Vorbeuge 10× (S. 50)

3. Liegestütz 10× (S. 46)

4. Schultertippen 10× im Wechsel (S. 60)

3 SÄTZE

ÜBUNGSFOLGE B

1. Seitheben 10× (S. 53)

2. Trizepsdrücken 10× (S. 55)

3. Stütz-Liegestütz-Wechsel 10× (S. 48)

4. Seitlicher Unterarmstütz mit Rotation 10× pro Seite (S. 58)

3 SÄTZE

ÜBUNGSFOLGE A

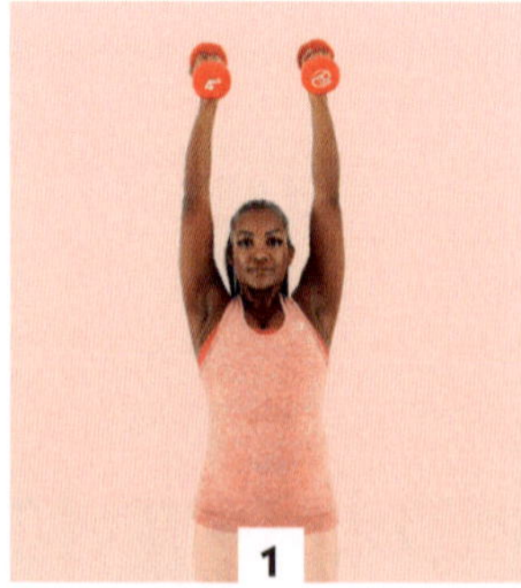

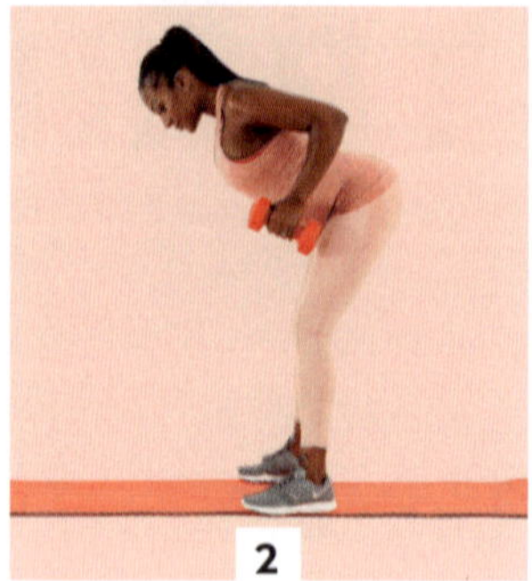

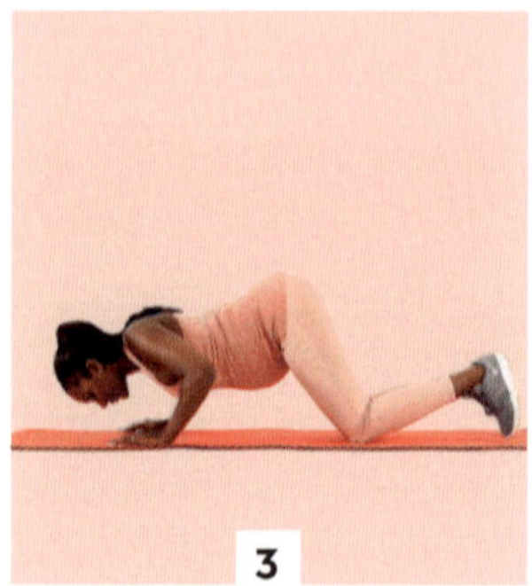

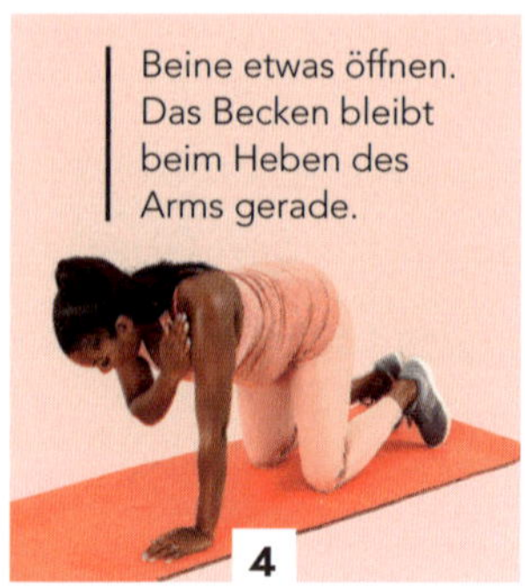

Beine etwas öffnen. Das Becken bleibt beim Heben des Arms gerade.

ÜBUNGSFOLGE B

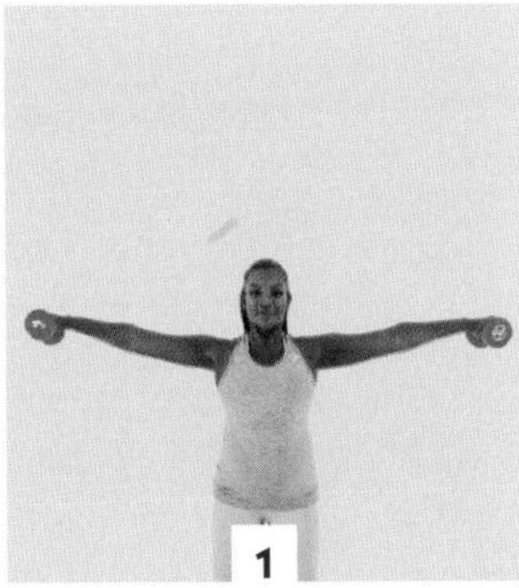
1

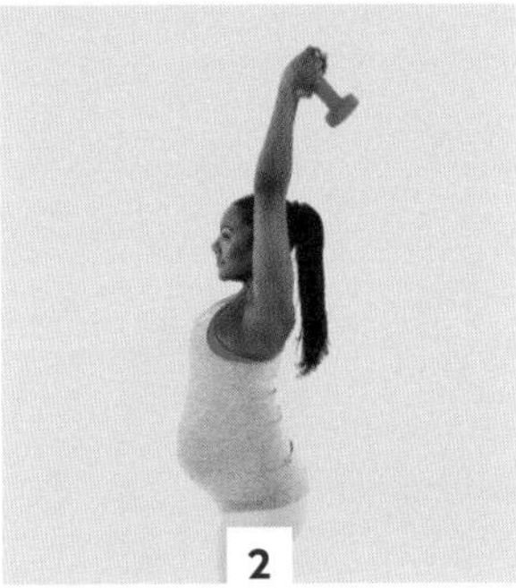
2

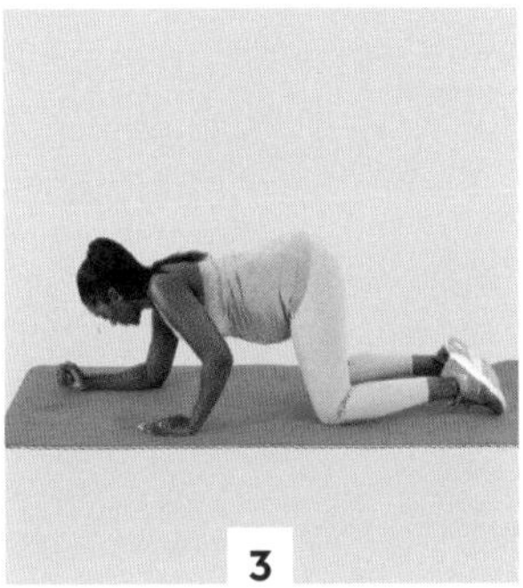
3

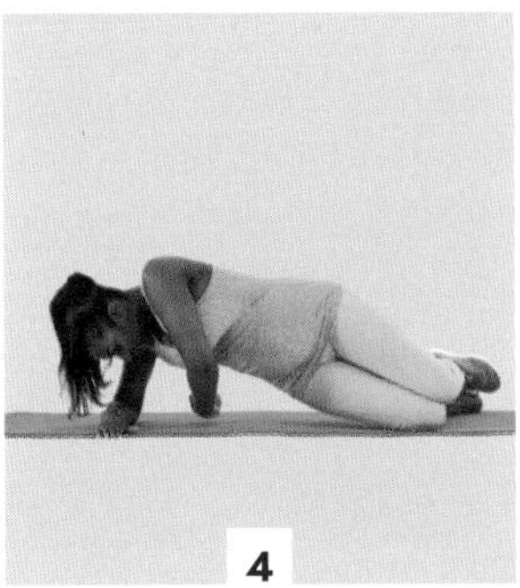
4

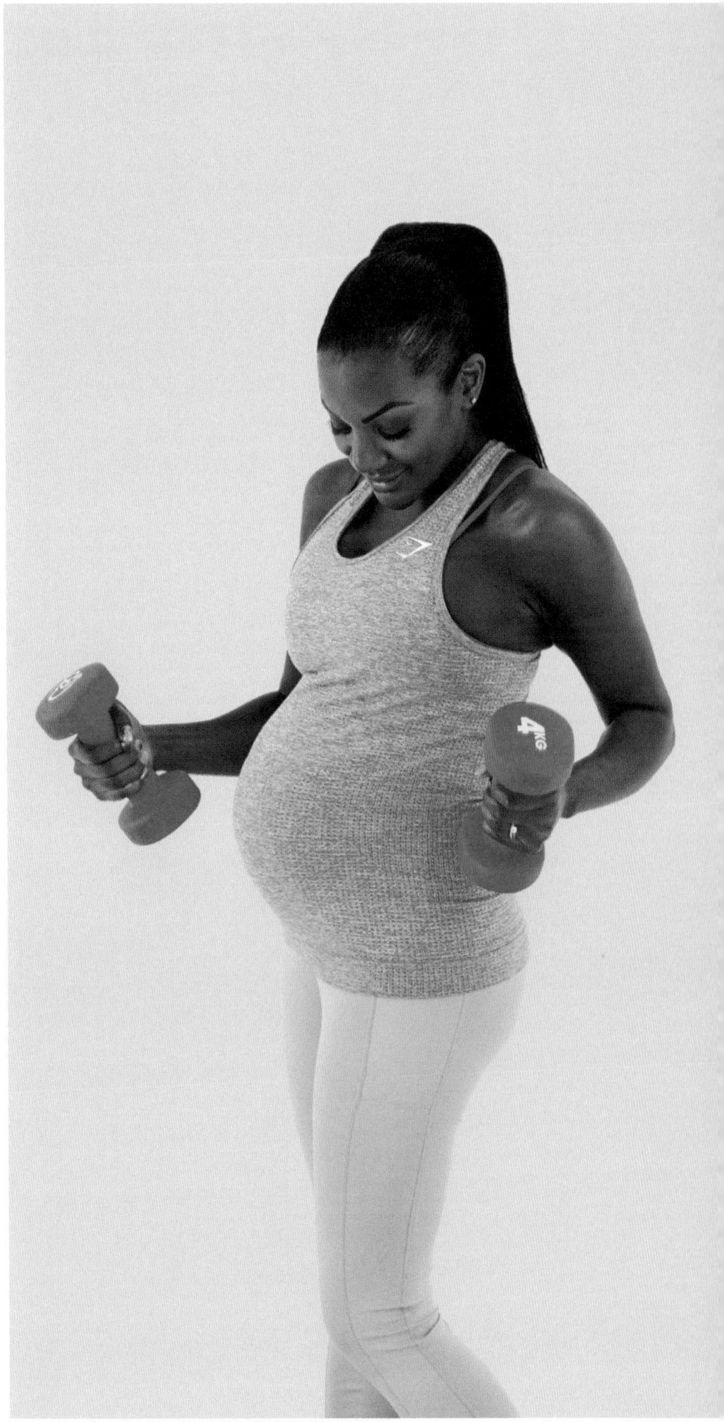

OBERKÖRPER WORKOUT 2

ÜBUNGSFOLGE A

1. Schulterdrücken im Wechsel 10× (S. 48)

2. Frontheben10× (S. 53)

3. Curl & Drücken 10× (S. 50)

4. Schultertippen 10× im Wechsel (S. 60)

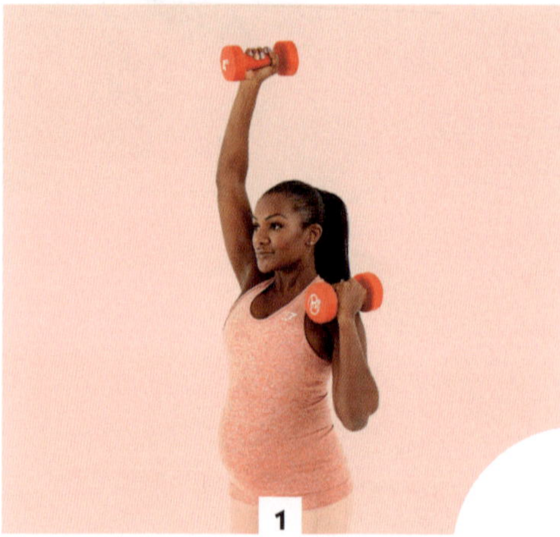

1

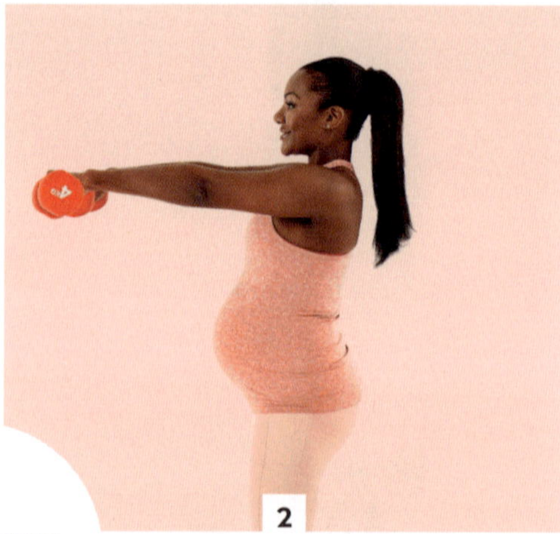

2

3 SÄTZE

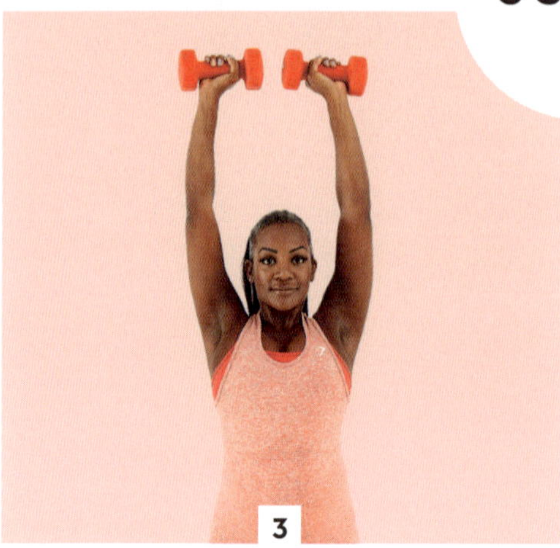

3

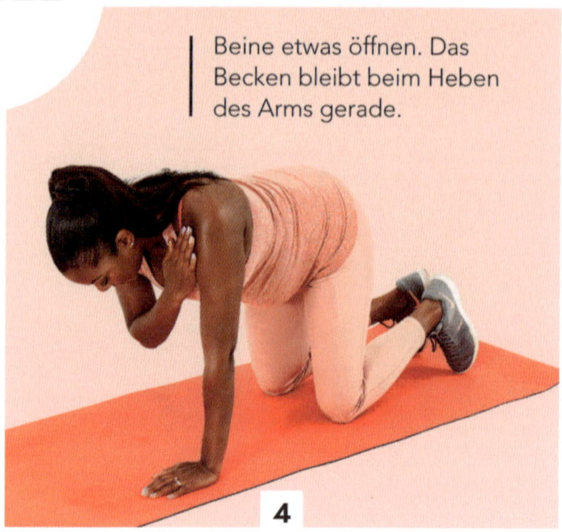
Beine etwas öffnen. Das Becken bleibt beim Heben des Arms gerade.

4

ÜBUNGSFOLGE B

1. Rudern in der Vorbeuge 10× (S. 50)

2. Bizeps-Curl 10× (S. 52)

3. Brustdrücken im Beckenlift 10× (S. 56)

4. Vogel–Hund 10× pro Seite (S. 60)

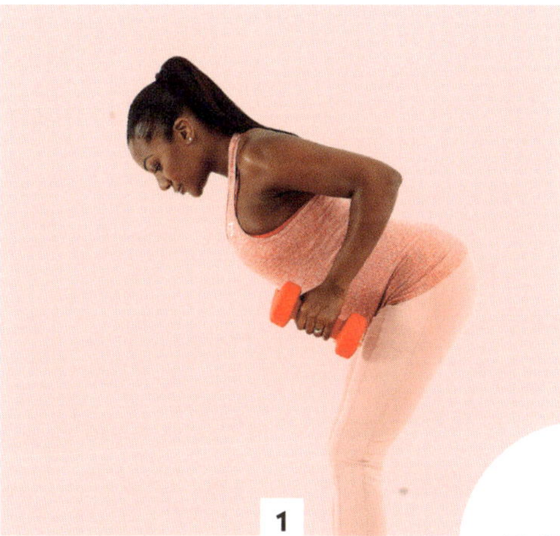

1

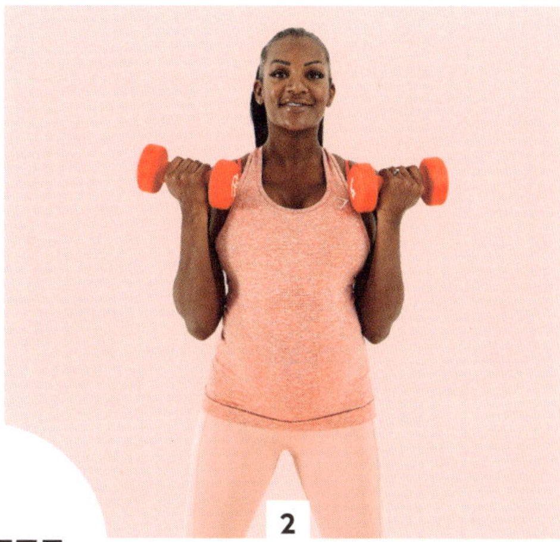

2

3 SÄTZE

Du kannst den oberen Rücken auch auf Sofa oder Bett ablegen.

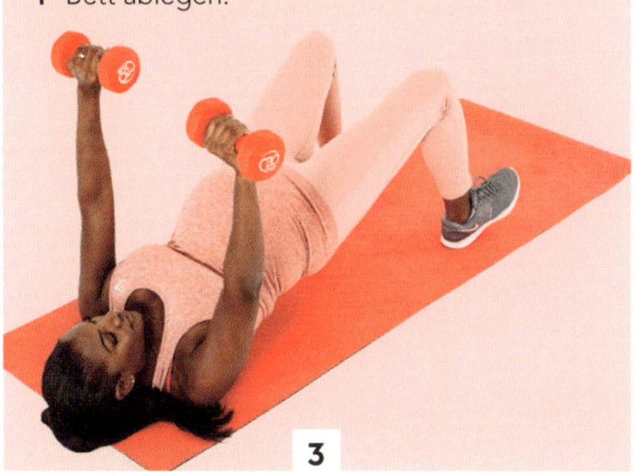

3

Wenn das Heben des Beins unangenehm ist, lass den aktiven Fuß auf der Matte und schiebe ihn vor und zurück.

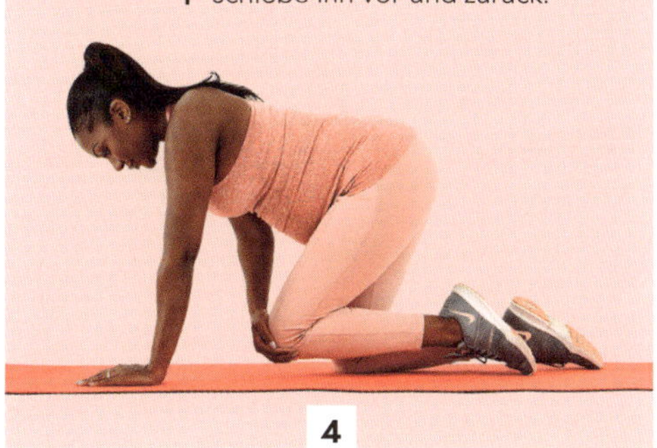

4

OBERKÖRPER WORKOUT 3

ÜBUNGSFOLGE A

1. Schulterdrücken im Wechsel 10× (S. 48)

2. Liegestütz 10× (S. 46)

3. Seitheben 10× (S. 53)

4. Vogel–Hund 10× pro Seite (S. 60)

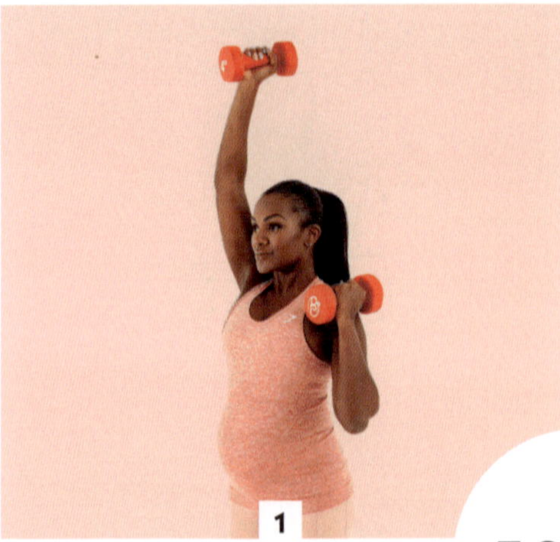

1

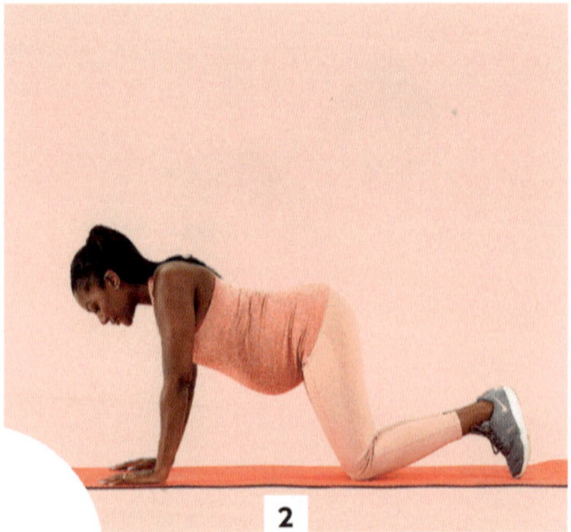

2

3 SÄTZE

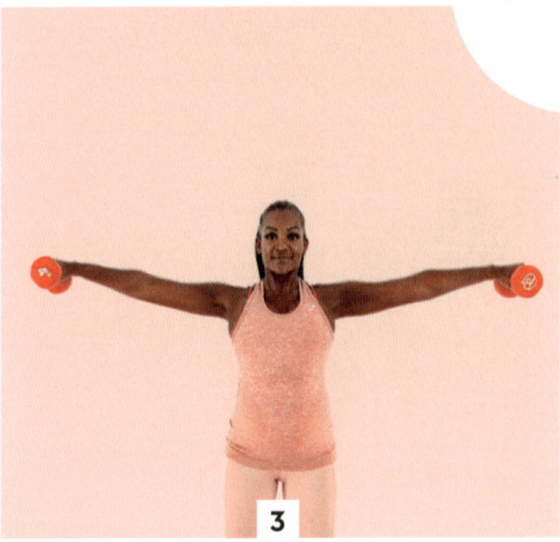

3

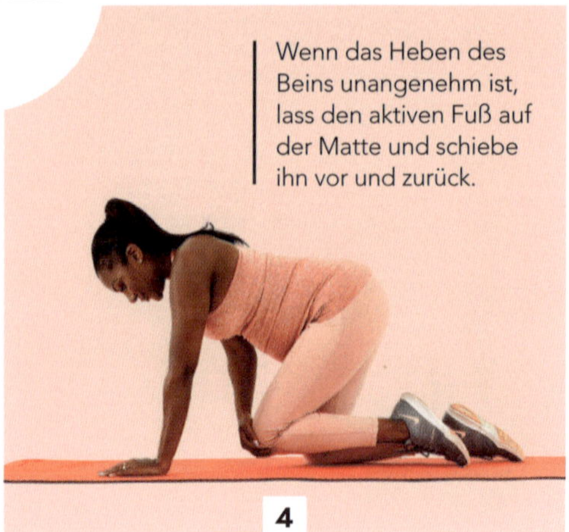

Wenn das Heben des Beins unangenehm ist, lass den aktiven Fuß auf der Matte und schiebe ihn vor und zurück.

4

ÜBUNGSFOLGE B

1. Bizeps-Curl 10× (S. 52)

2. Einarmig rudern in der Vorbeuge 10× pro Seite (S. 51)

3. Trizepsdrücken 10× (S. 55)

4. Armheben 10× (S. 47)

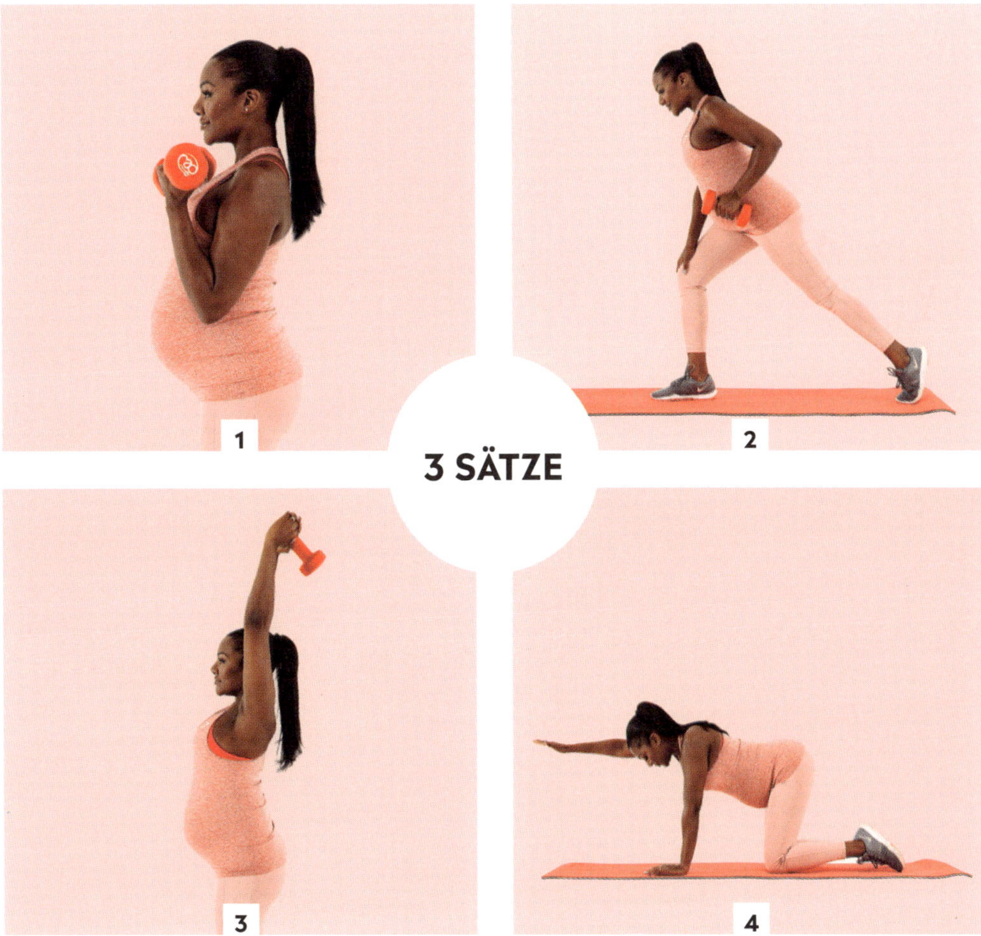

OBERKÖRPER WORKOUT 4

ÜBUNGSFOLGE A

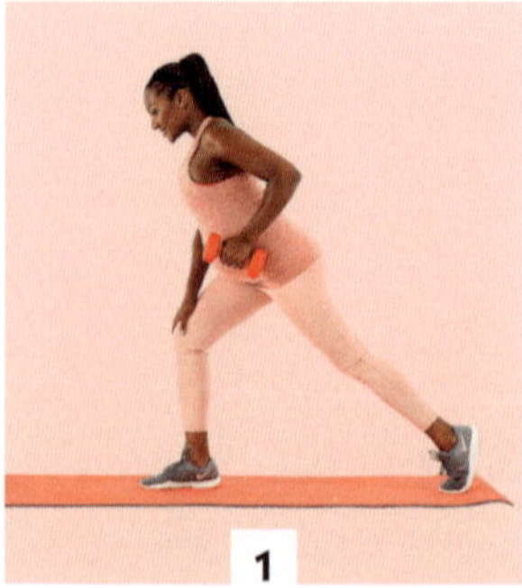
1

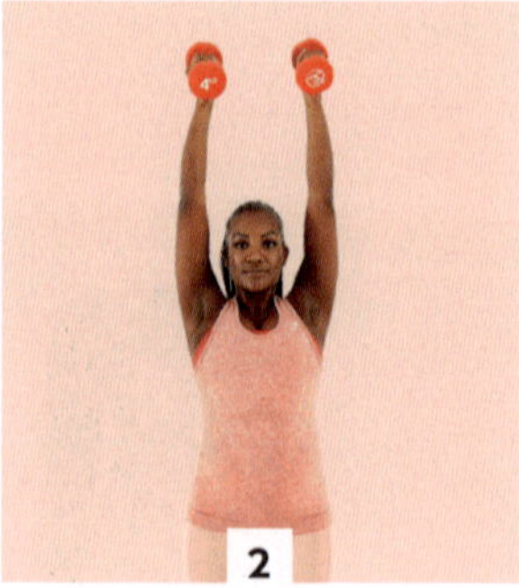
2

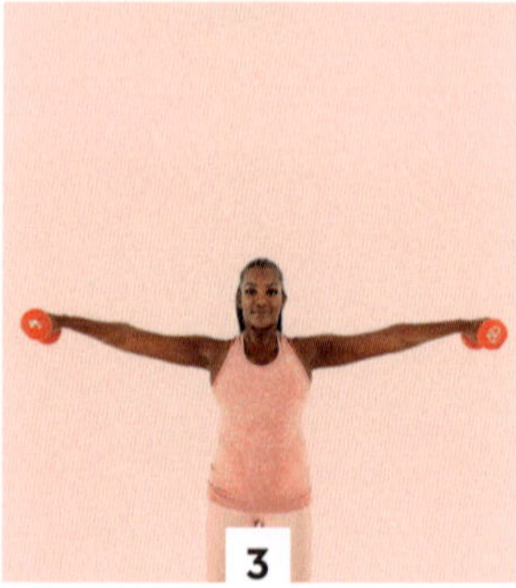
3

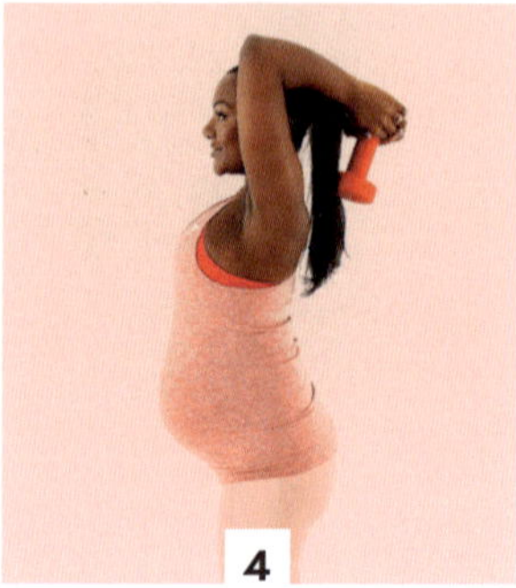
4

ÜBUNGSFOLGE A

1. Einarmig rudern in der Vorbeuge 10× pro Seite (S. 51)

2. Schulterdrücken im Neutralgriff 10× (S. 49)

3. Seitheben 10× (S. 53)

4. Trizepsdrücken 10× (S. 55)

3 SÄTZE

ÜBUNGSFOLGE B

1. Liegestütz 10× (S. 46)

2. Frontheben10× (S. 53)

3. Schulterdrücken im Obergriff (S. 49)

4. Schultertippen 10× im Wechsel (S. 60)

3 SÄTZE

ÜBUNGSFOLGE B

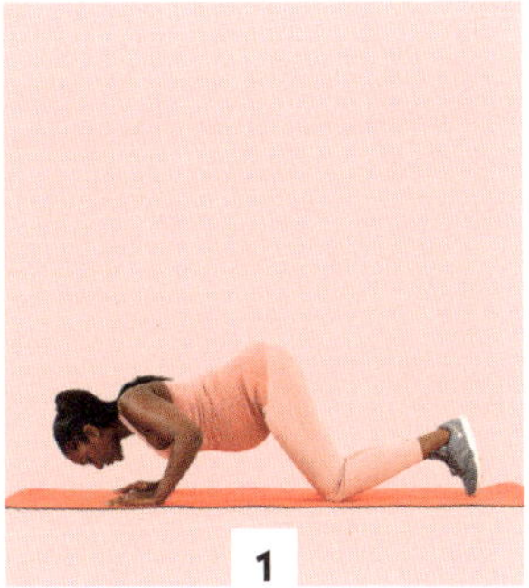

1

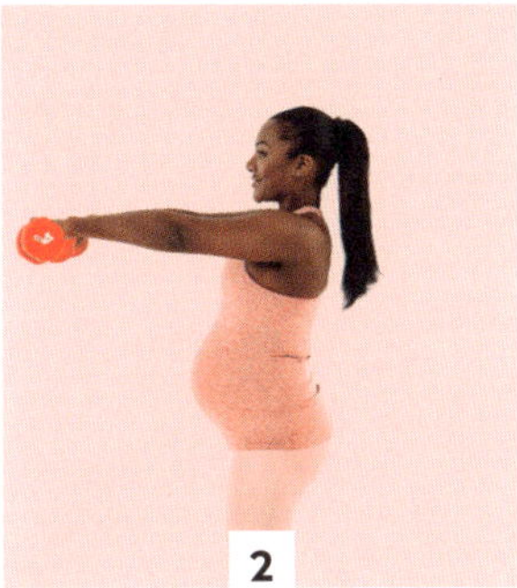

2

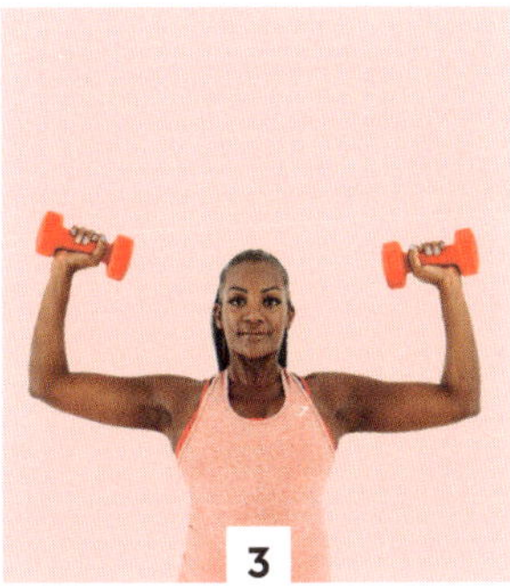

3

Beine etwas öffnen. Das Becken bleibt beim Heben des Arms gerade.

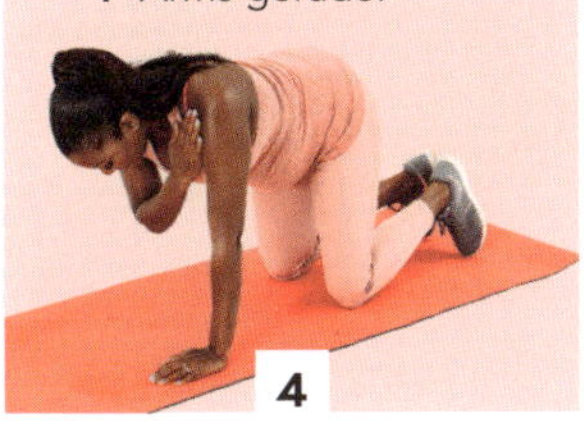

4

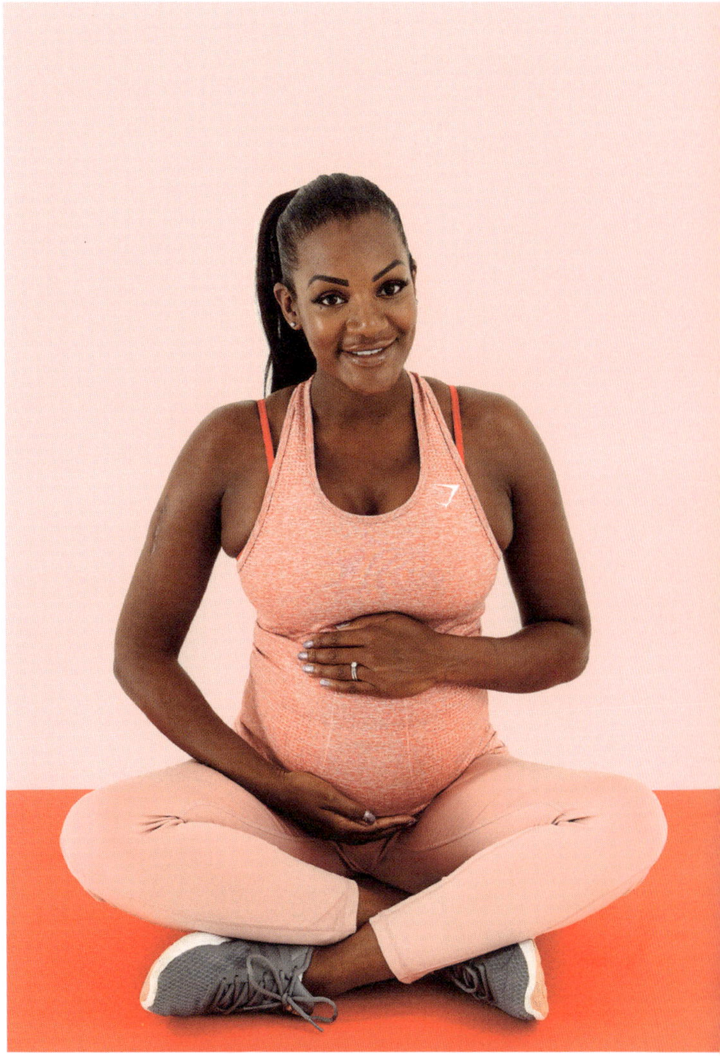

UNTERKÖRPER WORKOUT 5

ÜBUNGSFOLGE A

1. Kniebeuge & Schulterdrücken 10× (S. 37)

2. Seitlicher Ausfallschritt 10× im Wechsel (S. 40)

3. Crunch im Liegen 10× pro Seite (S. 45)

4. Seitlicher Unterarmstütz mit Rotation 10× pro Seite (S. 58)

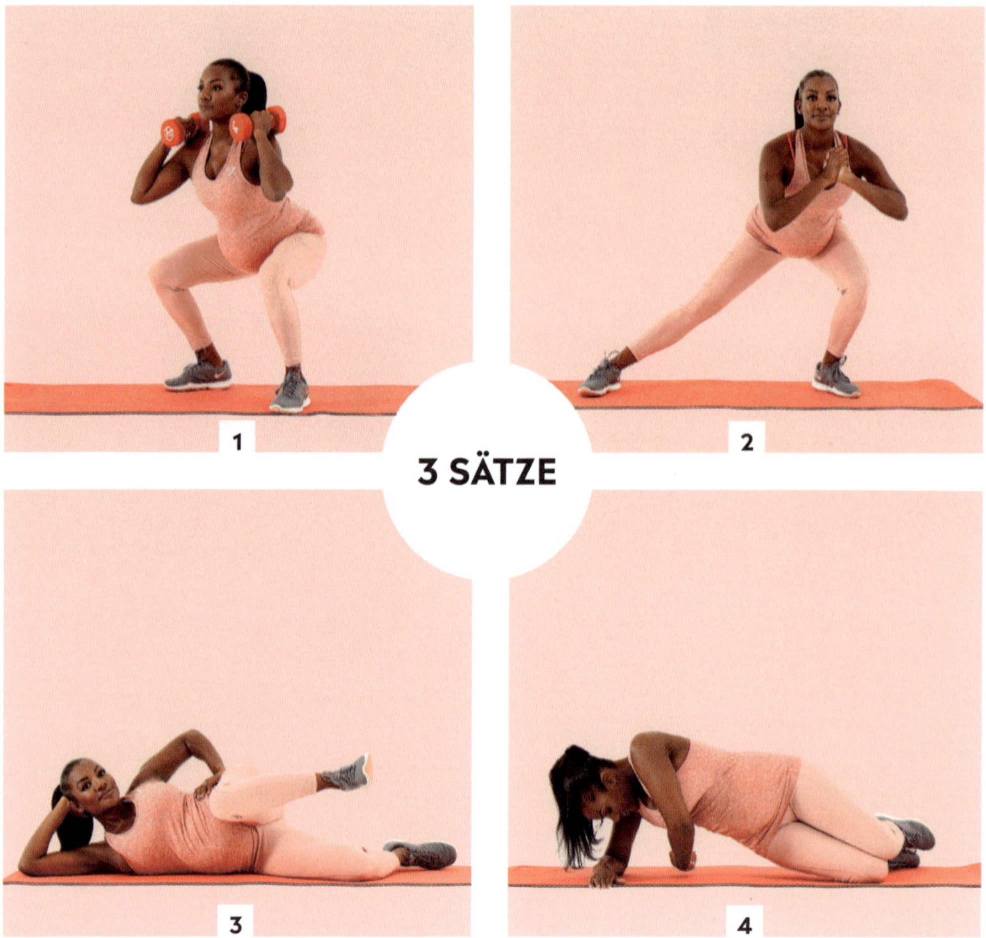

ÜBUNGSFOLGE B

1. Ausfallschritt mit Knieheben 10× pro Seite (S. 38)

2. Sumo-Kniebeuge 10× (S. 37)

3. Beckenlift 10× (S. 43)

4. Beinheben im Liegen 10× pro Seite (S. 44)

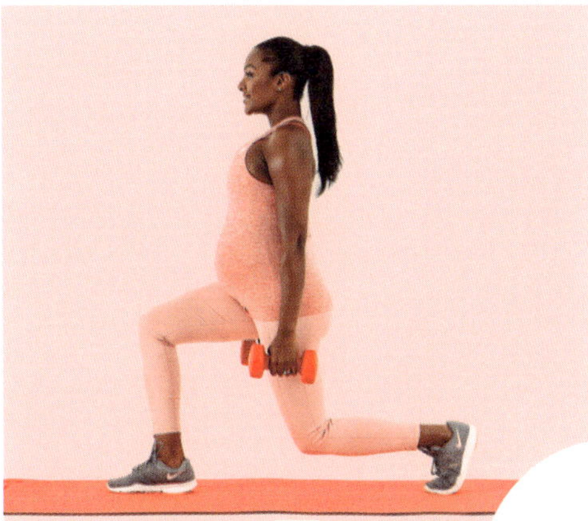

1

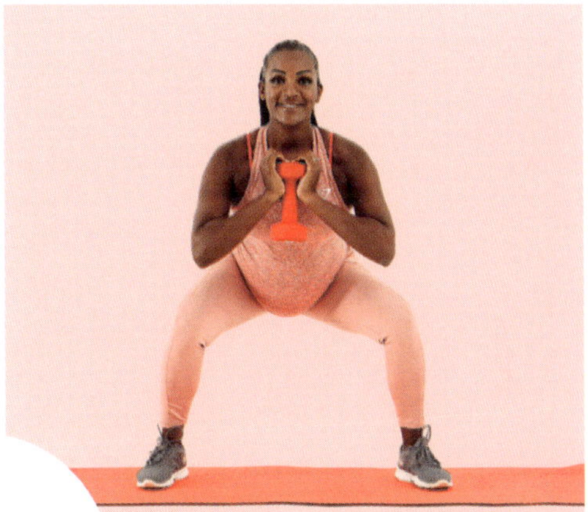

2

3 SÄTZE

Wenn das Liegen auf der Matte unangenehm ist, lege den oberen Rücken auf Bett oder Sofa ab. Dann das Becken heben und senken.

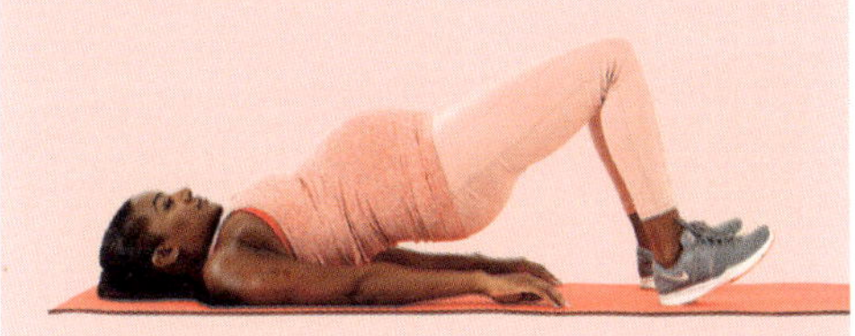

3

Wenn beim Heben des Beins Schmerzen im Becken auftreten, lege die Beine angewinkelt aufeinander. Öffne und schließe nur das obere Knie.

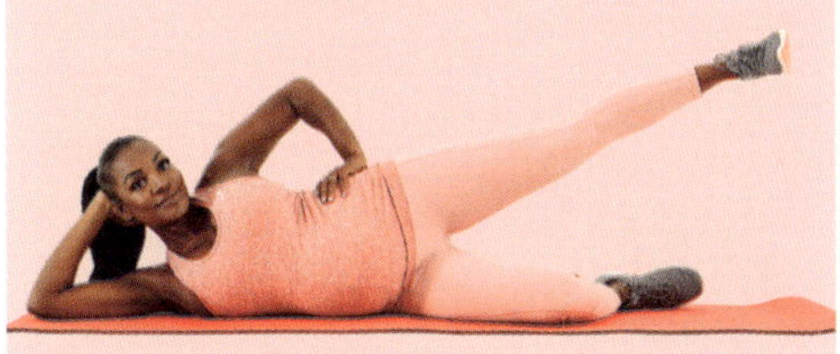

4

UNTERKÖRPER WORKOUT 6

ÜBUNGSFOLGE A

1. Sumo-Kreuzheben 10× (S. 42)

2. Ausfallschritt nach hinten 10× im Wechsel (S. 38)

3. Beckenlift 10× (S. 43)

4. Seitlicher Unterarmstütz mit Rotation 10× pro Seite (S. 58)

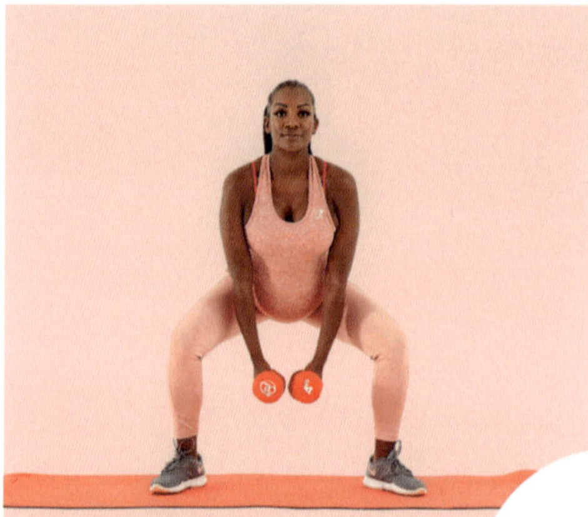

1

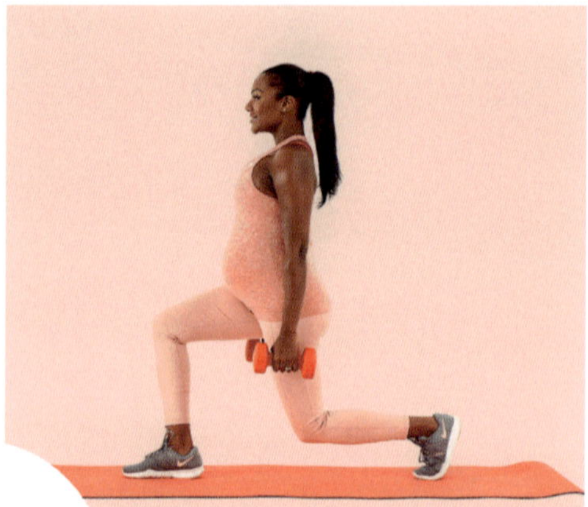

2

3 SÄTZE

Wenn das Liegen auf der Matte unangenehm ist, lege den oberen Rücken auf Bett oder Sofa ab. Dann das Becken heben und senken.

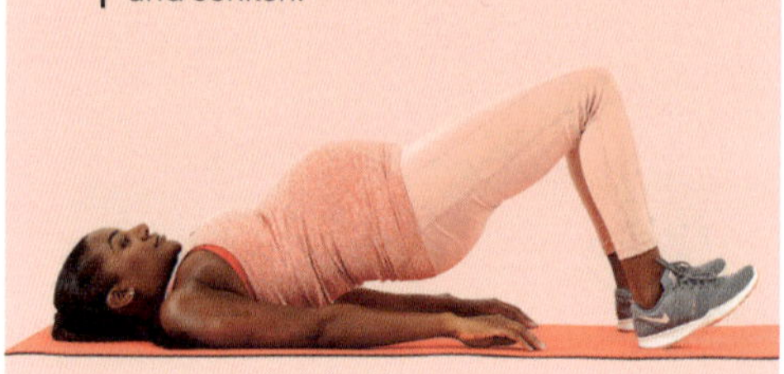

3

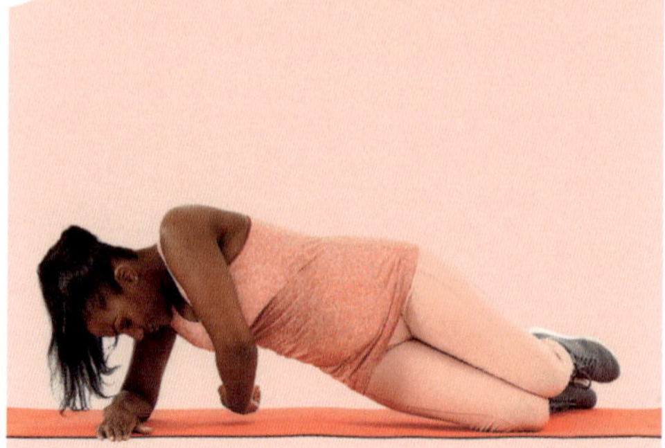

4

ÜBUNGSFOLGE B

1. Kniebeuge & Schulterdrücken 10× (S. 37)

2. Vogel–Hund 10× pro Seite (S. 60)

3. Rumänisches Kreuzheben in Schrittstellung 10× pro Seite (S. 42)

4. Bauchatmung 5× (S. 61)

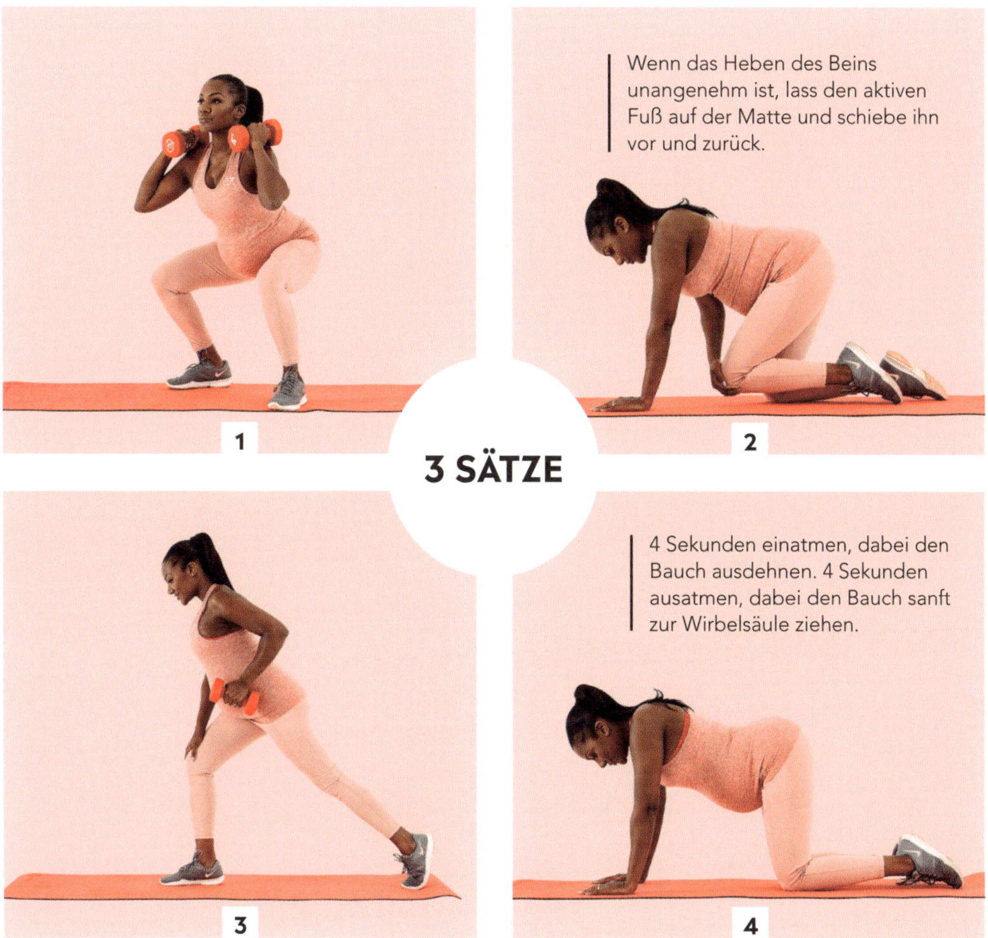
Wenn das Heben des Beins unangenehm ist, lass den aktiven Fuß auf der Matte und schiebe ihn vor und zurück.
1
2
3 SÄTZE
3
4
4 Sekunden einatmen, dabei den Bauch ausdehnen. 4 Sekunden ausatmen, dabei den Bauch sanft zur Wirbelsäule ziehen.

UNTERKÖRPER WORKOUT 7

ÜBUNGSFOLGE A

1. Rumänisches Kreuzheben 10× (S. 41)

2. Marschieren im Beckenlift 10× (S. 44)

3. Kniebeuge & Schulterdrücken 10× (S. 37)

4. Beinheben im Liegen 10× pro Seite (S. 44)

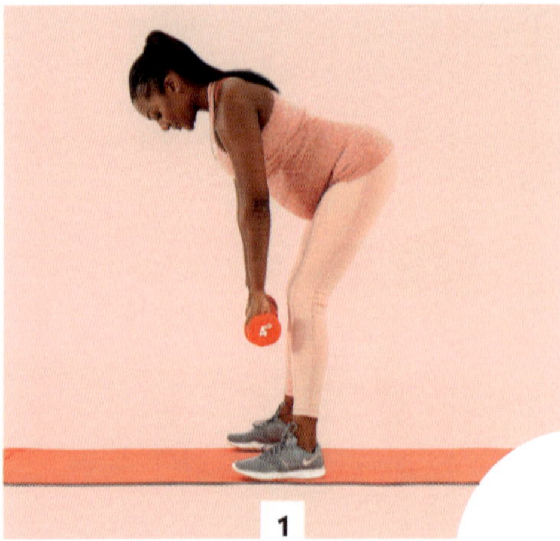

1

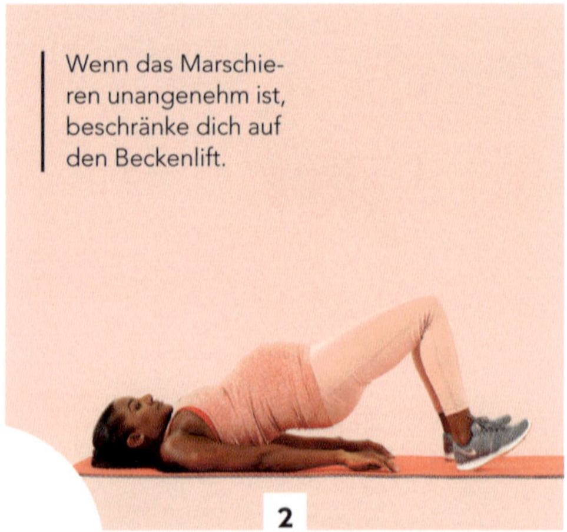

Wenn das Marschieren unangenehm ist, beschränke dich auf den Beckenlift.

2

3 SÄTZE

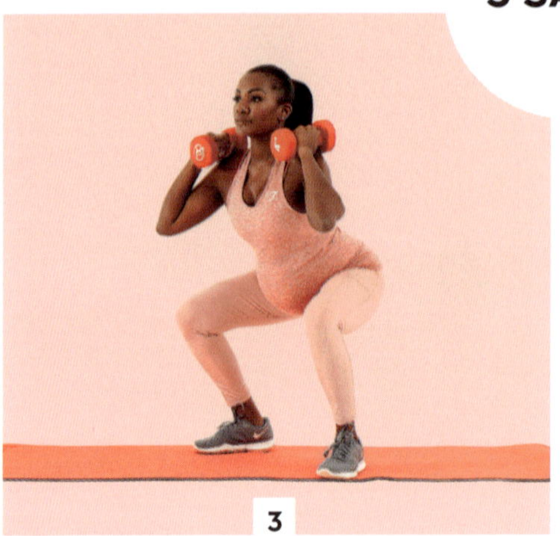

3

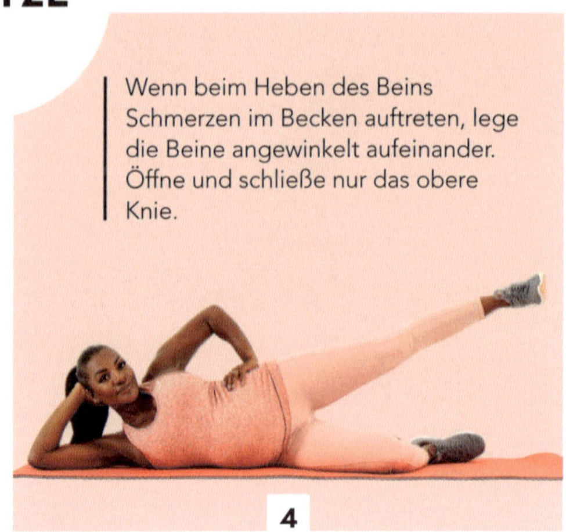

Wenn beim Heben des Beins Schmerzen im Becken auftreten, lege die Beine angewinkelt aufeinander. Öffne und schließe nur das obere Knie.

4

ÜBUNGSFOLGE B

1. Rumänisches Kreuzheben in Schrittstellung 10× pro Seite (S. 42)

2. Sumo-Kniebeuge 10× (S. 37)

3. Seitlicher Unterarmstütz mit Hüftheben 10× pro Seite (S. 59)

4. Schultertippen 10× im Wechsel (S. 60)

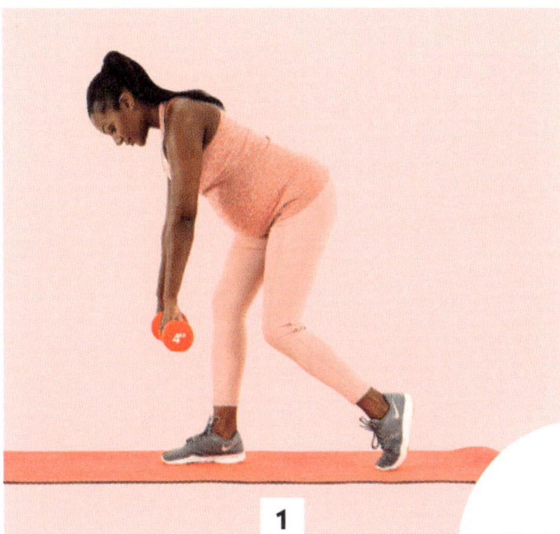

1

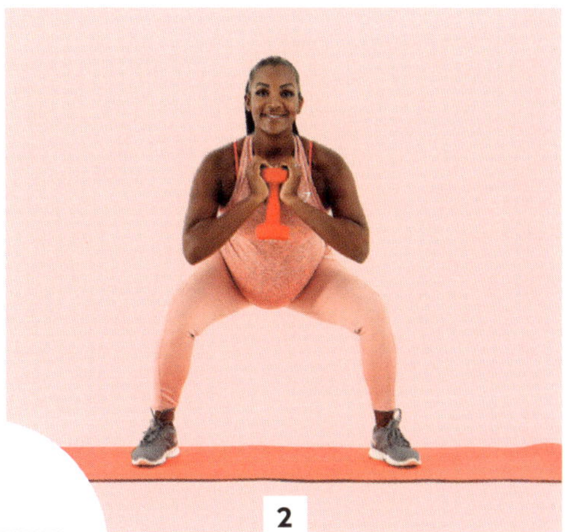

2

3 SÄTZE

Wenn sich der Bauch beim Hüftheben wölbt, beschränke dich auf den Unterarmstütz.

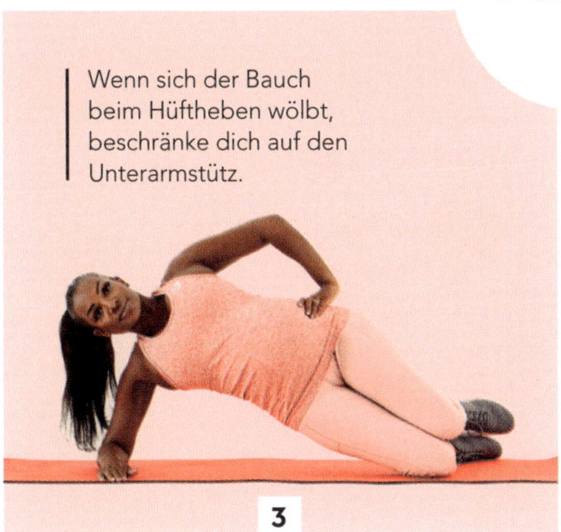

3

Beine etwas öffnen. Das Becken bleibt beim Heben des Arms gerade.

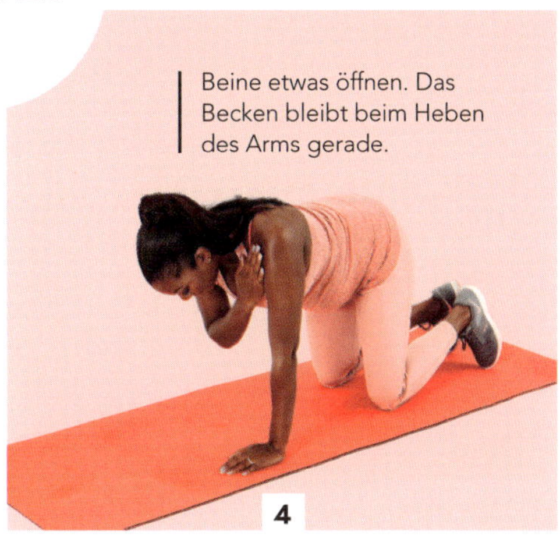

4

UNTERKÖRPER WORKOUT 8

ÜBUNGSFOLGE A

1. Kniebeuge & Schulterdrücken 10× (S. 37)

2. Statischer Ausfallschritt 10× pro Seite (S. 39)

3. Beckenlift 10× (S. 43)

4. Vogel–Hund 10× pro Seite (S. 60)

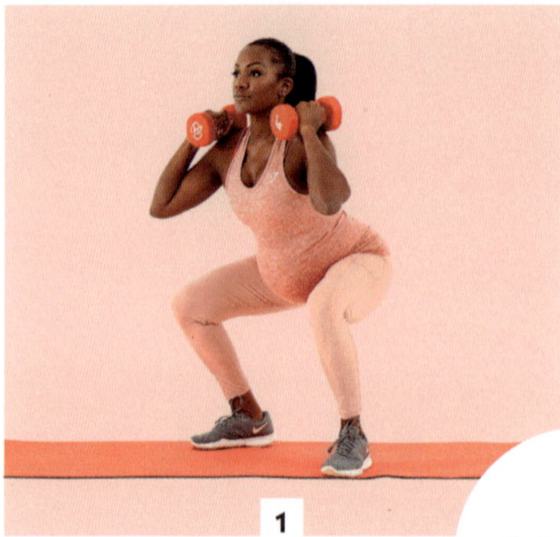

1

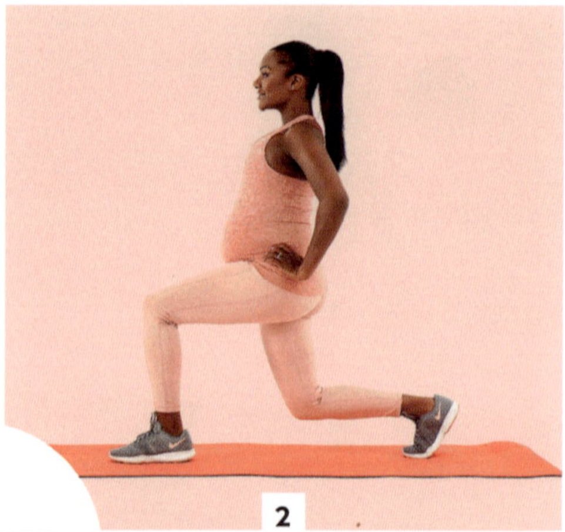

2

3 SÄTZE

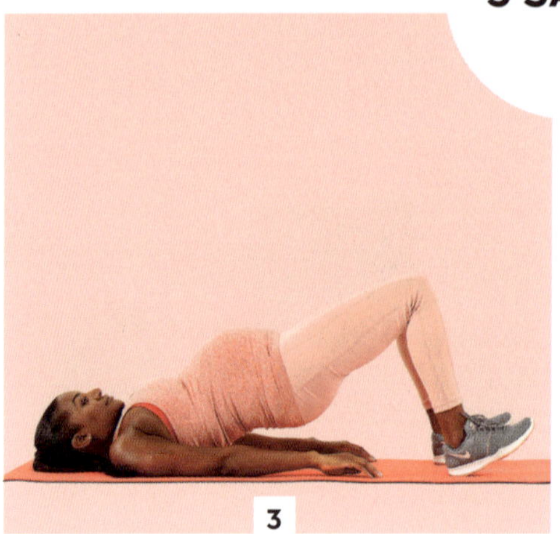

3

Wenn das Heben des Beins unangenehm ist, lass den aktiven Fuß auf der Matte und schiebe ihn vor und zurück.

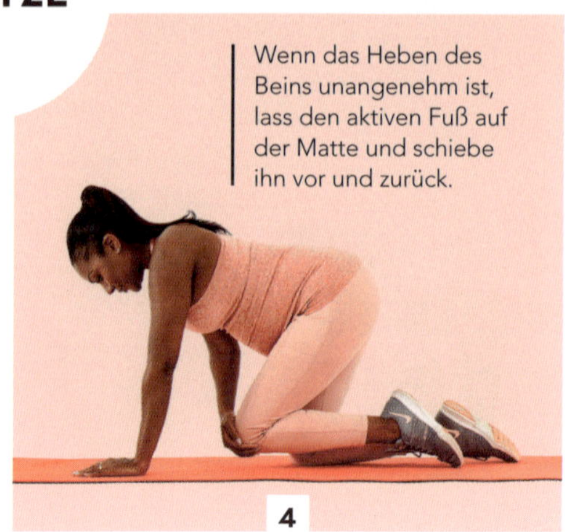

4

ÜBUNGSFOLGE B

1. Sumo-Kniebeuge 10× (S. 37)

2. Seitlicher Unterarmstütz mit Rotation 10× pro Seite (S. 58)

3. Seitlicher Ausfallschritt 10× im Wechsel (S. 40)

4. Bauchatmung 5× (S. 61)

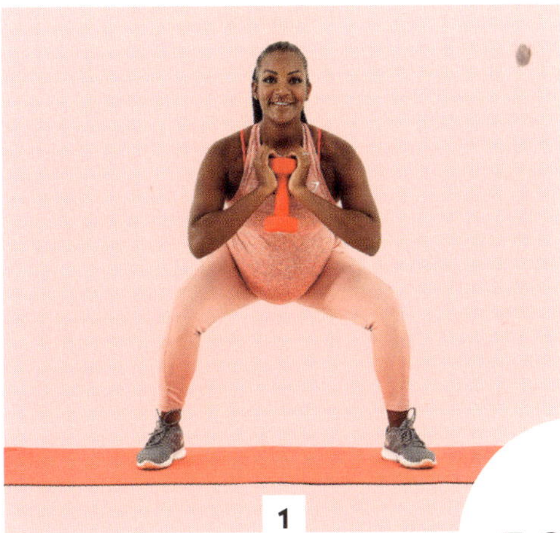

1

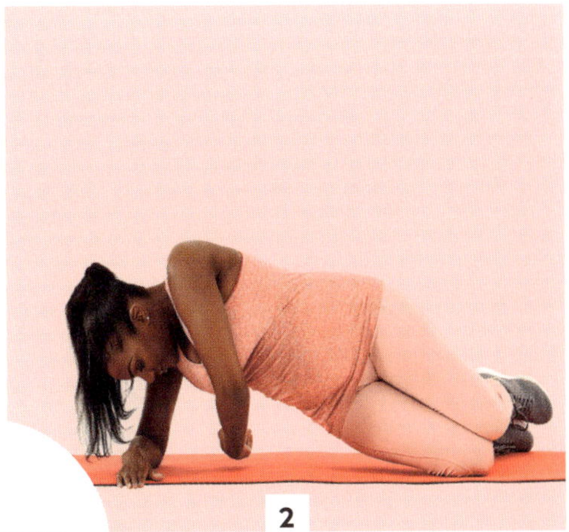

2

3 SÄTZE

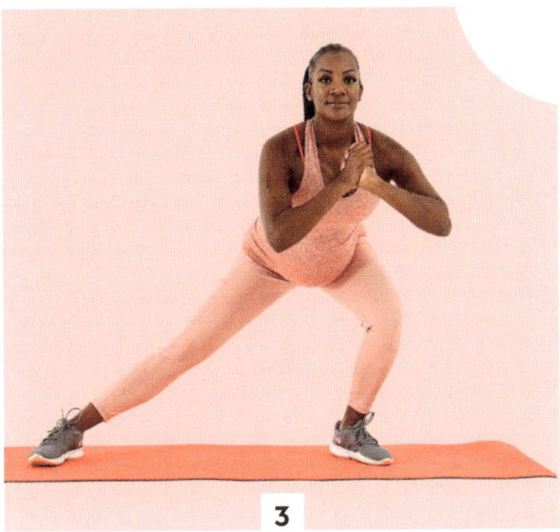

3

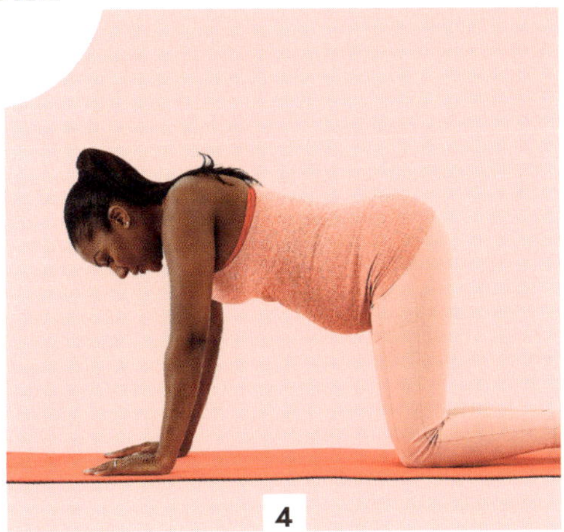

4

GANZER KÖRPER WORKOUT 9

ÜBUNGSFOLGE A

1. Kniebeuge & Schulterdrücken 10× (S. 37)

2. Rudern im Stand 10× (S. 52)

3. Statischer Ausfallschritt 10× pro Seite (S. 39)

4. Armheben 10× im Wechsel (S. 47)

3 SÄTZE

ÜBUNGSFOLGE B

1. Liegestütz 10× (S. 46)

2. Pulsierende Kniebeuge (3× pulsieren) 10× (S. 36)

3. Rudern in der Vorbeuge 10× (S. 50)

4. Seitlicher Unterarmstütz 20–30 Sekunden pro Seite (S. 58)

3 SÄTZE

ÜBUNGSFOLGE A

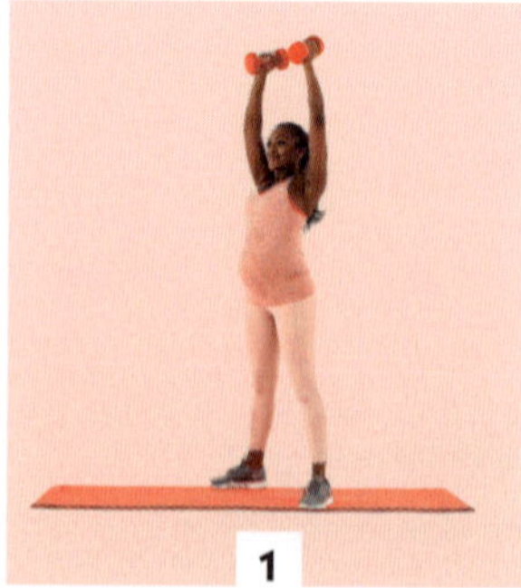

1

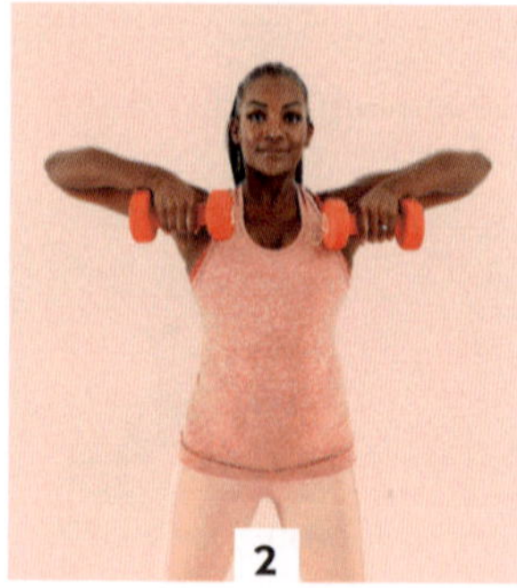

2

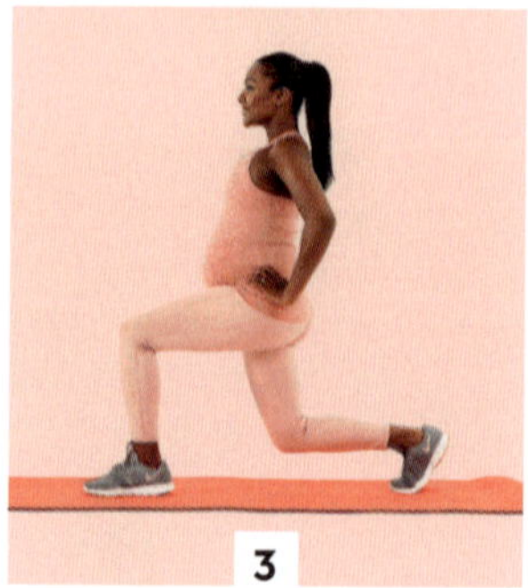

3

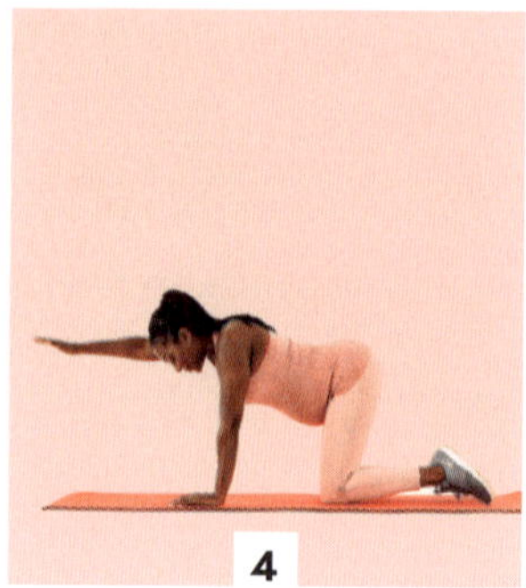

4

ÜBUNGSFOLGE B

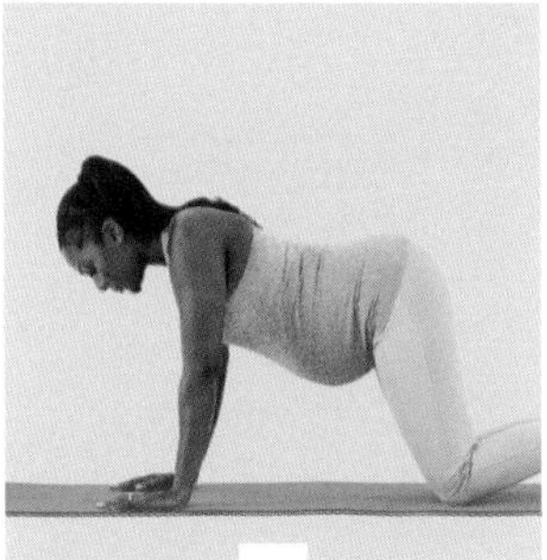

1

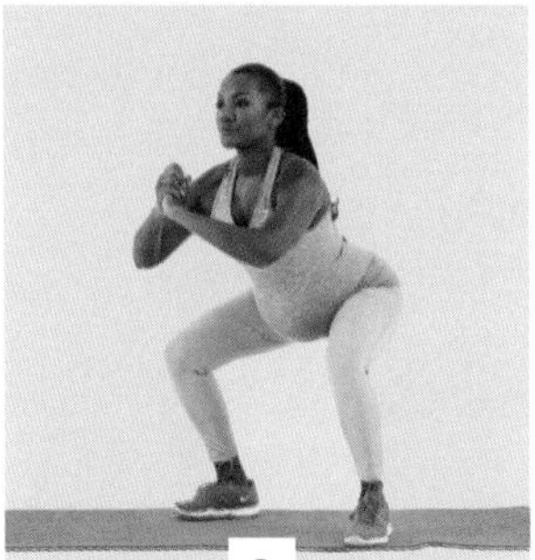

2

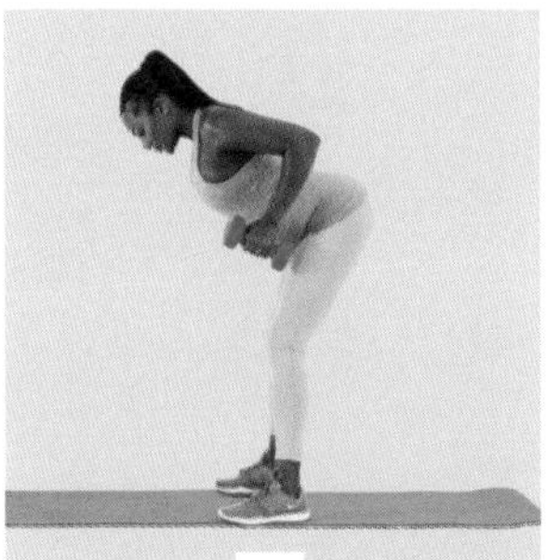

3

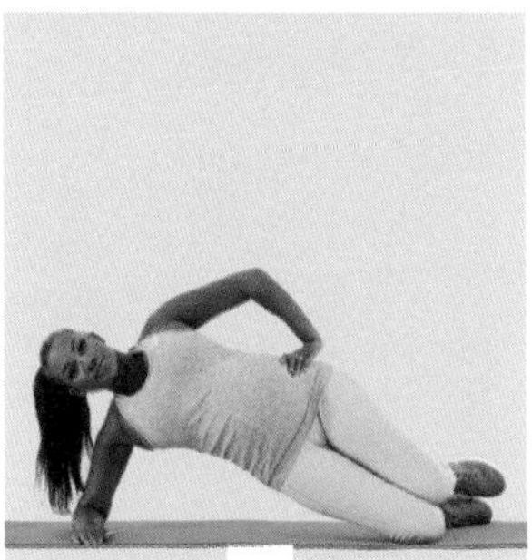

4

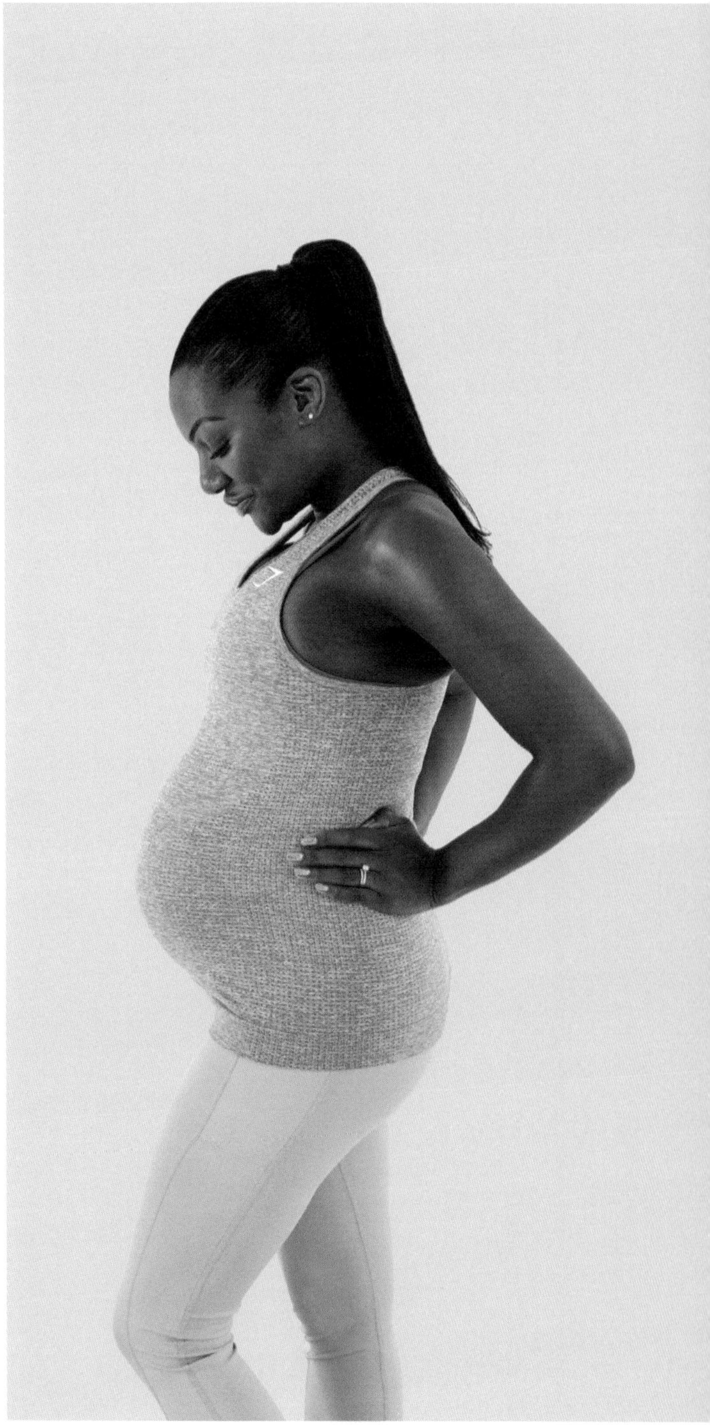

GANZER KÖRPER
WORKOUT 10

ÜBUNGSFOLGE A

1. Ausfallschritt & Curl 10× im Wechsel (S. 39)

2. Front- & Seitheben jeweils 10× (S. 53)

3. Sumo-Kreuzheben 10× (S. 42)

4. Schulterdrücken im Neutralgriff 10× (S. 49)

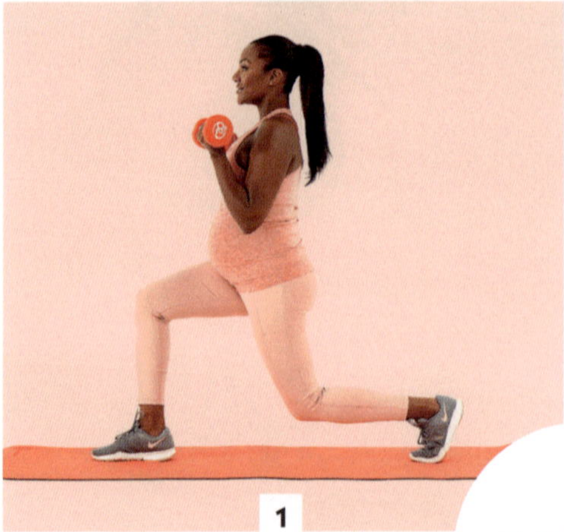

1

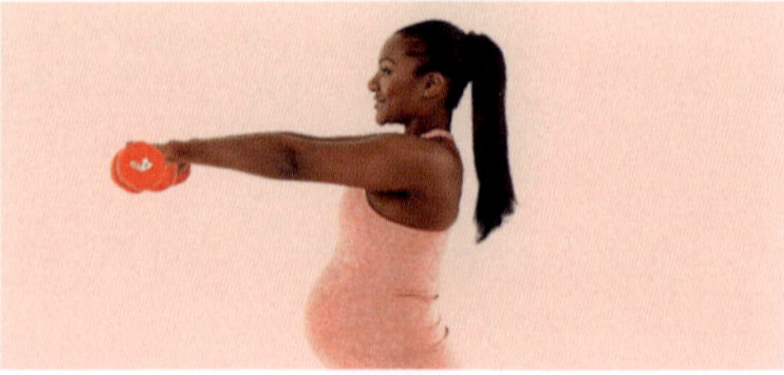

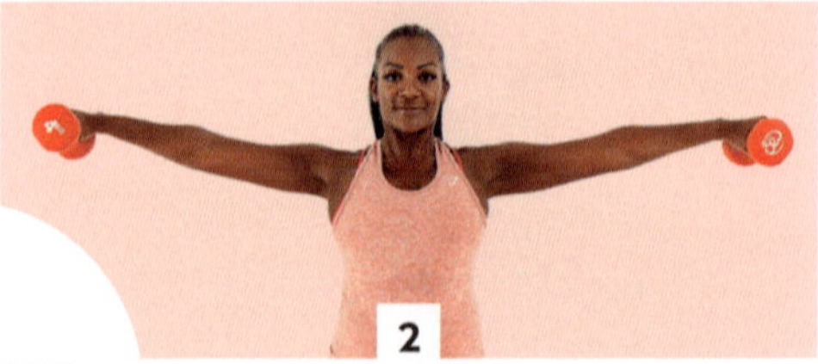

2

3 SÄTZE

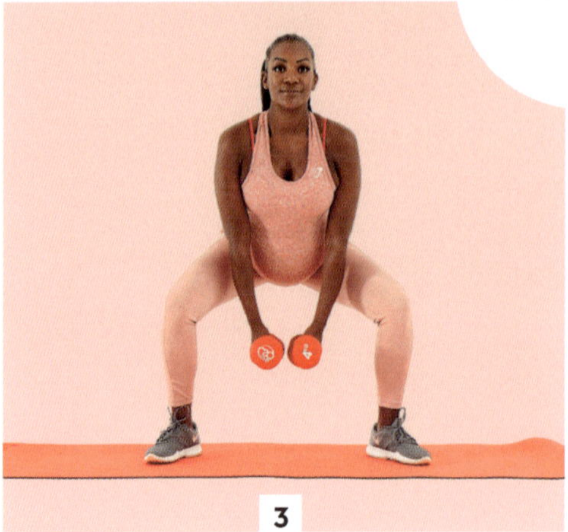

3

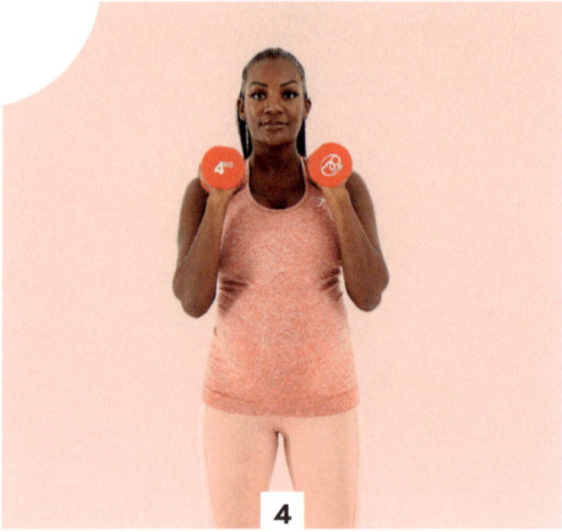

4

ÜBUNGSFOLGE B

1. Liegestütz 1×, jede Schulter tippen 10× (S. 47)

2. Pulsierende Kniebeuge (3× pulsieren) 10× (S. 36)

3. Schulterdrücken im Obergriff 10× (S. 49)

4. Armheben 10× im Wechsel (S. 47)

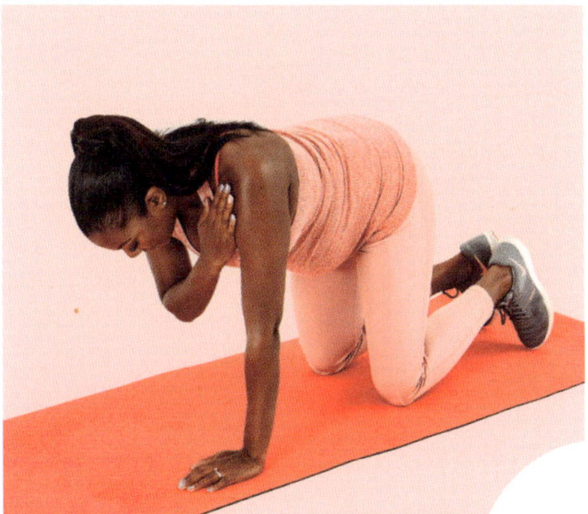

1

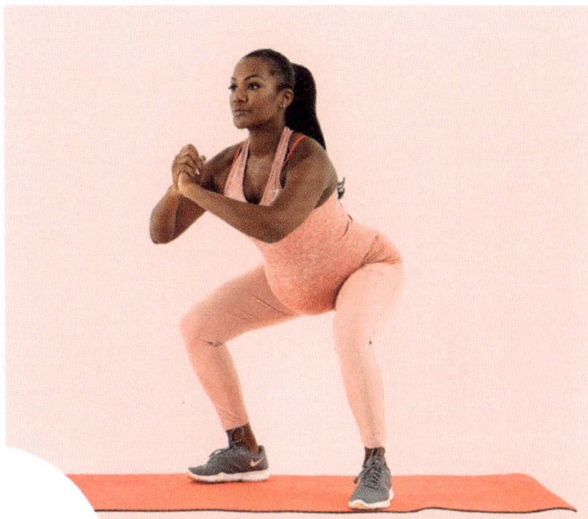

2

3 SÄTZE

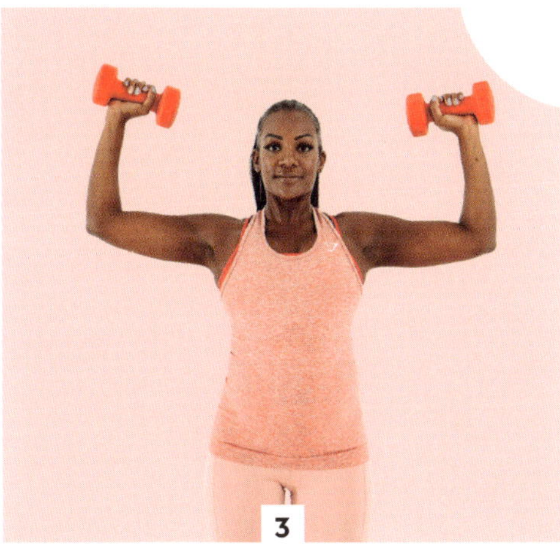

3

Ausatmen, die Core-Muskulatur anspannen und den Arm heben. Das Becken gerade halten.

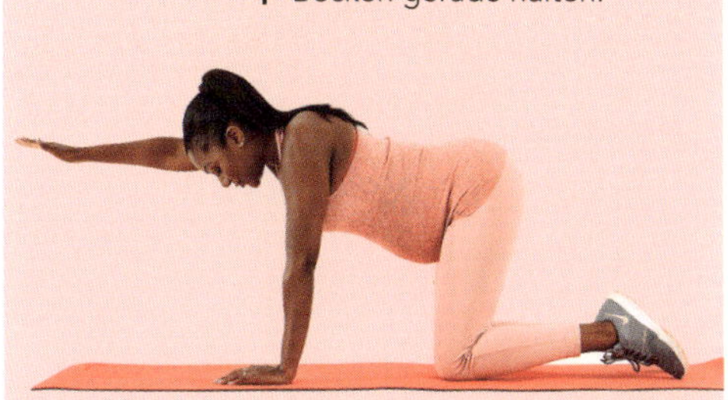

4

GANZER KÖRPER
WORKOUT 11

ÜBUNGSFOLGE A

1. Kniebeuge & Schulterdrücken 10× (S. 37)

2. Rudern im Stand 10× (S. 52)

3. Curl & Drücken 10× (S. 50)

4. Seitlicher Ausfallschritt 10× im Wechsel (S. 40)

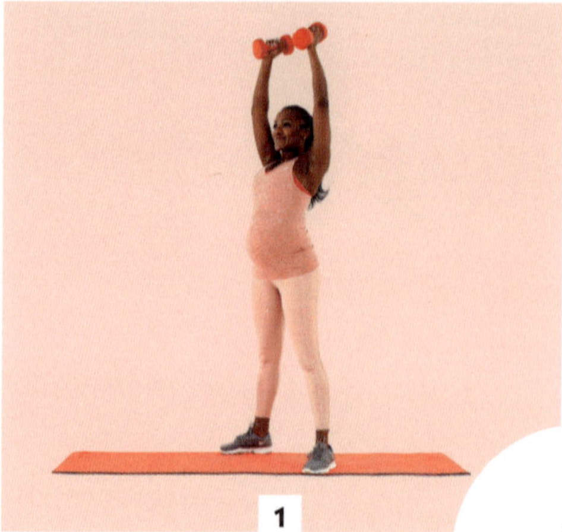

1

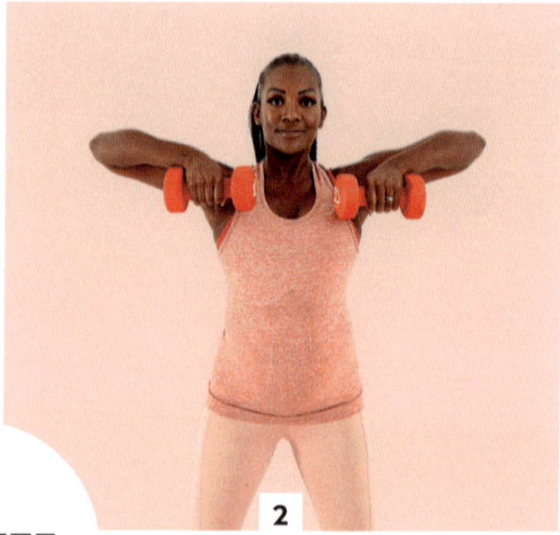

2

3 SÄTZE

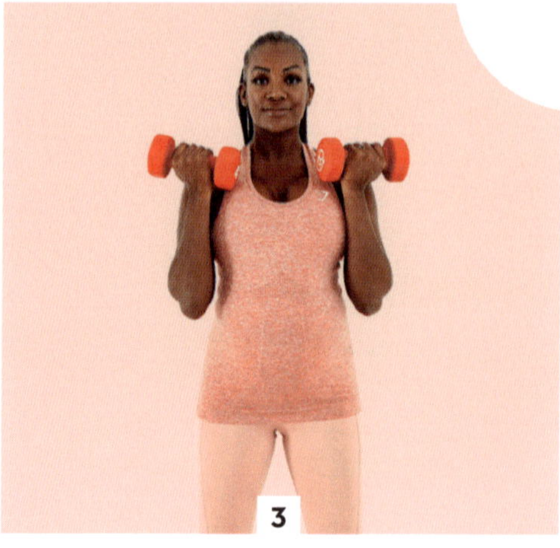

3

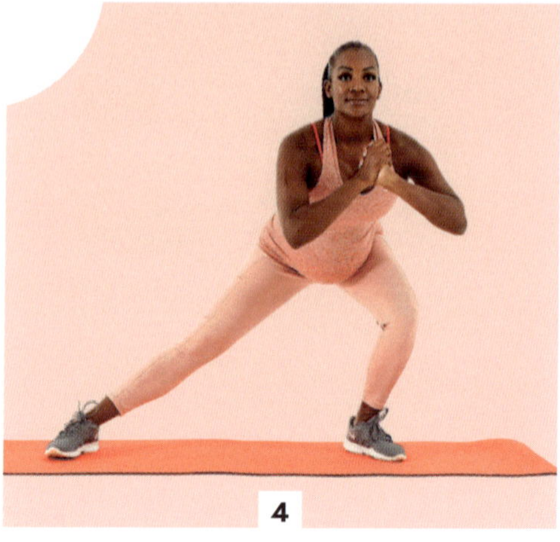

4

ÜBUNGSFOLGE B

1. Ausfallschritt mit Knieheben 10× im Wechsel (S. 38)

2. Armheben 10× im Wechsel (S. 47)

3. Sumo-Kreuzheben 10× (S. 42)

4. Brustdrücken im Beckenlift 10× (S. 56)

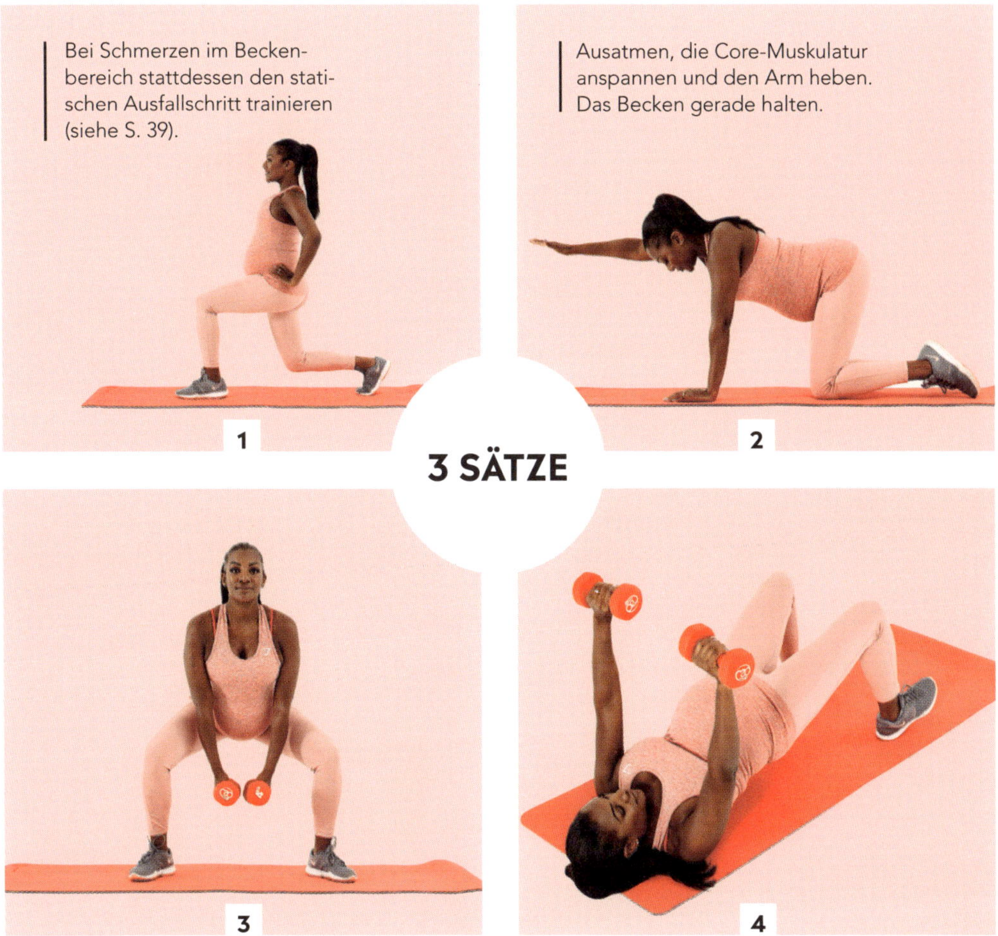
Bei Schmerzen im Beckenbereich stattdessen den statischen Ausfallschritt trainieren (siehe S. 39).
Ausatmen, die Core-Muskulatur anspannen und den Arm heben. Das Becken gerade halten.
1
2
3 SÄTZE
3
4

GANZER KÖRPER WORKOUT 12

ÜBUNGSFOLGE A

1. Ausfallschritt & Curl 10× im Wechsel (S. 39)

2. Schulterdrücken im Wechsel 10×–20 (S. 48)

3. Pulsierende Kniebeuge (3× pulsieren) 10× (S. 36)

4. Seitlicher Unterarmstütz 20–30 Sekunden pro Seite (S. 58)

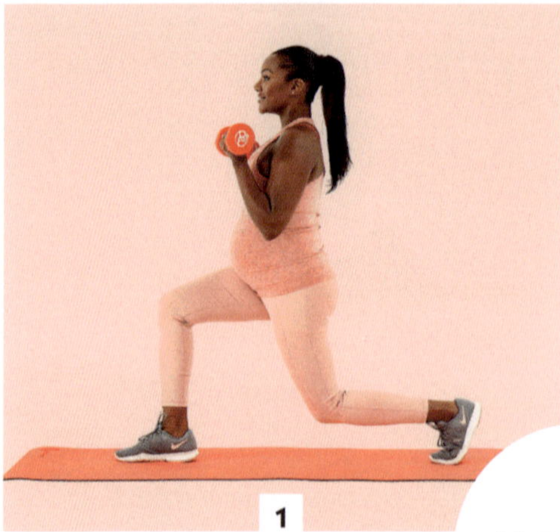

1

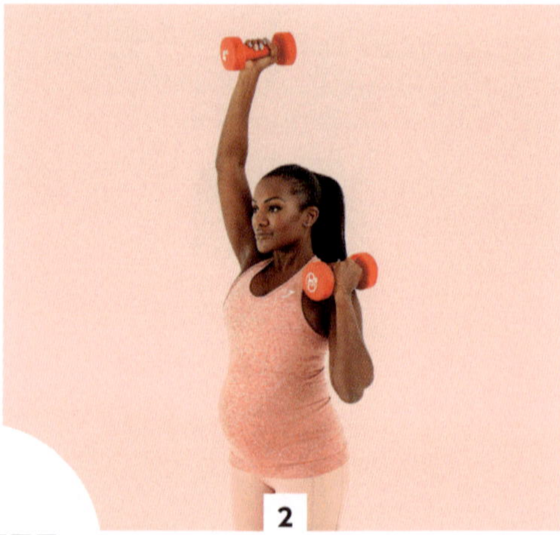

2

3 SÄTZE

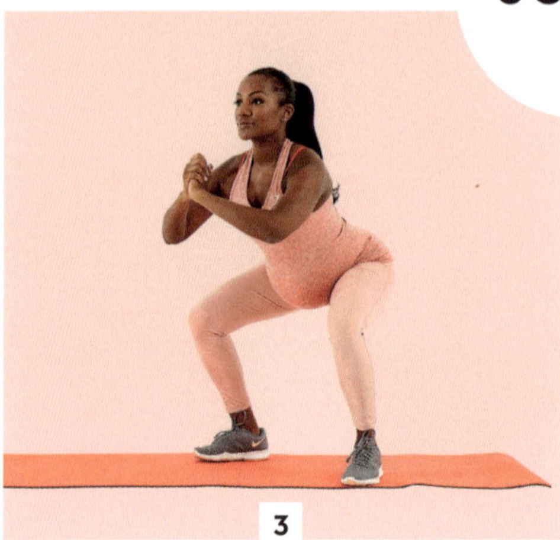

3

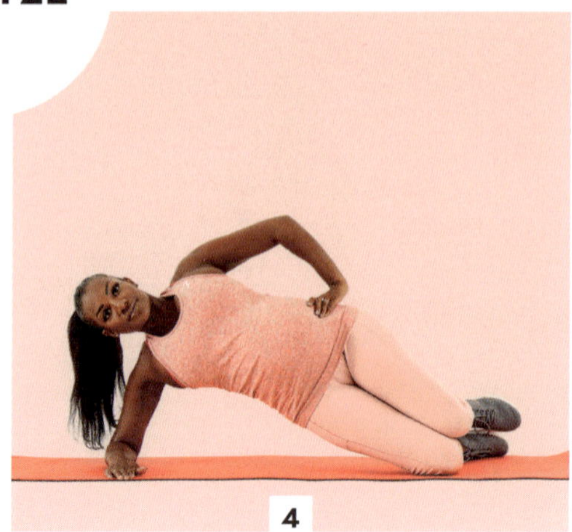

4

ÜBUNGSFOLGE B

1. Stütz-Liegestütz-Wechsel 10× (S. 48)

2. Kniebeuge & Schulterdrücken 10× (S. 37)

3. Rudern im Stand 10× (S. 52)

4. Seitlicher Ausfallschritt 10× im Wechsel (S. 40)

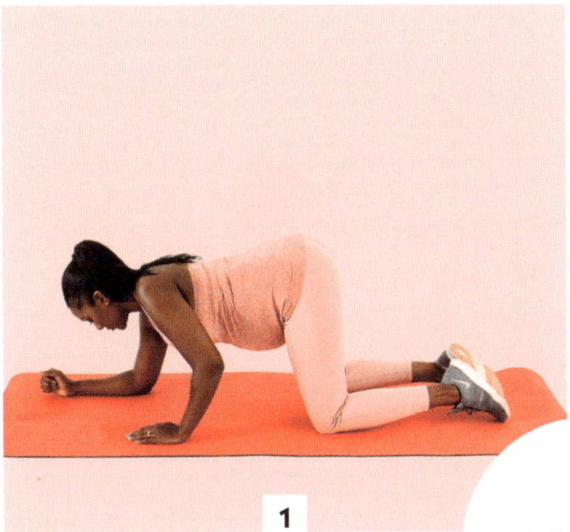

1

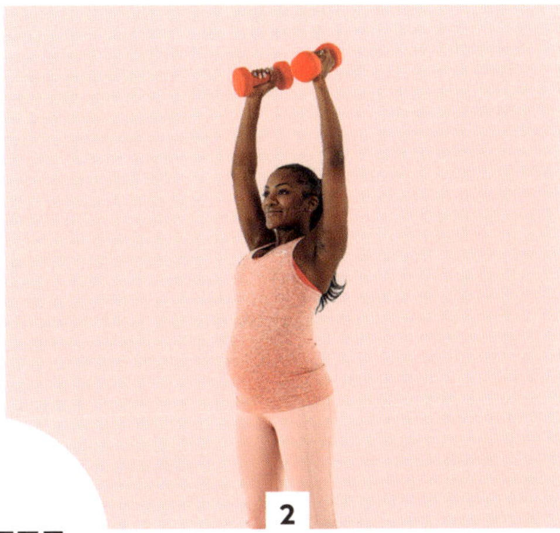

2

3 SÄTZE

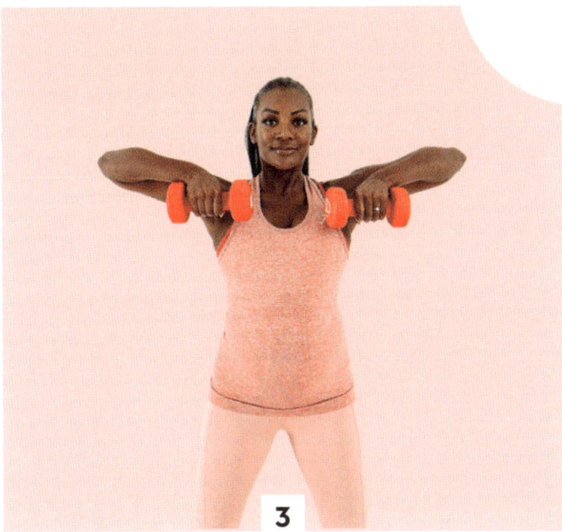

3

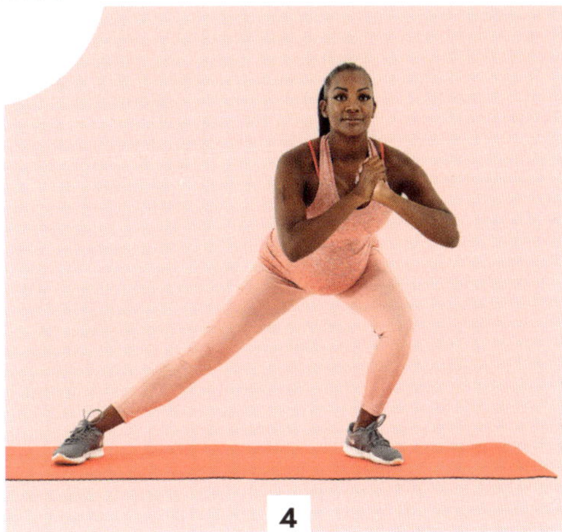

4

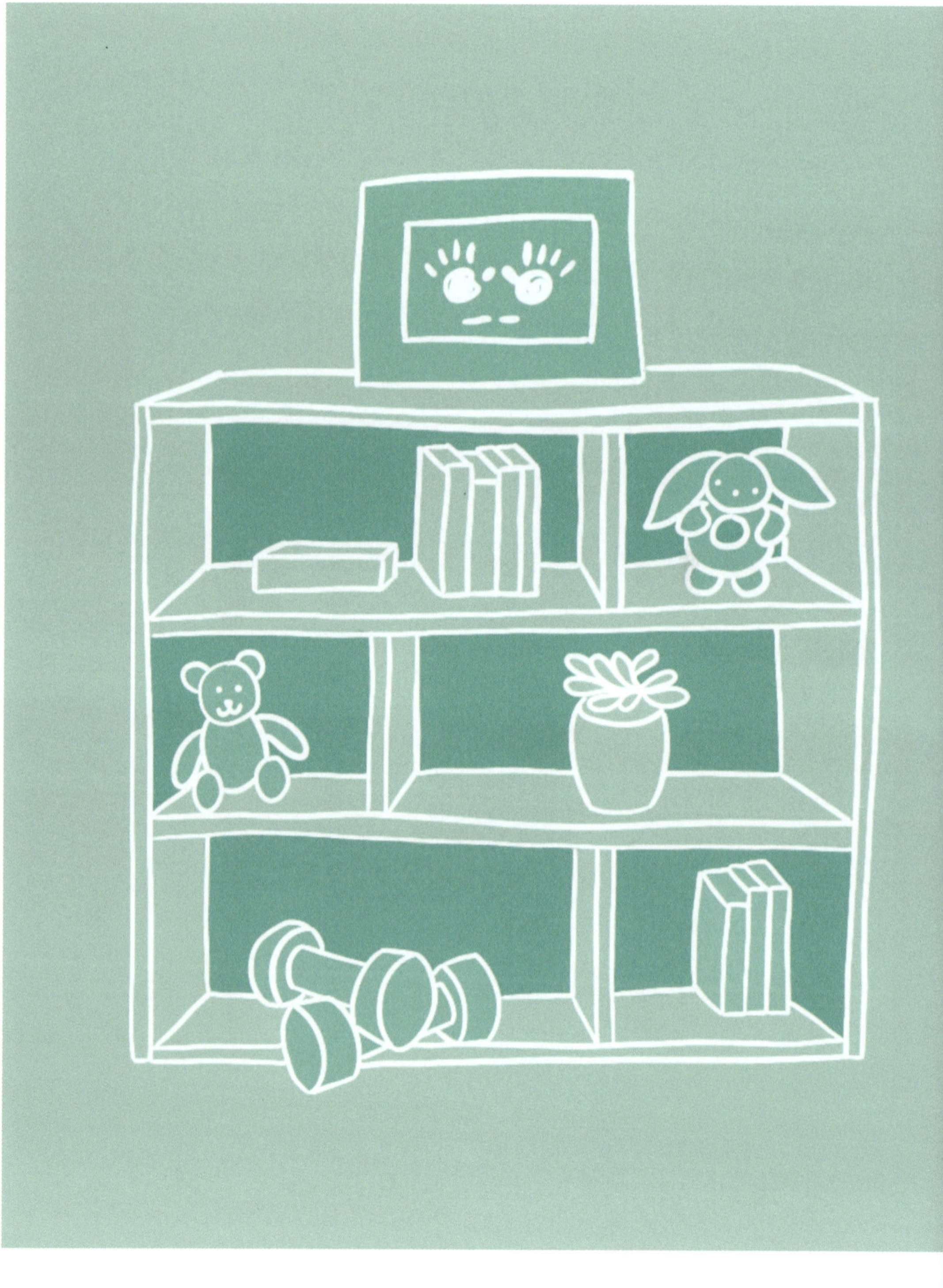

VIERTES TRIMESTER

Nach der Entbindung

Du hast noch nie vom vierten Trimester gehört? Ich auch nicht, bis ich anfing, mit Schwangeren und jungen Müttern zu arbeiten. Dabei sollte man die Bedeutung der ersten Wochen nach der Entbindung nicht unterschätzen! Wie lange diese Phase dauert, ist sehr individuell.

WOMIT **MUSST DU RECHNEN?**

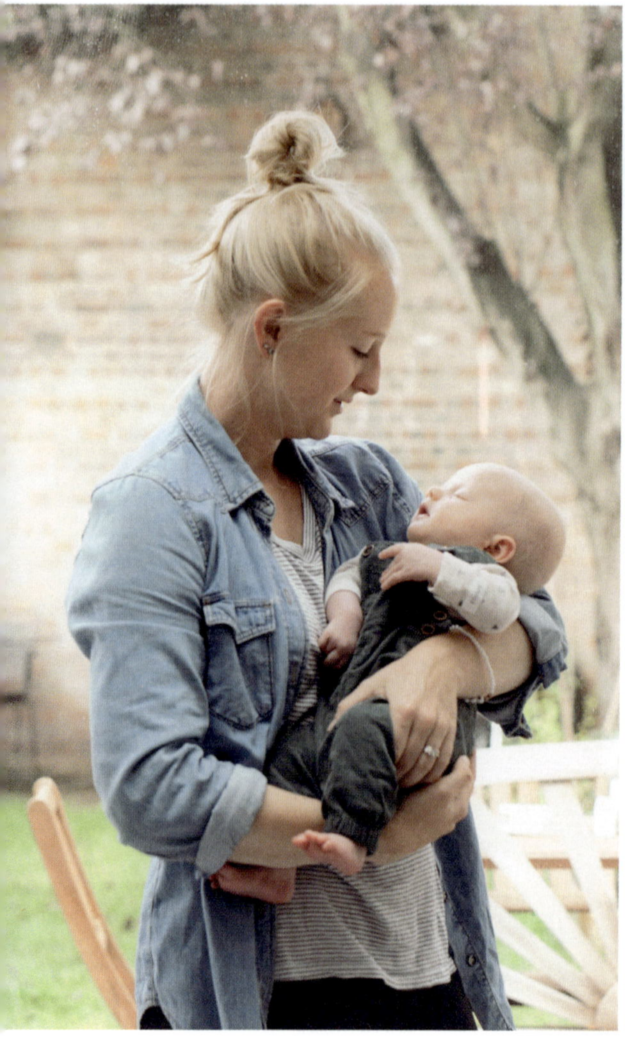

Herzlichen Glückwunsch! Vielleicht liest du dieses Kapitel, während du heute zum x-ten Mal dein Baby stillst, womöglich fallen dir auch fast die Augen zu, weil du nachts so oft geweckt wurdest. Aber du hast es geschafft und hältst dein Baby im Arm. Ich freue mich riesig für dich.

Bevor du weiterliest, halte einen Moment inne und mach dir bewusst, was du da geschafft hast. Es ist kein Pappenstiel, von einem auf den anderen Tag in ein neues Lebenskapitel zu starten. Was ist alles passiert, seit der Schwangerschaftstest positiv war … Doch die Achterbahnfahrt hört noch nicht auf: Du sitzt nur in einem anderen Wagen und hast ein winziges Wesen bei dir, das in jeder Hinsicht von dir abhängig ist. Das kann ganz schön Druck erzeugen.

NACH DER ENTBINDUNG

Wahrscheinlich hast du dir monatelang vorgestellt, von einer Welle der Liebe weggerissen zu werden, sobald du dein Baby im Arm hältst. Wenn es so ist: wundervoll – aber mach dir keine Sorgen, wenn die Welle auf sich warten lässt.

Gemischte Gefühle nach der Entbindung sind ganz normal, Erschöpfung (höchstwahrscheinlich), Fassungslosigkeit und Angst gehören dazu. Mit der Liebe kann es dauern. Viele Eltern brauchen Zeit, um die Bindung zu ihrem Kind zu spüren, also sei geduldig mit dir.

Ich war erst einmal sprachlos, als mir unser Baby auf die Brust gelegt wurde. Ich war aber auch überwältigt, sein Gesicht zum ersten Mal zu sehen und festzustellen, dass es ein Junge war. Das Gefühl, jetzt das Richtige sagen zu wollen, setzte mich unter Druck. Ich war erschöpft und erleichtert zugleich, also haben wir beide uns erst einmal nur angeschaut. Das war besonders genug.

ANKUNFT ZU HAUSE

Auch die Ankunft zu Hause ist ein großer Moment, von dem man überwältigt sein darf. Immer wieder hatte ich mir vorgestellt, mit unserem Baby durch die Haustür zu treten, und nun taten wir es wirklich. Mit dem Schwall an Gefühlen hatte ich nicht gerechnet. Ich glaube, es ist normal, dass man sein Baby erst einmal tagelang ungläubig bestaunt, wenn man dem Kliniktrubel entronnen ist. Vor ein paar Tagen noch war man ein einziger kugelrunder Bauch und nun ist da dieser Winzling …

Das kann beängstigend sein, aber du bist nicht allein und es wird alles gut. Für die ersten Tage empfehle ich dir dringend, nichts zu erwarten und jeden Moment zu nehmen, wie er kommt. Alles verändert sich ständig. Die ersten Tage verschwimmen oft und fühlen sich wie ein einziger an. Wir haben nichts weiter getan, als unser Baby zu ernähren, zu wickeln, mit ihm zu kuscheln und es wieder und wieder anzuschauen.

BESUCH

Selbstverständlich möchten alle kommen und das Baby sehen, aber ihr müsst entscheiden, was gut für euch ist. Wir haben den Besuch gestaffelt und jeder blieb jeweils nur eine Stunde. Das war prima.

Ich rate dazu, einen Großvorrat Teebeutel und Kekse einzukaufen, damit Besucher sich selbst bedienen können. Die Gastgeberrolle könnt ihr gerade jetzt nicht gebrauchen. Niemand wird erwarten, von euch bekocht zu werden, also versucht es gar nicht erst. Ihr müsst auch nicht putzen. Die Gäste kommen, um euch und euer Baby zu sehen. Der Rest wird ihnen nicht auffallen. Und wenn sie doch länger bleiben als geplant, bittet sie ruhig, beim Kochen oder Aufräumen zu helfen oder die Spülmaschine auszuräumen. Entweder tun sie es gern oder sie verstehen es als Hinweis, dass es Zeit ist zu gehen. In beiden Fällen gewinnt ihr.

DEINE HORMONE

Dachtest du, das Hormonchaos der Schwangerschaft sei vorbei? Irrtum! Wenn du stillst, kommt ein Schwall neuer Hormone und du musst mit einem Minimum an Schlaf auskommen.

Weinst du aus unerfindlichen Gründen und kannst nicht aufhören? Seltsam, oder? Manchmal schaust du dein Baby an und bist glücklich und dann brichst du plötzlich in Tränen aus? Lass die Tränen laufen, interpretiere sie nicht und suche auch nicht nach Gründen. Dieser Baby-Blues ist normal. Er beginnt meist einige Tage nach der Entbindung und kann einige Stunden oder auch eine Woche dauern. Er kann dich niederdrücken, dauert aber selten lange. Bleib den ganzen Tag im Pyjama auf dem Sofa liegen, wenn dir danach zumute ist. Du bist absolut niemandem Rechenschaft schuldig. Glaube fest daran, dass dies nur eine Phase ist, die vergeht. Und wenn sie doch länger anhält, ignoriere sie nicht (siehe Kasten gegenüber).

UM EINS KLARZUSTELLEN: DU BIST EINE SUPER MAMA UND DU KANNST ALLES, ABER ERST EINMAL MUSST DU DICH ERHOLEN.

ERHOL DICH

Viele Hebammen empfehlen jungen Müttern, erst einmal eine Woche auf dem Sofa zu verbringen, aber das lässt sich nicht immer einrichten. Vielleicht hast du noch weitere Kinder oder du hast das Bedürfnis, einfach aufzustehen und aktiv zu werden. Allerdings hast du gerade ein Kind zur Welt gebracht. Nimm darum ruhig Hilfe an. Glaube nicht, eine Supermama sein zu müssen. Um eins klarzustellen: Du *bist* eine super Mama und du kannst alles, aber erst einmal musst du dich erholen. Bitte deinen Partner oder eine andere helfende Person, dir das Baby zu bringen oder einen Tee zu kochen. Die Begründung »weil ich ein Kind zur Welt gebracht habe« kannst du ab jetzt bis ans Ende aller Zeiten anführen.

Das heißt aber nicht, dass du dich gar nicht bewegen solltest. Sanfte Bewegung lässt deinen Bauch schneller verschwinden.

POSTNATALE **DEPRESSION**

Eine postnatale Depression ist nicht dasselbe wie der Baby-Blues, tritt aber relativ häufig auf. Etwa jede zehnte Frau ist im ersten Jahr nach der Geburt betroffen. Bei den folgenden Symptomen solltest du Hilfe suchen:

- **Anhaltendes Gefühl** der Traurigkeit oder Niedergeschlagenheit
- **Vermindertes Interesse** am Weltgeschehen
- **Rückzug** aus dem Kontakt mit anderen Menschen
- **Konzentrationsschwäche** oder Entscheidungsprobleme (abgesehen von der allgemeinen Erschöpfung nach der Geburt)
- **Schwierigkeiten,** eine Bindung zum Baby aufzubauen
- **Gedanken,** dir selbst oder dem Baby zu schaden

Es kann eine Weile dauern, bis die Symptome offensichtlich werden, doch oft erkennen Hausarzt oder Hebamme sie früh und verweisen dann an einen Spezialisten. Falls das nicht geschieht, wende dich an deine Gynäkologin. Viele Frauen schämen sich oder denken, sie seien schlechte Mütter. Das ist unberechtigt, denn postnatale Depressionen kommen häufig vor und sind behandelbar.

ERHOLUNG NACH DER ENTBINDUNG

Schalte einen Gang herunter, nimm dein Baby auf den Schoß und gib deinem Körper die Zeit, die er braucht, um zu heilen und sich zu erholen. Ob die Geburt nach Plan verlief oder ganz anders, als du erwartet hattest: Dein Körper hat einiges mitgemacht. Und wie geht es nun weiter?

In den ersten Tagen bildet sich die Gebärmutter auf die Größe vor der Schwangerschaft zurück. Das geschieht durch Kontraktionen, die bei stillenden Müttern oft stärker ausfallen. Gleichzeitig schieben sich andere Organe, die dem wachsenden Baby Platz gemacht haben, wieder an ihre ursprünglichen Positionen. In den ersten Tagen fühlen sich viele Frauen wie eine Stoffpuppe: schlaff und mit wabbeligem Bauch. Dein Körper verliert noch Blut. Die Hebamme nennt diesen Prozess Wochenfluss und wird die Entwicklung im Auge behalten.

IN DEN ERSTEN TAGEN FÜHLEN SICH VIELE FRAUEN WIE EINE STOFFPUPPE: SCHLAFF UND MIT WABBELIGEM BAUCH.

Viele Frauen haben eine Wunde, entweder im Scheidengewebe oder am Damm nach einer vaginalen Entbindung oder im unteren Bauch nach einem Kaiserschnitt.

VAGINALE ENTBINDUNG

Nach einer vaginalen Entbindung können sich Damm und Vulva äußerst schmerzhaft oder wund anfühlen. So lassen sich die Beschwerden lindern:

- **Sitzen:** Ein aufgerolltes Handtuch unter die Oberschenkel schieben, damit die Wunde keinen Kontakt zur Sitzfläche hat. So sind Naht oder Schwellungen weniger Druck ausgesetzt.
- **Kühlen:** Eine Kühlkompresse mit einem Handtuch umwickeln und alle paar Stunden den Damm 5–10 Minuten kühlen.
- **Beckenbodentraining:** Sanfte Übungen (siehe S. 76) können die Schwellung lindern und gleichzeitig kräftigen für erste Schritte in den Alltag.

- **Schmerzmittel:** Niemand sollte über längere Zeit Schmerzmittel einnehmen, aber jetzt kann es sinnvoll sein, Schmerzen zu lindern (Beipackzettel beachten, wenn du stillst!).
- **Bewegung:** Wenig, aber häufig.
- **Stuhlgang:** Nicht pressen! Stell die Füße auf einen kleinen Hocker und beuge dich nach vorn. Dadurch entspannt sich der Beckenboden und das Geschäft geht leichter vonstatten. Halte dabei eine saubere Slipeinlage mit sanftem Druck auf die Naht.
- **Urinieren:** Viel Wasser trinken, damit der Urin verdünnt wird. Danach mit klarem Wasser aus einer Spritzflasche die Haut abspülen, um Reizungen zu lindern.
- **Waschen:** Den Intimbereich behutsam abduschen, am besten nur mit Wasser. Parfümierte Seife vermeiden. Danach vorsichtig trocken tupfen. Binden regelmäßig wechseln.

Auch »kleine« Geburtsverletzungen können unangenehm sein und, wie größere, eine Heilungsdauer von sechs Wochen oder mehr haben. Bei starken Schmerzen, die sich durch gängige Medikamente nicht lindern lassen, oder bei untypischem Geruch aus der Vagina solltest du sofort einen Arzt aufsuchen, weil eine Infektion vorliegen könnte.

KAISERSCHNITT

Nach einer Kaiserschnittentbindung ist besondere Vorsicht geboten.
Meine Tipps:

- **In Bewegung kommen:** Wenn dein Baby morgens geboren wurde, versuche, am Nachmittag einige Schritte zu gehen oder auf einem Stuhl zu sitzen. Das Aufstehen lindert die Schwellung und damit die Schmerzen.
- **Aufstehen aus dem Bett:** Drehe dich auf die Seite und drücke dich mit den Armen hoch, wie am Ende der Schwangerschaft.
- **Narbe stützen:** Lege ein Handtuch oder eine Decke auf die Narbe und übe beim Husten, Niesen oder Lachen leichten Druck aus, um sie zu stützen.
- **Schlaf:** In Rückenlage ein Kissen unter die Knie schieben, in Bauchlage unter den Bauch, um in den ersten Tagen

GENUG ZEIT **FÜR DIE HEILUNG**

Wenn du an Sport gewöhnt bist, beunruhigt es dich vielleicht, dein Programm nicht gleich wieder aufnehmen zu können. Ich rate aber dazu, achtsam mit deinem Körper umzugehen, denn er durchläuft gerade gravierende Veränderungen. Hinzu kommen hormonelle Veränderungen, vor allem wenn du stillst, und auch den Schlafmangel sollte man nicht unterschätzen.

Jungen Müttern sage ich oft: »Wie würdest du nach einem Muskelfaserriss vorgehen? Würdest du nicht einen Physiotherapeuten fragen, wie du dein Sportprogramm am besten neu aufbauen kannst? Du würdest bestimmt nicht nach sechs Wochen einfach wieder loslaufen.« Ebenso solltest du nach einer Entbindung mit deinem Bauch und deinem Beckenboden umgehen. Im Programm für dein viertes Trimester geht es vor allem um Rückbildung.

Warte sechs Wochen, bevor du zu einem normalen Training zurückkehrst, denn so lange braucht weiches Gewebe etwa, um zu heilen. Falls Infektionen auftreten, kann sich die Heilung allerdings verzögern.

Studien haben ergeben, dass die Heilung einer Kaiserschnittwunde – einschließlich der Narbe in der Gebärmutter – meist länger als sechs Wochen dauert, darum solltest du es in diesem Fall nicht zu eilig haben, wieder zu einem Sportprogramm wie vor der Geburt zurückzukehren.

Es geht außerdem nicht nur um die Narben, sondern auch um die Veränderungen der Bauchmuskulatur, des Beckenbodens und der Faszien, also des Bindegewebes. Bei allen haben sich Stärke und Länge verändert und nach sechs Wochen noch nicht denselben Zustand wie vor der Entbindung erreicht.

Experten empfehlen, erst drei Monate danach wieder zu laufen oder High-Impact-Training zu betreiben und genau auf Anzeichen einer Beckenbodenschwäche (siehe Kasten S. 203) zu achten.

EINE HEILUNGSDAUER VON SECHS ODER MEHR WOCHEN KANN SICH ENDLOS ANFÜHLEN, ABER DENKE DARAN, DASS JEDER KÖRPER SEINEN EIGENEN REGELN FOLGT.

eine Druck- oder Zugbelastung der Narbe zu vermeiden.

- **Stuhlgang:** Geh gleich, wenn du musst. Nicht aufschieben! Blähungen können stärker schmerzen als die Narbe. Dagegen hilft Bewegung.
- **Schmerzlinderung:** Nimm Medikamente, wenn du sie brauchst (Arzt oder Hebamme helfen weiter).
- **Heben:** Empfohlen wird, in den ersten sechs Wochen nichts zu heben, was schwerer als das Baby ist. Das ist ein guter Richtwert, aber schwer umsetzbar, wenn du ältere Kinder hast.
- **Beckenbodenübungen** (siehe S. 202): Du kannst beginnen, wenn der Katheter gezogen wurde und du zum ersten Mal wieder Wasser gelassen hast.
- **Hilfe:** Nimm jede Hilfe an, vor allem wenn du ältere Kinder hast. Am besten schon vor der Geburt organisieren!
- **Autofahren:** Du kannst dich ans Steuer setzen, sobald du dich dazu in der Lage fühlst.
- **Bewegung:** Oft fällt im Haushalt genug Bewegung an oder unternimm einen kurzen Spaziergang – langsam und gleichmäßig. Denke daran, dass Schmerzmedikamente und Entzündungshemmer Symptome verdecken können.

NARBENMASSAGE

Die Massage von Narben kann verschiedene Beschwerden lindern. Wende dich an die Hebamme oder einen spezialisierten Physiotherapeuten (siehe S. 203).

Vaginalnarbe

Alle Narben können beim Heilen schmerzen oder spannen, das gilt besonders für das empfindliche Scheidengewebe. Beginne mit der Massage frühestens nach sechs Wochen und erst, wenn die Wunde verheilt ist. Die Technik entspricht der Dammmassage (siehe S. 154), konzentriert sich aber auf empfindliche Bereiche. Die Vaginalmassage hat einige Vorteile.

- **Empfindlichkeit:** Eine behutsame Massage kann helfen, die Empfindlichkeit der Narben zu verringern. Das ist hilfreich, wenn Sex nach der Geburt schmerzhaft oder unangenehm ist.
- **Muskelverspannungen**: Bei gravierenderen Rissen ist der Beckenboden mit betroffen. Narben im Muskelgewebe können deren Bewegung beeinträchtigen, aber die Muskelfunktion wird durch eine Massage der Narbe und des umgebenden Bindegewebes unterstützt. Manche Frauen haben Schwierigkeiten, ihre Beckenbodenmuskulatur zu stärken, weil die Muskeln durch Narben eingeschränkt sind. Durch die Narbenmassage kann sich die Beweglichkeit des Beckenbodens verbessern und Beschwerden können abklingen.
- **Sex:** Empfindlichkeit oder Schmerzen in der Vagina können den Sex unangenehm machen. Massagen wirken sich meist lindernd aus.
- **Beziehung zum Körper:** Die Massage der Vaginalnarbe hilft manchen Frauen, die Beziehung zu ihrem Körper zu stabilisieren.

Manchmal bildet sich an Narben Granulationsgewebe, das rötlich und berührungsempfindlich ist. Falls sich der Bereich bei Berührung, Massage oder Sex wund anfühlt, solltest du zum Arzt gehen.

Kaiserschnittnarbe

In den ersten Tagen nach einem Kaiserschnitt mögen manche Frauen die Narbe nicht berühren, vor allem wenn es eine Notgeburt oder eine traumatische Erfahrung war. Andere Frauen empfinden die Massage als sehr hilfreich, wenn sie sich einmal dazu überwunden haben.

Beginne nach sechs Wochen, den Bauch mit einem natürlichen Öl sanft kreisend zu massieren. Wenn du möchtest, massiere anfangs nur oberhalb der Narbe.

Später kannst du mit zwei Fingern 10-mal sanft auf der Narbe hin und her streichen, dann 10 kleine Kreise auf der Länge der Narbe beschreiben und zuletzt

10-mal mit den Fingern auf und ab über die Narbe fahren.

Wenn du dich sicherer fühlst, zupfe behutsam am Gewebe über und unter der Narbe. Noch später kannst du sie mit den Fingern anheben und sanft rollen. Wenn du dabei feststellst, dass manche Bereiche stärker spannen, konzentriere dich auf diese.

Wenn es dir körperlich oder psychisch angenehmer ist, kannst du auch durch die Kleidung hindurch massieren statt direkt die Haut zu berühren.

Auch die Massage der Kaiserschnittnarbe hat ihren Nutzen:

- **Empfindlichkeit und Taubheit:** Beim Schnitt werden Nerven durchtrennt, was Taubheitsgefühl verursacht. Die Berührung der verschiedenen Gewebetexturen kann die Empfindlichkeit wieder herstellen.
- **Schwellungen:** Schwellungen, die manchmal oberhalb der Narbe auftreten, klingen durch die Massage schneller ab.
- **Muskeln mobilisieren:** Narben beeinträchtigen das Bindegewebe, was wiederum die Flexibilität der umgebenden Muskeln einschränken kann. Die Massage der Narbe und des umgebenden Bindegewebes fördert die Mobilität der Muskeln und kann die Rückbildung einer Rektusdiastase (siehe S. 113 und 206) fördern.
- **Spannungsgefühl:** Das typische Spannungsgefühl von Narben lässt sich durch die Massage lindern.
- **Bauchüberhang:** Wenn die Narbe straff ist, kann es so wirken, als ob der Bauch überhängt. Auch das lässt sich durch die Massage reduzieren.

FLASHBACKS

Vor allem Frauen, die eine traumatische Entbindung durchgestanden haben, erleben bei Berührung ihrer Narbe manchmal Flashbacks. Das heißt, dass schlechte Gefühle oder Erinnerungen hochkommen. Wenn das geschieht, sprich bitte mit jemandem, leide nicht allein! Frage deine Ärztin oder Hebamme, wo du Hilfe bekommen kannst.

DEIN KÖRPER **NACH DER ENTBINDUNG**

Hat es dich erschreckt, dass du nach der Entbindung noch einen stattlichen Bauch und doppelt so große Brüste hattest? Niemand weiß vorher, wie der Körper nach der Entbindung aussieht. Ich rate dir, das Aussehen in den ersten Wochen nicht allzu wichtig zu nehmen. Dein Körper braucht Zeit, sich zu erholen und nach den großen Veränderungen alles wieder an seinen ursprünglichen Platz zu rücken. Hochglanzmagazine berichten manchmal über Stars, die nach einer Entbindung sofort wieder aussahen wie vorher. Ich glaube das nicht. Rückbildung funktioniert nicht von heute auf morgen. Wie könnte sie auch? Immerhin ist in deinem Körper ein menschliches Wesen herangewachsen.

RÜCKBILDUNG FUNKTIONIERT NICHT VON HEUTE AUF MORGEN. WIE KÖNNTE SIE AUCH?

Selbst wenn man es äußerlich nicht sieht: Bedenke einmal, wie stark sich die Gebärmutter gedehnt hat. Es ist völlig unrealistisch, dass sie sich innerhalb weniger Tage oder Wochen wieder auf ihre vorherige Größe zurückbildet. Fang am besten gar nicht erst an, dich mit diesen Promis zu vergleichen.

UMGEWÖHNUNG

Du musst deinen Körper kurz nach der Entbindung nicht toll finden – das wäre ebenso unrealistisch. Wir alle sehen unseren Körper ab und zu kritisch, das gilt auch in dieser Zeit. Versuche aber, Geduld zu haben und freundlich mit dir selbst umzugehen.

Es ist völlig in Ordnung, wenn dir dein Bauch nicht gefällt und du dir wünschst, dass dein Körper straffer wäre. Ich hatte mich nach Monaten endlich an den prallen Babybauch gewöhnt und fand es merkwürdig, plötzlich einen Schwabbelbauch zu haben. Nun fährst du also wieder emotionale Achterbahn und das auch noch in einem Körper, der dir fremd ist. Das ist alles nicht so einfach.

Mir hat es in der ersten Zeit sehr geholfen, lockere Kleidung zu tragen:

Maxikleider, weite Tops und Sweatshirts. Es hat doch keinen Sinn, sich in Kleider oder Hosen zu zwängen, die noch nicht wieder passen können.

Leiste dir lieber ein oder zwei schöne neue Outfits, in denen du dich prächtig fühlst, auch wenn du kaum geschlafen hast. Online kannst du auch mitten in der Nacht einkaufen, wenn du nach dem Stillen sowieso gerade wach bist. Das Gute ist, dass du vergessen wirst, was du bestellt hast, und dann bringt der Paketdienst dir eine Überraschung. Ich spreche aus Erfahrung!

SOZIALE MEDIEN

Die sozialen Medien können in der Schwangerschaft und nach der Entbindung hilfreich sein. Es gibt eine große, aktive Community von jungen Müttern. Weniger hilfreich sind die Posts von Promis, die nach der Entbindung in engen Jeans die Klinik verlassen oder sich nach wenigen Wochen im Bikini fotografieren lassen.

Denke daran, dass jede Frau anders veranlagt ist, und nimm diese Fotos nicht ernst. Sie sind aus Winkeln aufgenommen, die die Frauen im besten Licht zeigen, und fast immer digital bearbeitet. Am besten räumst du einmal gründlich auf und folgst nur Accounts, die dir in dieser Zeit guttun. Es hat doch keinen Sinn, durch Feeds zu scrollen, die nur bewirken, dass du dich in dieser ohnehin nicht leichten Zeit schlecht und unattraktiv fühlst.

Du entscheidest selbst, was du siehst. Also sorge dafür, dass dir das, was du anschaust, Freude macht. Lass dich nicht herunterzuziehen. Ich habe mich nach dem rigorosen Ausmisten großartig gefühlt und kann es nur empfehlen. Sei gnadenlos!

Außerdem empfehle ich, diesen Kurs auch in den nächsten Monaten zu steuern. Ob es um Babykleidung geht, um das Stillen oder den Schlaf des Babys: Es gibt immer jemanden, der es anders macht. Versuche, deinem eigenen Bauch und deinen Entscheidungen zu vertrauen, auch wenn es schwierig ist. Niemand kennt dich und dein Baby besser als du und ganz sicher niemand, der dir nur virtuell begegnet.

SPORT IM **VIERTEN TRIMESTER**

Viele junge Mütter fragen, wann sie wieder mit dem Sport beginnen können. Die Antwort lautet: »Es kommt darauf an.« Auf die Art des Sports und darauf, wie sich der Körper von der Schwangerschaft erholt. Ich empfehle immer, mindestens sechs Wochen zu pausieren, eventuell auch länger. Glaube aber nicht, dass du

WENN DU DICH GUT FÜHLST UND LUST HAST, KANNST DU WIEDER STARTEN – ABER MIT DEN RICHTIGEN ÜBUNGEN.

nach sechs Wochen wieder richtig loslegen kannst. Lass es langsam angehen. Mir kam es vor, als ob die Zeit erstaunlich schnell verging, und ich war nicht so wild auf Sport, wie ich erwartet hatte. Ich war erschöpft und ehrlich gesagt auch ein bisschen ängstlich. Ich hatte nach und nach längere Spaziergänge unternommen, mit und ohne Kinderwagen. Nach sechs Wochen versuchte ich einige sanfte Übungen und war überrascht über den kräftigen Muskelkater an den folgenden Tagen. Das genügte als Mahnung, es langsam angehen zu lassen.

Wenn du dich gut fühlst und Lust hast, kannst du wieder mit dem Training starten – aber mit den richtigen Übungen. Geh nicht gleich am ersten Tag laufen, dein Körper wird es dir übel nehmen. Probiere die Übungen in diesem Kapitel und trainiere ein wenig mit dem eigenen Körpergewicht, um wieder Kraft aufzubauen. Du kannst auch Workouts aus früheren Kapiteln wiederholen, aber bitte in einem Tempo, das sich für dich gut anfühlt. Höre auf deinen Körper!

Empfohlen wird, sich nach einer Entbindung langsam auf 150 Minuten moderater Aktivität pro Woche zu steigern und langsam zweimal wöchentlich Krafttraining einzuführen. Junge Mütter sind ohnehin viel in Bewegung und auch das zählt, nicht nur das formale Training.

STILLEN

Zur Frage, ob sich Sport auf das Stillen auswirkt, gibt es verschiedene Ansichten. Grundsätzlich spricht nichts gegen Sport. Er wirkt sich weder auf die Milchbildung noch auf den Nährstoffgehalt der Milch aus. Wichtig ist aber, dass du genug trinkst und dich nährstoffreich ernährst. Stillende Mütter sollten ohnehin reichlich trinken und das gilt in besonderem Maß, wenn du beim Sport durch das Schwitzen Flüssigkeit verlierst.

Nach anstrengendem Training ist der Milchsäurespiegel etwa 90 Minuten lang erhöht. Es gibt Hinweise darauf, dass die Muttermilch dann etwas anders schmeckt, aber das schadet dem Baby nicht. Wahrscheinlich wirst du sowieso moderat trainieren, sodass damit gar nicht zu rechnen ist.

Wenn du High-Impact-Sport wie Laufen oder Springen treibst, solltest du vorher stillen und einen gut sitzenden Sport-BH tragen.

SPAZIEREN GEHEN

Ich dachte immer, Spaziergänge seien ein leichter und sanfter Wiedereinstieg, aber kurz nach der Geburt können sie ziemlich anstrengend sein. Abgesehen davon, dass sie zwischen die Mahlzeiten des Babys gequetscht werden müssen,

GESUNDHEITSCHECK **NACH DER ENTBINDUNG**

Eine ärztliche Untersuchung nach der Entbindung gehört zum Standardprogramm, darum solltest du sie in Anspruch nehmen. Dabei können folgende Themen zur Sprache kommen:

- **Psychische Gesundheit:** Dazu gehören beispielsweise Geburtstraumata, Probleme beim Stillen oder Anzeichen einer postnatalen Depression (siehe S. 191).
- **Körperliche Gesundheit:** Abklingen des Wochenflusses, eventuelle Beschwerden bei der Wundheilung. Falls du Fragen zu Inkontinenz oder Prolaps hast, solltest du sie unbedingt stellen.
- **Verhütung:** Auch wenn dir im Moment noch nicht der Sinn nach Sex steht, ist dies ein wichtiges Thema, das nach der Entbindung besprochen werden sollte. Irgendwann ist es wieder so weit.

kosten in den ersten Wochen schon kurze Spaziergänge Kraft. Behalte die Entfernung im Blick und sei realistisch! Wenn du zu weit gehst, kann es passieren, dass du für den Rückweg zu erschöpft bist. Plane lieber Zeiteinheiten: 10 Minuten am ersten Tag, 15 am nächsten und so weiter. So bekommst du ein Gefühl für die Leistungsfähigkeit deines Körpers.

VIELLEICHT KANNST DU ZWISCHENDURCH EINEN KAFFEE TRINKEN, EINEN PODCAST HÖREN ODER EINE FREUNDIN TREFFEN, WIE IN ALTEN ZEITEN!

Geh anfangs möglichst mit jemandem zusammen, falls dir schwindelig wird oder du Hilfe mit dem Baby brauchst.

Wenn du dich nach den ersten Spaziergängen kräftiger fühlst und weiter gehen magst, wirst du feststellen, dass Gehen eine tolle Art ist, sich zu bewegen. Erstens schläft das Baby dabei (hoffentlich) in seinem Wagen und zweitens bekommst du ein bisschen Ruhe. Auch die frische Luft tut dir gut. Vielleicht kannst du zwischendurch einen Kaffee trinken, einen Podcast hören oder eine Freundin treffen, wie in alten Zeiten! Aber ernsthaft: Ich bin immer gern spazieren gegangen, und in dieser Zeit erst recht. Ich versuche, jeden Tag eine Runde zu gehen, und selbst nach einer kurzen Nacht fühle ich mich danach frischer, wacher und besser gelaunt.

BECKENBODENTRAINING

Die Hebamme wird dir empfehlen, innerhalb der ersten sechs Stunden nach der Entbindung Wasser zu lassen. Danach kannst du die Beckenbodenübungen wieder aufnehmen. Keine Sorge, wenn du eine Dammnaht hast: Sanfte Beckenbodenkontraktionen können helfen, Schwellung und Schmerzen zu lindern und die Heilung zu fördern. Sei nach einem Kaiserschnitt vorsichtiger, weil bei den Übungen ein unangenehmes Gefühl im unteren Bauch entstehen kann.

WARN**SIGNALE**

Wenn du nach einer Entbindung den Sport wieder aufnimmst, achte unbedingt auf die folgenden Signale:

- Wiedereinsetzen des Wochenflusses
- Harn- oder Stuhlinkontinenz
- Schweres oder ziehendes Gefühl in der Vagina
- Anhaltende Schmerzen im Beckenbereich oder Rücken

Wende dich bei diesen oder anderen ungewöhnlichen Symptomen unbedingt an deinen Arzt oder die Physiotherapeutin.

SPEZIELLE **HILFE**

Es kann nützlich sein, nach der Entbindung Physiotherapie zu erhalten, die sich auf Beckengesundheit spezialisiert hat. Adressen kann man normalerweise beim Gynäkologen oder der Hebamme erfragen.

Bei Anzeichen einer Beckenbodenschwäche (siehe oben) oder eines Prolaps ist gezielte Physiotherapie meist der erste Behandlungsweg. Die Leistungen werden aber nicht in allen Fällen von den Krankenkassen übernommen. Meist spielt die Schwere des Problems eine Rolle und die Kostenübernahme ist teils Ermessenssache.

Auch wenn keine Beschwerden vorliegen, solltest du die ärztliche Vorsorgeuntersuchung nach der Geburt in Anspruch nehmen. Nur so lässt sich genau feststellen, wie sich dein Körper erholt. Frage ruhig auch, wann und wie du am besten wieder deinen bevorzugten Sport aufnehmen kannst.

Falls bei dir eine Beckenbodenschwäche vorliegt, bedeutet das keinesfalls, dass du dich für immer vom Sport – vor allem vom High-Impact-Training – verabschieden musst. Du brauchst jetzt die richtige Beratung und Unterstützung. Laufen und Erschütterungen schaden dem Beckenboden nicht. Er muss aber erst wieder in der Lage sein, die Belastungen durch solche Bewegungen zu verkraften.

In den ersten Tagen wirst du nicht viel spüren, aber bleib dran. Trainiere langsam und regelmäßig. 100 Wiederholungen am ersten Tag sind eine sinnlose Qual. Man neigt leicht dazu, den Beckenboden ständig anzuspannen, weil sich alles etwas anders anfühlt oder eine leichte Inkontinenz vorliegt, aber denk daran, dass das Loslassen so wichtig wie das Anspannen ist.

Übe lange und kurze Kontraktionen (siehe S. 76) und steigere dich allmählich auf jeweils 10 Wiederholungen 3-mal am Tag, zum Beispiel wenn du ohnehin sitzt, um dein Baby zu stillen. Wenn du die Kontraktionen nicht spürst, versuche es in Seitenlage.

Steigere dich in den nächsten Wochen weiter, indem du im Stehen übst. Auch das ist wichtig für die Rückbildung des Beckenbodens.

Wenn du bei der Rückkehr zum Sport Anzeichen einer Beckenbodenschwäche – meist in Form von Harn- oder Stuhlinkontinenz – oder eines Prolaps wahrnimmst, der sich durch ein schweres oder ziehendes Gefühl in der Vagina äußert, solltest du dich an deine Ärztin wenden und dich eventuell zu einer spezialisierten Physiotherapeutin (siehe S. 203) überweisen lassen.

Du solltest definitiv nicht still vor dich hinleiden, denn es gibt Hilfe! Studien belegen, dass es einen Zusammenhang zwischen Beckenbodenschwäche und Depressionen gibt, darum ist eine rechtzeitige Behandlung wichtig für dein körperliches und auch seelisches Wohlbefinden.

DEINE BAUCHMUSKELN HAST DU LANGE NICHT GESEHEN, ABER DIE MUSKULATUR RUND UM DIE KÖRPERMITTE IST NOCH DA UND ERFÜLLT WICHTIGE AUFGABEN.

DIE CORE-MUSKULATUR

Deine Bauchmuskeln hast du lange nicht gesehen, aber die Muskulatur rund um die Körpermitte ist noch da und erfüllt wichtige Aufgaben. Nach der Entbindung kannst du langsam beginnen, sie wieder aufzuwecken. Wir reden hier nicht über Crunches oder Besuche im Fitnessstudio, sondern nur von Atemübungen, damit du wieder anfängst, diese tief liegenden Muskeln zu spüren.

Bei alltäglichen Bewegungen wie dem Aufstehen aus dem Bett solltest du noch vorsichtig sein und dich auf die Seite drehen. Behalte die guten Gewohnheiten aus der Schwangerschaft bei, sie sind auch für die Rückbildung sehr nützlich.

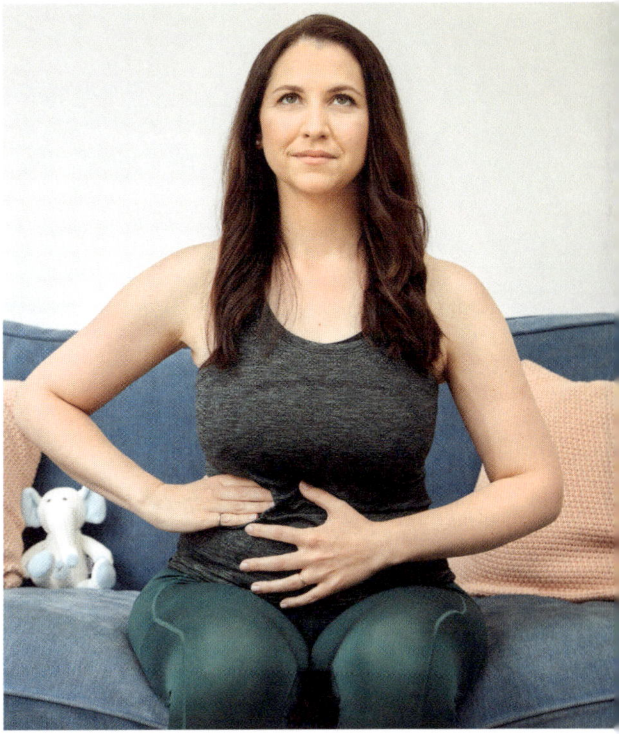

Atemtraining

Ich weiß, es klingt langweilig und du möchtest gern loslegen, aber durch gezielte Atemübungen kannst du deine Core-Muskulatur wieder aufbauen. Das ist hilfreich für die kommenden Monate und sogar Jahre.

Beim Ausatmen bewegen sich Beckenboden und quere Bauchmuskeln (*Transversus abdominis*, siehe S. 206) von Natur aus, also kannst du allein durch tiefe Zwerchfellatmung deine Muskeln reaktivieren. Erstaunlich, oder?

Übe im Sitzen oder Liegen, aber schlaf nicht ein (das ist im vierten Trimester leichter gesagt als getan). Eine Hand auf den oberen Brustkorb legen, die andere auf den Bauch. Tief einatmen. Wo spürst du die meiste Bewegung? Wenn wir angespannt sind, atmen wir meist in den oberen Brustraum. Versuche aber, in den unteren Bauch zu atmen. Lege eine

NACH DER ENTBINDUNG IST ES SEHR NÜTZLICH, DIE ATMUNG BEWUSST IN ÜBUNGEN EINZUBEZIEHEN.

Hand seitlich an die Rippen, die andere bleibt auf dem Bauch. Wieder einatmen, dabei den Brustkorb in die Hand hinein weiten. Der Bauch soll sich heben.

Diese Übung kannst du jederzeit durchführen. Sie beruhigt, wenn der Tag oder die Nacht anstrengend war.

Muskeln und Atmung

Vor allem nach der Entbindung ist es sehr nützlich, die Atmung bewusst in Übungen einzubeziehen. Jetzt werden wir den Beckenboden und die tiefen Bauchmuskeln mit der Atmung in Verbindung bringen.

Um den Beckenboden zu aktivieren, stell dir vor, Urin zurückzuhalten. Die Aktivierung wird unterstützt, indem du dabei ausatmest. Für den *Transversus abdominis* kannst du dir vorstellen, dass vor deinen Hüftknochen zwei Magnete sitzen, die beim Ausatmen zueinander streben. Vielleicht hilft dir auch ein anderes Bild. Wenn du zwei Finger knapp unter die vorderen Beckenknochen legst, kannst du normalerweise fühlen, wie sich die Muskeln anspannen.

Dies ist die Grundlage aller anderen Übungen in diesem Kapitel (siehe S. 210–215), darum solltest du die Atmung immer wieder zwischendurch üben.

Die Rückenlage eignet sich für Anfänger am besten, ist aber nicht unbedingt notwendig.

Rektusdiastase

Diastasis rectus abdominis ist der Fachausdruck für die Weitung der Bindegewebsnaht zwischen den geraden Bauchmuskeln (*Rectus abdominis*, gerade Bauchmuskeln oder »Sixpack-Muskeln«) während der Schwangerschaft (siehe S.113–114). Du brauchst sie nicht zu fürchten, denn sie ist normal und sogar notwendig, um Platz für das wachsende Baby zu schaffen.

Etwa ein Drittel aller Frauen braucht Unterstützung bei der Rückbildung der

Diastase, bei allen anderen bildet sie sich von selbst zurück. Es lohnt sich, die Entwicklung aufmerksam zu beobachten und gelegentlich systematisch zu kontrollieren (siehe unten).

Es geht dabei nicht nur um den Abstand der Muskeln, sondern auch um die Stärke des dazwischenliegenden Bindegewebes.

Wenn du wieder Sport treibst, achte vor allem bei Core-Übungen darauf, ob sich das Gewebe zwischen den Bauchmuskeln vorwölbt (siehe S. 114) oder einsinkt. Die Wölbung sieht nicht unbedingt so aus wie während der Schwangerschaft.

So kontrollierst du dich selbst:

1. In Rückenlage auf den Boden legen, die Beine sind aufgestellt.

2. Den Kopf langsam anheben. Gleichzeitig mit einer Hand die Mitte des Bauchs vom unteren Brustbein bis zum Schambein abtasten. Es ist wichtig, die ganze Länge abzutasten, weil die *Linea alba* (die Bindegewebsnaht zwischen den Muskeln) an mehreren Stellen gedehnt sein kann.

3. Du kannst ertasten, wie viele Finger zwischen deinen geraden Bauchmuskeln Platz finden und wie tief die Senke zwischen ihnen ist. Achte nicht nur auf den Abstand der Muskeln, sondern auch auf die Spannung des Bindegewebes.

4. Wenn du eine relativ tiefe Senke spürst, versuche den Beckenboden anzuspannen. Beobachte, ob und wie sich dadurch die Spannung unter deinen Fingern verändert. Tut sich nichts, spanne die queren Bauchmuskeln (*Transversus abdominis*, siehe gegenüber) an und achte wieder auf Veränderungen der Spannung unter deinen Fingern.

5. Wenn du eine tiefe Senke zwischen den Bauchmuskeln ertastet hast, dort nur wenig Spannung spüren kannst und sich das auch nicht ändert, indem du den Beckenboden oder die tiefen Bauchmuskeln anspannst, solltest du dich an einen Arzt oder eine Physiotherapeutin wenden (siehe Kasten S. 203).

VIERTES TRIMESTER **ÜBUNGEN**

Die Übungen in diesem Abschnitt kannst du bequem zu Hause durchführen, vielleicht wenn dein Baby schläft oder wenn jemand da ist, der es dir abnimmt. Zeit ist mit einem Neugeborenen sehr kostbar. Setze dich nicht unter Druck, indem du versuchst, dir viel Zeit zum Trainieren zu nehmen. Wenig, dafür öfter ist die Lösung. Sechs Wochen nach der Entbindung kann die Rückbildungsgymnastik meist beginnen, aber schau genau hin, wie du dich körperlich fühlst. Entscheide selbst, wann die Zeit reif ist, und probiere einige Übungen aus. Wenn du dich etwas sicherer fühlst, kannst du dir eine kleine Übungsfolge zusammenstellen, die du immer dann durchführst, wenn du etwas mehr Zeit hast. Ideal wäre, jede Übung 10-mal zu wiederholen, aber wenn dir das anfangs zu viel ist, mach einfach so viele, wie es sich für dich richtig anfühlt. Höre immer auf deinen Körper!

ÜBUNGEN NACH DER ENTBINDUNG

Diese Übungen sind sanft, aber wirkungsvoll. Viele kannst du im Liegen auf der Matte ausführen.

ROTATION DER **WIRBELSÄULE**

Diese Übung fördert die Beweglichkeit der oberen Wirbelsäule, die sich vom Tragen und Stillen des Babys manchmal etwas steif anfühlt.

Beginne im Vierfüßlerstand.

Einen Arm unter dem Körper durchführen und das Ohr Richtung Boden senken.

Den Arm so weit wie möglich durchschieben, ohne dabei das Becken zu verdrehen.

Den Arm zurückführen und zur Decke strecken, dabei den Oberkörper aufdrehen, ohne das Becken zu verdrehen.

Mit dem anderen Arm wiederholen.

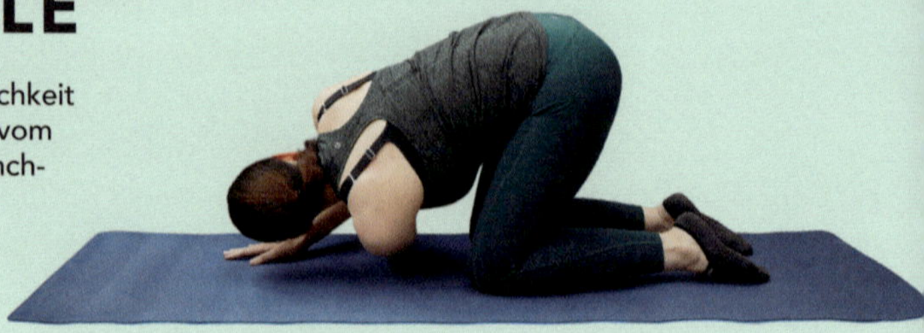

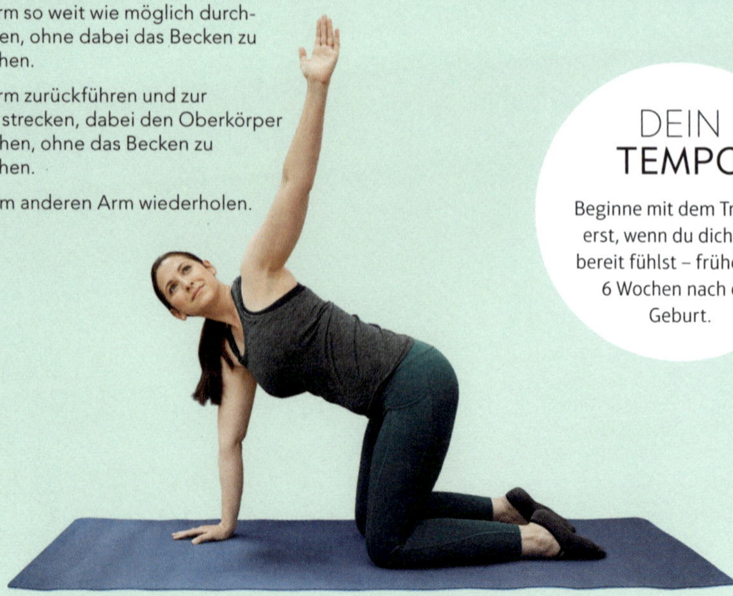

DEIN **TEMPO**

Beginne mit dem Training erst, wenn du dich dazu bereit fühlst – frühestens 6 Wochen nach der Geburt.

LIEGENDER **FROSCH**

Dies ist eine gute Übung, um den Beckenboden und die tiefe Bauchmuskulatur wieder zu aktivieren.

Rückenlage, die Beine aufstellen, das Becken vor- und zurückbewegen, um die Mitte zwischen beiden Extremen zu finden.

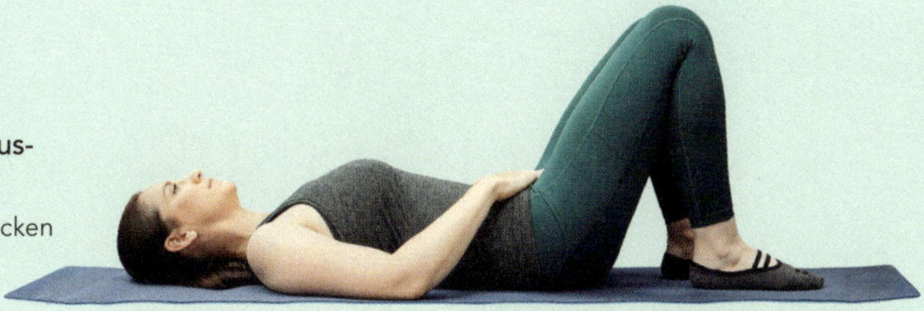

Zur Vorbereitung einatmen.

Beim Ausatmen ein Knie langsam zur Seite fallen lassen und gleichzeitig Beckenboden und Bauchmuskeln behutsam anspannen.

Das Knie so weit wie möglich zur Seite sinken lassen, ohne dabei das Becken zu verdrehen.

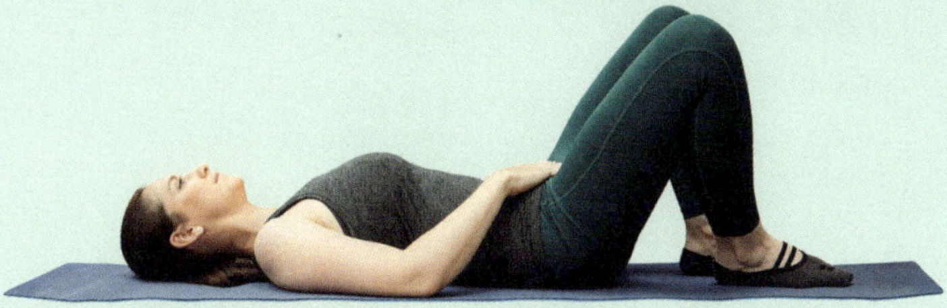

Das andere Bein bleibt völlig ruhig.

Das aktive Bein wieder zur Mitte führen. Mit dem anderen Bein wiederholen.

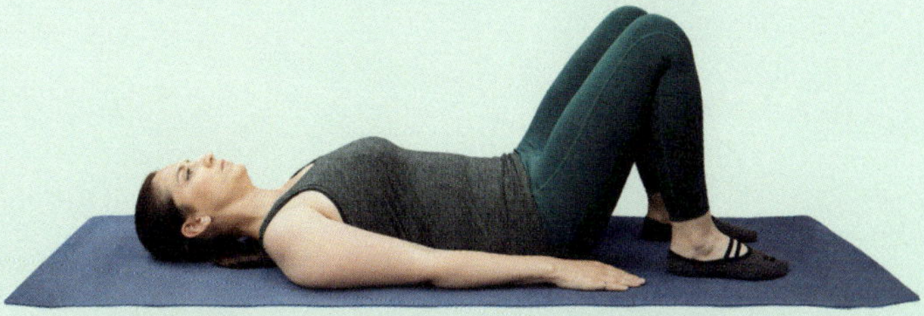

BECKEN- **LIFT**

Diese Übung stärkt die Gesäß- und Beckenbodenmuskulatur.

Rückenlage, die Beine aufstellen.

Zur Vorbereitung einatmen, dann die Fersen in den Boden drücken und das Becken heben. Dabei den Beckenboden und die tiefe Bauchmuskulatur behutsam anspannen.

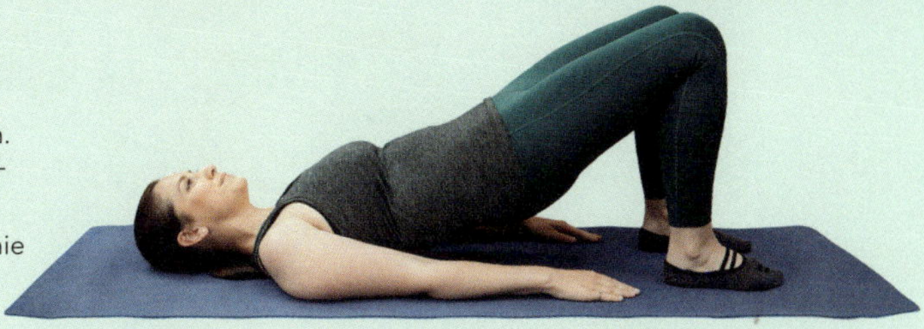

Dein Körper soll idealerweise eine gerade Linie von den Knien bis zum Nacken bilden. Nicht übertreiben!

Das Gesäß langsam auf die Matte absenken. Bauch und Beckenboden entspannen.

ÜBUNGEN NACH DER ENTBINDUNG

In der nächsten Zeit wirst du mit deinem Baby viel Zeit auf dem Fußboden verbringen. Das ist eine gute Gelegenheit, um einige dieser Übungen auszuprobieren.

ARMHEBEN IM **VIERFÜSSLERSTAND**

DEIN TEMPO

Beginne mit dem Training erst, wenn du dich dazu bereit fühlst – frühestens 6 Wochen nach der Geburt.

Diese Übung trainiert neben den Bauchmuskeln auch die Muskulatur der Schultern.

Im Vierfüßlerstand beginnen. Die Hüften sind über den Knien, die Schultern über den Handgelenken.

Beim Ausatmen einen Arm heben, dabei Beckenboden und tiefe Bauchmuskulatur behutsam anspannen.

Den Kopf nicht hängen lassen, sondern den Nacken strecken. Den Körper möglichst ruhig und gerade halten.

Den Arm wieder absetzen und kurz entspannen.

Mit dem anderen Arm wiederholen.

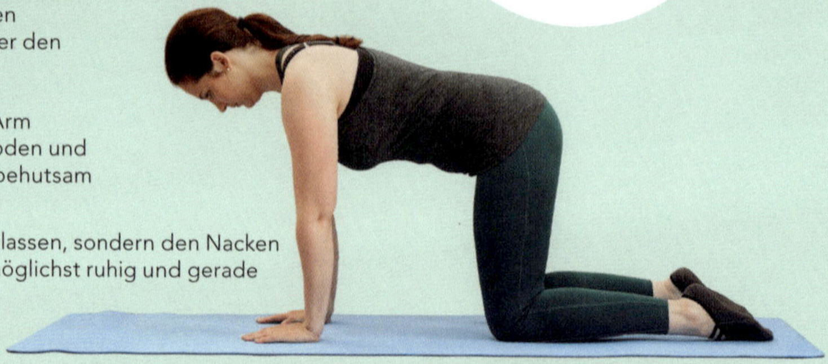

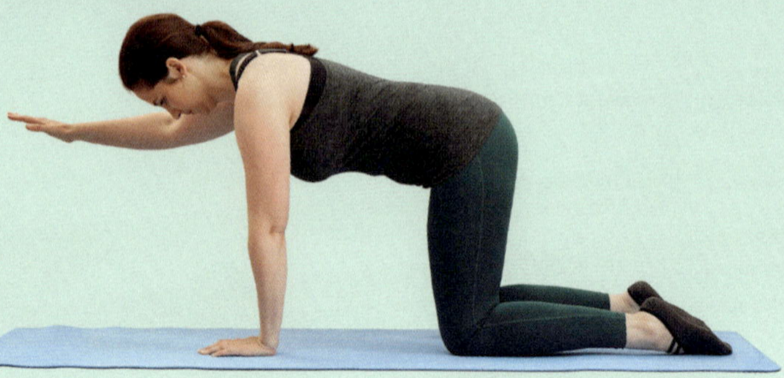

BEIN **STRECKEN**

Diese Übung sieht so leicht aus, aber du wirst spüren, wie deine Muskeln arbeiten.

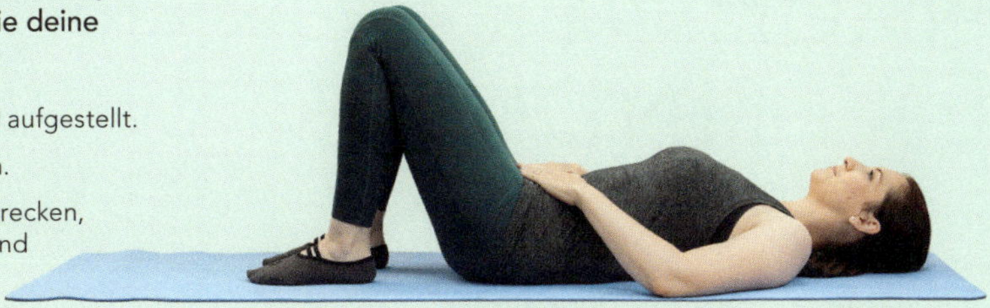

Rückenlage, die Beine sind aufgestellt.

Zur Vorbereitung einatmen.

Beim Ausatmen ein Bein strecken, dabei den Beckenboden und die tiefe Bauchmuskulatur anspannen.

Das Bein möglichst gerade strecken, den unteren Rücken in die Matte drücken.

Beim Einatmen das Bein in die Ausgangsposition zurückbringen. Beckenboden und Bauch kurz entspannen.

Mit dem anderen Bein wiederholen.

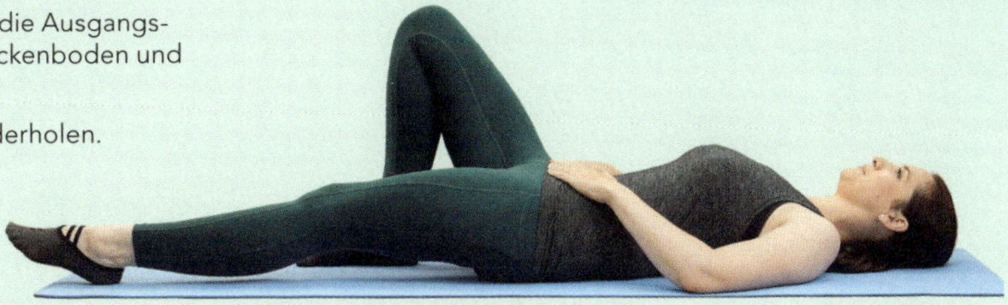

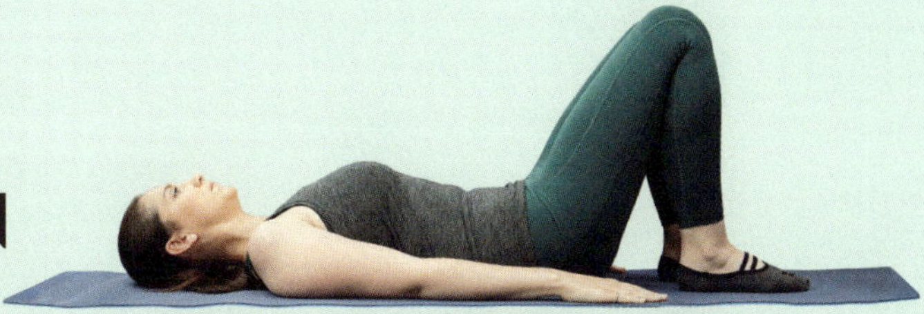

KOPF **HEBEN**

Auch diese Übung stärkt die Bauchmuskulatur. Du brauchst sie beispielsweise, um aus dem Bett aufzustehen, ohne dich auf die Seite zu drehen.

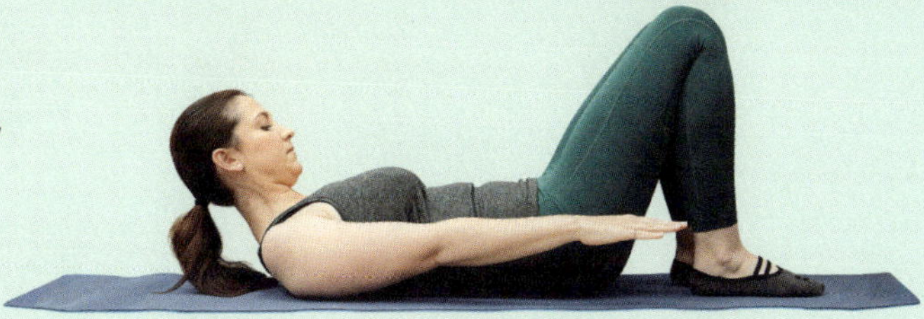

Rückenlage, die Beine sind aufgestellt, die Arme liegen am Körper.

Beim Ausatmen Beckenboden und tiefe Bauchmuskulatur anspannen, den Kopf heben und das Kinn zur Brust führen. Die Arme abheben.

Die Position einen Moment halten, dann wieder ablegen und kurz entspannen.

ÜBUNGEN NACH DER ENTBINDUNG

Wer ein Baby versorgt, muss sich häufig bücken, um es zu heben. Diese Übungen bereiten deinen Körper darauf vor.

AUF**STEHEN**

Bei dieser Übung werden Gesäßmuskeln und Beine gefordert.

Auf die Kante eines Stuhls setzen, die Knie sind etwas weiter vorne als die Füße.

Den Oberkörper ab der Hüfte nach vorn beugen.

Ausatmen, die Fersen in den Boden drücken und aufstehen. Der Rücken bleibt gerade.

Langsam wieder setzen und die Übung wiederholen.

DEIN TEMPO

Beginne mit dem Training erst, wenn du dich dazu bereit fühlst – frühestens 6 Wochen nach der Geburt.

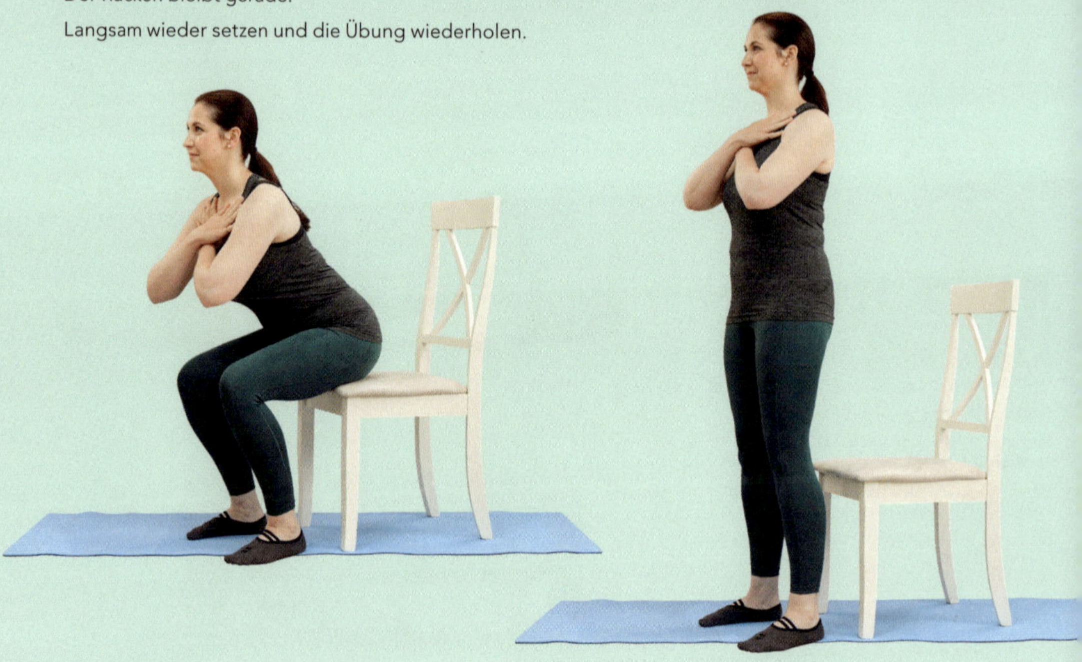

KNIEBEUGE **IN SCHRITTSTELLUNG**

Solche Bewegungen wirst du im Alltag mit deinem Baby häufig ausführen. Nutze diese Momente doch einfach als Training!

Beginne in Schrittstellung.

Beim Einatmen beide Beine beugen und tief in den Schritt sinken.

Beim Ausatmen die Beine wieder strecken und aufrichten.

Die Beine wechseln.

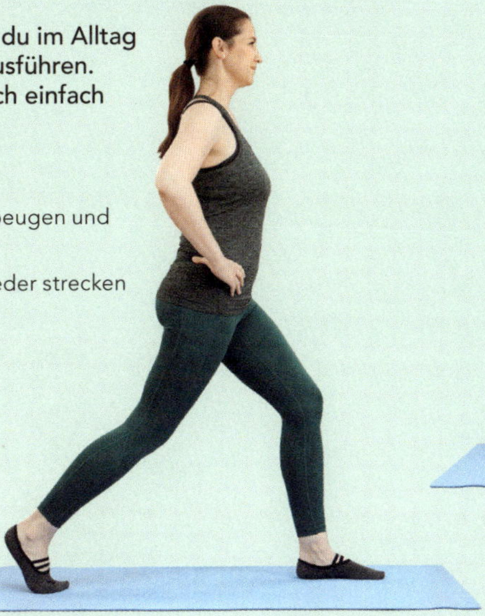

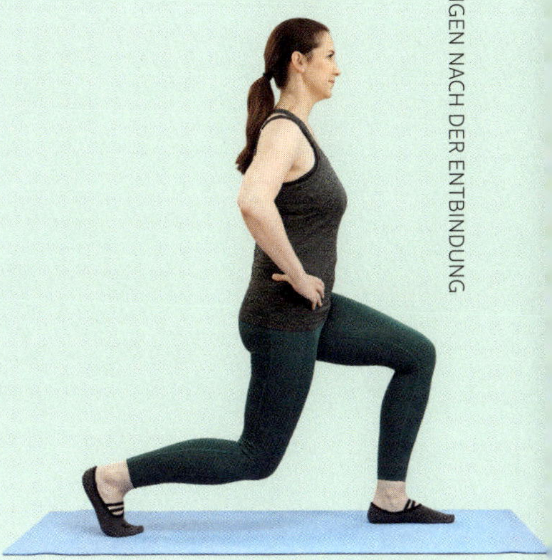

KREUZ- **HEBEN**

Auch diese Übung kannst du im Alltag ausführen, etwa wenn du den Kindersitz anhebst, Spielzeug aufräumst oder Wäsche vom Boden aufsammelst.

Beginne im entspannten aufrechten Stand.

Den Oberkörper mit geradem Rücken vorneigen, die Knie leicht beugen.

Beim Ausatmen wieder aufrichten. Dabei die Gesäßmuskeln anspannen.

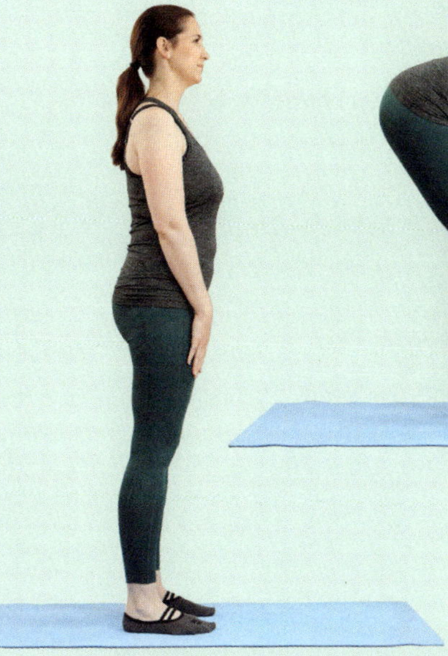

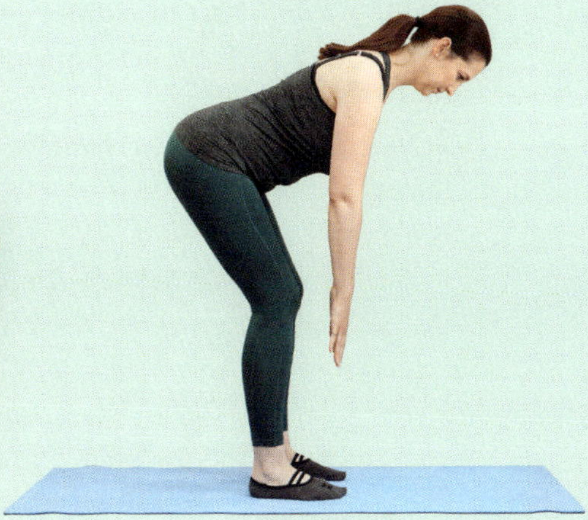

ALLES **GUTE!**

Ich hoffe, dass du dieses Buch zur Hand nimmst, wenn du es brauchst. Hier möchte ich die wichtigsten Punkte zusammenfassen.

1. Höre auf deinen Körper. Er sagt dir, wenn etwas nicht stimmt. Reagiere auf seine Signale, indem du dir Ruhe gönnst oder bei Beschwerden den Arzt fragst.

2. Nicht vergleichen … deinen Bauch, deine Beschwerden, deine Gelüste, deinen Körper nach der Geburt. Wir sind alle verschieden.

3. Schwanger sein ist nicht nur schön. Manche Tage sind schwieriger als andere und du darfst ruhig einmal frustriert sein oder hormongesteuert überreagieren.

4. Vertraue auf deinen Instinkt. Niemand kennt dich und dein Baby so gut wie du selbst.

5. Weinen ist ausdrücklich erlaubt. Der Übergang zum Leben als Mutter ist schwierig. Es ist unmöglich, jede Minute zu genießen. Versuche lieber, jeden Tag so zu nehmen, wie er kommt. Es ist eine Achterbahnfahrt, aber irgendwann wirst du rückblickend sagen, dass es sich gelohnt hat.

Wir können uns nicht auf alle Eventualitäten einer Schwangerschaft einstellen.

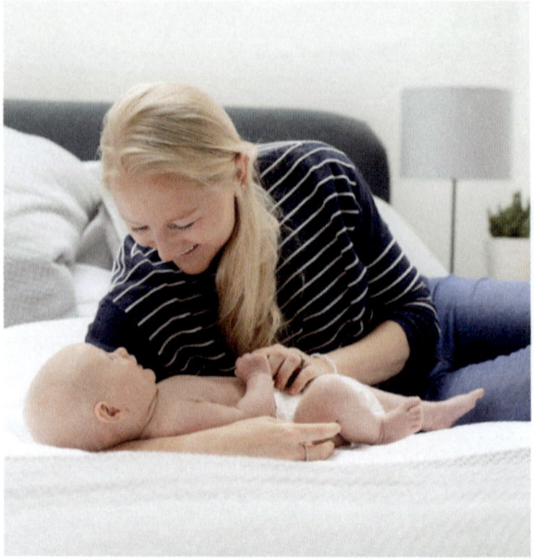

Überraschungen lauern überall. Ich fand es beruhigend, dass andere Frauen eine ähnliche Achterbahnfahrt erleben wie ich. Durch meine eigene Schwangerschaft und die Arbeit mit werdenden Müttern werde ich immer daran erinnert, dass unser Körper Großartiges leistet. Mein Respekt vor meinem eigenen Körper ist enorm gewachsen und ich hoffe, dir geht es ebenso. Ein Kind zu bekommen ist keine leichte Aufgabe und eine Schwangerschaft bringt auch Überforderung mit sich. Aber wir schaffen es. Ob du schwanger bist oder dein Baby schon geboren ist: Ich wünsche euch alles Gute!

WEITERE **INFORMATIONEN**

Apps (kostenlos, für IOS und Android)

Schwangerschaft +
(Tägliche Schwangerschaftsinformationen, Gewichtsprotokoll und mehr)

Preglife
(Schwangerschaftskalender, Tagebuchfunktion und mehr)

Eltern – Schwangerschaft & Baby
(Schwangerschaftskalender, Expertentipps, Infos zu Mutterschutz, Erinnerungsbenachrichtigungen zu wichtigen Terminen)

Bücher

Maggie Blott: *Alles über meine Schwangerschaft Tag für Tag*. DK, 2020.

Tracy Donegan: *Achtsam durch die Schwangerschaft. Meditation, Yoga, Hypnobirthing, Naturheilmittel, Ernährung*. DK, 2020.

Susanne Pahler: *ELTERN-Ratgeber. Dein Weg zur selbstbestimmten Geburt. Gut vorbereitet Entscheidungen treffen*. DK, 2020.

Anthonissa Moger: *Hypnobirthing. Für eine natürliche und sanfte Geburt*. DK, 2021.

Verena Carl: *ELTERN-Ratgeber. Eltern sein, Paar bleiben. Besserer Austausch, mehr Selbstfürsorge, weniger Stress*. DK, 2021.

Christiane Stella Bongertz: *ELTERN-Ratgeber. Stillen. So findest du gelassen deinen eigenen Weg*. DK, 2021.

Silke R. Plagge: *ELTERN-Ratgeber. Schlaf, mein Baby, schlaf. Entspannte Wege zu ruhigen Nächten*. DK, 2020.

Websites

www.familienplanung.de
(Internetportal der BGzA)

www.babycenter.de
(Website für Schwangere und junge Eltern)

www.ag-ggup.de/therapeutenliste/therapeutenliste-beckenboden/
(Liste von Physiotherapeuten und -therapeutinnen, die sich auf Beckenbodenprobleme spezialisiert haben)

REGISTER

Fett gedruckte Seitenzahlen verweisen auf Abbildungen.

A

B

S

T

U

V

W

Z

WIDMUNG

Ich habe immer davon geträumt, eines Tages Mutter zu werden, und ich bin glücklich, dass der Traum wahr geworden ist. Dieses Buch widme ich allen, die mich auf dem manchmal schwierigen Weg dorthin unterstützt haben. Ohne euch müsste ich die Geschichte anders erzählen.

DANK

Dieses Buch wäre ohne meinen wunderbaren Ehemann George nicht möglich gewesen. Er hat mich ermutigt, von meinen Fehlgeburten und der Schwangerschaft zu berichten, um anderen zu helfen. Er hat mich nicht nur in unserer eigenen Schwangerschaft unterstützt, sondern mich auch bestärkt, dieses Buch zu schreiben. Nun freue ich mich, mit ihm die Höhen und Tiefen der Elternschaft zu erleben.

Vielen Dank an Clare, die sich so leidenschaftlich für dieses Buch engagiert hat. Es war großartig, mit dir zu arbeiten, und ich bin für dein Wissen und deine Unterstützung sehr dankbar.

Danke an meine umwerfenden Models Emily und Zeri, die in einer Hitzewelle für Hunderte von Übungen posiert haben, ohne ein einziges Mal zu klagen. Sie sahen strahlend und stark aus und ich freue mich, dass wir drei unsere Bäuche stolz präsentiert haben.

Danke an alle Frauen, mit denen ich in den letzten zehn Jahren gearbeitet habe. Eure Stärke und Widerstandsfähigkeit haben mich motiviert weiterzumachen, wenn die Dinge schwierig waren.

Danke an meine Familie und alle meine Freundinnen und Freunde für eure grenzenlose Liebe und Unterstützung, die ihr mir bei all meinen verrückten Ideen (wie diesem Buch) entgegengebracht habt.

Danke an Lauren, die an mich herangetreten ist und mir die Chance und das Selbstbewusstsein gegeben hat, dieses Buch zu schreiben.

Danke an das unglaubliche Team bei DK für seine enorme Geduld. Eine schwangere Erstlingsautorin zu beauftragen und während der ersten Lebenswochen unseres Babys mit mir am Lektorat zu arbeiten, war ein Risiko. Ich bin froh, dass ihr es eingegangen seid. Danke an Steph, die an meine Idee geglaubt und mir geholfen hat, sie zum Leben zu erwecken; an das Designteam Karen, Max und Bess dafür, dass das Buch so wunderschön aussieht; an Claire für die tollen Fotos; an Amy für die Illustrationen; an Dawn für das Lektorat und die Geduld, sich bei der Zusammenarbeit fast immer nach dem Zeitplan unseres Babys zu richten. Es war eine Freude, mit dir zu arbeiten. Danken möchte ich auch all den wunderbaren Menschen hinter den Kulissen.

Und schließlich danke ich Alfie dafür, dass es ihn gibt und ich seine Mama bin. Das macht mich glücklicher, als ich mir je hätte vorstellen können.

Charlie Barker

Gründerin & Geschäftsführerin
Bumps & Burpees
www.bumpsandburpees.com
@bumpsandburpees